社会福祉
学習双書
2024

第14巻

医学概論
保健医療と福祉

『社会福祉学習双書』編集委員会　編

社会福祉
法　　人　全国社会福祉協議会

社会福祉士養成課程カリキュラムと
『社会福祉学習双書』目次の対比表

第14巻　医学概論／保健医療と福祉

養成カリキュラム「教育に含むべき事項」		社会福祉学習双書「目次」
医学概論	①ライフステージにおける心身の変化と健康課題	・第1部第1章「人間のライフステージによる心身の変化」
	②健康及び疾病の捉え方	・第1部第3章「健康のとらえ方」 ・第1部第4章「疾病の成り立ち及び回復過程」 ・第1部第5章「人間の行動と生活機能、障害の成り立ち」
	③身体構造と心身機能	・第1部第2章「人体の構造と機能」
	④疾病と障害の成り立ち及び回復過程	・第1部第4章「疾病の成り立ち及び回復過程」（再掲） ・第1部第5章「人間の行動と生活機能、障害の成り立ち」（再掲） ・第1部第6章「リハビリテーション」
	⑤公衆衛生	・第1部第7章「公衆衛生」
保健医療と福祉	①保健医療の動向	・第2部第1章「保健医療の動向」
	②保健医療に係る政策・制度・サービスの概要	・第2部第2章「医療保険制度」 ・第2部第3章「保健医療対策」 ・第2部第4章「医療施設」
	③保健医療に係る倫理	・第2部第5章「保健医療における倫理」
	④保健医療領域における専門職の役割と連携	・第2部第6章「保健医療領域における専門職の役割と連携」
	⑤保健医療領域における支援の実際	・第2部第7章「保健医療領域における支援の実際（多職種連携を含む）」

※本テキストの第1部「医学概論」は、精神保健福祉士養成課程カリキュラムにも対応しています。

刊行にあたって

　現代社会にあって、地域住民が直面する多様な課題や個々人・家族が抱える生活のしづらさを解決するためには、従来の縦割り施策や専門領域に閉じこもった支援では効果的な結果を得にくい。このことは、社会福祉領域だけではなく、関連領域でも共有されてきたところである。平成29（2017）年の社会福祉法改正では、「地域共生社会」の実現を現実的な施策として展開するシステムの礎を構築することとなった。社会福祉に携わる者は支援すべき人びとが直面する課題を「他人事」にせず、また「分野ごと」に分断せず、「複合課題丸ごと」「世帯丸ごと」の課題として把握し、解決していくことが求められている。また、支援利用を躊躇、拒否する人びとへのアプローチも試みていく必要がある。

　第二次世界大戦後、社会福祉分野での支援は混合から分化、そして統合へと展開してきた。年齢や生活課題によって対応を「専門分化」させる時期が長く続くなかで、出現し固着化した縦割り施策では、共通の課題が見逃される傾向が強く、制度の谷間に潜在する課題を生み出すことになった。この流れのなかで、包括的な対応の必要性が認識されるに至っている。令和5（2023）年度からは、こども家庭庁が創設され、子ども・子育て支援を一体的に担うこととなった。加えて、分断隔離から、地域を基盤とした支援の構築も実現されてきている。地域から隔絶された場所に隔離・収容する対応は、在宅福祉の重要性を訴える当事者や関係者の活動のなかで大幅な方向転換を行うことになった。

　措置制度から利用制度への転換は、主体的な選択を可能とする一方で、利用者支援や権利擁護も重要な課題とした。社会資源と地域住民との結び付け、継続的利用に関する支援や苦情解決などが具体的内容である。地域や家族、個人が当事者として参加することを担保しながら、ともに考える関係となるような支援が求められている。利用者を支援に合わせるのではなく、支援を利用者のニーズに適合させることが求められている。

　「働き方改革」は働く者全体の課題である。仲間や他分野で働く人々との協働があってこそ実現できる。共通の「言語」を有し、相互理解を前提とした協

働こそ、利用者やその家族、地域社会への貢献を可能とする。ソーシャルワーカーやその関連職種は、法令遵守（コンプライアンス）の徹底と、提供した支援や選択されなかった支援について、専門職としてどのような判断のもとに当該支援を実施したのか、しなかったのかを説明すること（アカウンタビリティ）も同時に求められるようになってきている。

　本双書は、このような社会的要請と期待に応えるための知識やデータを網羅していると自負している。

　いまだに終息をみせたとはいえない、新型コロナウイルス（COVID-19）禍は引き続き我われの生活に大きな影響を与えている。また、世界各地で自然災害や紛争・戦争が頻発している。これらは個人・家族間の分断を進行させるとともに、新たな支援ニーズも顕在化させてきている。このような時代であるからこそ、代弁者（アドボケーター）として、地域住民や生活課題に直面している人々の「声なき声」を聴き、社会福祉領域のみならず、さまざまな関連領域の施策を俯瞰し、地域住民の絆を強め、特定の家族や個人が地域のなかで課題解決に取り組める体制づくりが必要である。人と諸制度をつなぎ、地域社会をすべての人々にとって暮らしやすい場とすることが社会福祉領域の社会的役割である。関係機関・団体、施設と連携して支援するコーディネーターとなることができる社会福祉士、社会福祉主事をはじめとする社会福祉専門職への期待はさらに大きくなっている。社会福祉領域で働く者も、エッセンシャルワーカーであるという自覚と矜持をもつべきである。

　本双書は各巻とも、令和元（2019）年度改正の社会福祉士養成カリキュラムにも対応し、大幅な改訂を行った。また、学習する人が制度や政策を理解するとともに、多職種との連携・協働を可能とする幅広い知識を獲得し、対人援助や地域支援の実践方法を学ぶことができる内容となっている。特に、学習する人の立場に立って、章ごとに学習のねらいを明らかにするとともに、多くの工夫を行った。

社会福祉制度は、かつてないスピードで変革を遂げてきている。その潮流が利用者視点から点検され、新たな改革がなされていくことは重要である。その基本的視点や、基盤となる情報を本双書は提供できていると考える。本双書を通じて学ばれる方々が、この改革の担い手として、将来的にはリーダーとして、多様な現場で活躍されることを願っている。担い手があってこその制度・政策であり、改革も現場が起点となる。利用者自身やその家族からの信頼を得ることは、社会福祉職が地域社会から信頼されることに直結している。社会福祉人材の育成にかかわる方々にも本双書をお薦めしたい。

　最後に、各巻の担当編集委員や執筆者には、改訂にあたって新しいデータ収集とそれに基づく最新情報について執筆をいただくなど、一方ならぬご尽力をいただいたこともあらためて読者の方々にご紹介し、総括編集委員長としてお礼を申し述べたい。

　令和5年12月

『社会福祉学習双書』総括編集委員長

松　原　康　雄

目　次

第1部　医学概論

第1章　人間のライフステージによる心身の変化

第2章　人体の構造と機能

第3章　健康のとらえ方

第4章　疾病の成り立ち及び回復過程

第5章　人間の行動と生活機能、障害の成り立ち

第6章　リハビリテーション

第7章　公衆衛生

第2部　保健医療と福祉

第1章　保健医療の動向

第2章　医療保険制度

第3章　保健医療対策

第4章　医療施設

第5章　保健医療における倫理

＊本双書においては、テキストとしての性格上、歴史的事実等の表現については当時のまま、また医学的表現等についてはあくまで学術用語として使用しております。
＊本文中では、重要語句を太字にしています。

表紙デザイン：株式会社ビー・ツー・ベアーズ

第 1 章

人間のライフステージによる心身の変化

学習のねらい

　人間が生まれてから成長・発達し、加齢を経て死を迎えるまで、その一生は、胎生期、乳幼児期、学童期、青年期、成人期、高齢期に大別される。各ライフステージにおける心身の変化、健康状態が先々のライフステージの健康課題に影響することから、各ライフステージの特徴をバイオ・サイコ・ソーシャルの視点から理解することが大切である。また、それぞれの健康課題は、普遍的な側面だけでなく時代、社会の移り変わりとともに変化していくことに留意して、新たな知識を身に付けていくことが欠かせない。

　本章では、各ライフステージにおける身体的変化、心理的変化、社会的変化の特徴を示すとともに、年齢層別死亡原因、受療率を参考に健康課題について取り上げる。

第1節 人間のライフステージによる心身の変化

1 ライフステージから見た人間の一生

　人間は、生まれてから成長して大人になり、やがて老いて死を迎える。人間の身体的・心理的・社会的変化は、胎生期から高齢期までの一連のライフステージを通して連続的に変化し、複雑かつ高度な形態・機能の獲得と減退の双方を含む。受精から死に至るまでのこの連続的な量的・質的変化が発達（development）であり、成長（growth）、成熟（maturation）、学習（learning）、加齢（aging）の要素を含んでいる。

　ライフステージは、一般的に胎生期から新生児期、乳児期、幼児期、学童期、青年期、成人期、高齢期に区分される（**表1-1-1**）。各ライフステージにおける身体構造変化や機能獲得、健康状態は、全ライフステージへと年代を追って影響を及ぼす。各ライフステージの特徴には、ある程度予測可能な共通性があるとともに、多様な背景因子によって異なる個別性があることに留意する。

〈表1-1-1〉 ライフステージの区分

区分		年齢
胎生期	胚芽期	受精～2週
	胎芽期	3～8週
	胎児期	9～40週
新生児期		出生～4週
乳児期		0～1歳
幼児期	前期	1～3歳
	後期	3～6歳
学童期		6～12歳
青年期	前期	12～18歳
	後期	18～22歳
成人期	前期	22～35歳
	中期	35～50歳
	後期	50～65歳
高齢期	前期高齢期	65～74歳
	後期高齢期	75歳以上

（筆者作成）

　各ライフステージの特徴、健康課題を把握し、生涯にわたる健康目標に取り組むことが重要である。個人の健康は、個々の問題であると同時に家庭や教育現場、職場など個人が属している身近な社会的背景の影響を受け、さらにその影響は、貧困、災害、衛生状態、文化的な慣習など民族、国家や地球規模の社会的問題にまで及ぶ。

　医科学の進歩によって多くの疾患の診断精度、治療実績が高まるなか、疾患、臓器中心の生物医学モデルでの考え方ではなく、一人の人間全体に焦点を当てるバイオ・サイコ・ソーシャルモデル（Biopsychosocial model：BPS model）の考え方が注目されている。BPSでは、一個人の健康維持、疾患を取り巻く生物（bio）、心理（psycho）、社会（social）の3要素とその相互関係について包括的に評価、分析を行うことから、全人的な医療を提供することができるといわれている（**図1－1－1**）。健康と疾病の間に明確な境界はないことから、生物医学モデルのみでなく心理的、社会的要因に配慮したBPSモデルアプローチによって包括的ヘルスケアの提供が実現できると考えられる。したがって、各ライフステージにおける形態・機能などの身体的変化だけでなく、心理的、社会的変化を含めて理解することが重要である。

　さらに、近年、成人期における疾病の原因を胎生期や乳幼児期、学童期、青年期、その後のライフステージをどのような環境で過ごし、どのような軌跡をたどってきたのか、長期的視野で説明しようとするライフコースアプローチが注目されている。例えば、低出生体重が肥満や高血圧、糖尿病の発症と関連があることなどが報告されている。

〈図1－1－1〉バイオ・サイコ・ソーシャルモデル：BPS model

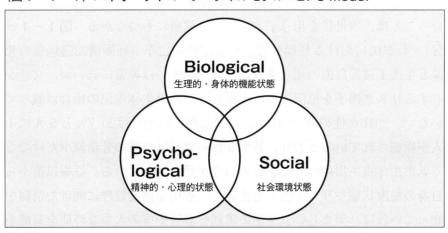

（筆者作成）

生涯における健康は、各ライフステージの特徴と健康課題について知り、BPSアプローチ及びライフコースアプローチの視点から解決策を検討することが重要といえる。

2 各ライフステージの心身の変化の特徴と健康課題

（1）胎生期

　胎児は、胎生8週までの胎芽期にほとんどの器官の原型がつくられ、分化し、胎生4か月までに基本的な構造が完成するが、機能的には未熟なままである。分化の過程でウイルスや薬物、放射線の影響を受けやすく、形成異常となるリスクがある。胎児の発達は、身体面だけでなく精神的活動も始まっており、母親と母親を取り巻く環境から大きく影響を受けるため、母体の健康維持増進として妊婦の健康診査、保健指導による母親の健康状態の確認が重要である。特に、リスク因子として母親の体格と栄養状態（痩せや肥満）、高齢、喫煙や有害物質（アルコールや胎児の発育へ影響する医薬品など）摂取の有無、持病の有無などが考えられており、これらに該当する女性が妊娠した場合、流産、早産、2,500g未満の低出生体重児、先天異常などの発生頻度が通常よりも高くなる。心臓は胎生22日ごろに拍動を開始し、神経管は胎生28日ごろまでに閉鎖することを考えると、妊娠に気づいてからリスク因子のケアを始めるのでは遅く、妊娠前から自身の健康状態やリスク因子を把握して、早めにケアを始めることが大切である。

　近年、プレコンセプションケア[1]として注目されているヘルスケアのように、若い男女が将来のライフプランを考えて日々の生活や健康と向き合うことは、次世代を担う子どもたちの健康にもつながる（**図1-1-2**）。わが国における妊婦死亡率や周産期死亡率（妊娠満22週以後の死産と生後1週間以内の死亡を合わせた死亡率）は非常に低いが、女性が有するリスク因子を原因とする先天異常、低出生体重児の割合は減っていない。20代女性の痩せ（BMI 18.5未満[2]）の割合は20.7%と5人に1人が指摘されているとおり、若年女性の痩せは自身の骨量減少だけでなく低出生体重児出産のリスクとの関連が懸念されている[3]。妊娠以前から自身の健康状態やリスク因子を把握し、適切な健康管理に向けた情報を知っていれば、望ましい食生活の実践や器官形成の大事な時期を葉酸不足や高血糖、予防可能なウイルス感染などから回避することもできる。

*1
pre（前の）conception（受胎・妊娠）care（ケア）。
女性やカップルを対象として将来の妊娠のための健康管理を促す取り組み。

*2
本書第1部第4章第4節3（2）参照。

*3
厚生労働省「令和元年国民健康・栄養調査」令和2（2020）年。

〈図１－１－２〉ライフステージにおけるプレコンセプションケア

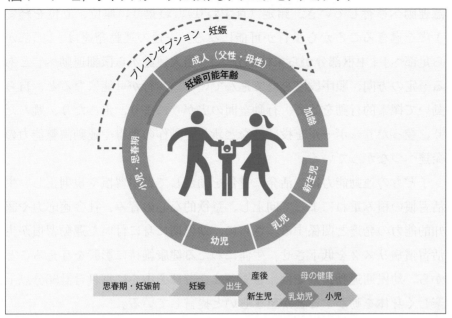

（出典）『Preconception care: Maximizing the gains for maternal and child health-Policy brief』WHO、2013年から国立成育医療研究センター訳

プレコンセプションケアによる早い段階からの健康教育が、将来の健やかな妊娠、出産へつながると期待される。

　また、周産期死亡要因の中で、胎児側の病態として上位を占めるのは、「周産期に発生した病態」「先天異常・変形、染色体異常」で、母体側の病態では「現在の妊娠とは無関係の場合もありうる母親の病態」「胎盤、臍帯、卵膜の合併症」が上位を占めている。胎児の疾患や先天異常に対する早期発見は、検査技術の精度向上により可能となってきており、今後、双胎間輸血症候群など一部疾患のように子宮内胎児治療のさらなる発展が周産期死亡の減少をもたらすのではないかと期待されている。

（２）乳幼児期

　乳幼児期は、生後から就学前まで、新生児期、乳児期、幼児期を合わせた期間をさす。身体の形態・機能、心理的・社会的側面の発達が最も著しい時期であり、将来の健康基盤となる。児を取り巻く日常生活環境、生活習慣づくりは、保護者に大きく依存することからその責任は大きい。乳幼児の内的・外的刺激に対する耐性は未熟であり、家庭や地域の支援を通してさまざまな病原体や事故などのリスクを回避できる環境づくりが望まれる。

新生児期、乳児期初期の運動は、反射運動が中心であるが、やがて随意運動へ移行していき、頸定（首すわり）、寝返り、座位、立位を経て1歳を過ぎるころから歩行が可能になる。一連の運動発達は、「頭部から足部へ」「中枢部分から末梢部分へ」「粗大運動から微細運動へ」とある一定の方向、順序段階を経て進んでいく。歩行が可能になると、自ら動いて探索的行動を始め、行動空間の広がりにより、走ったり、跳んだり、登ったり、ボールを投げるなど新しい動作の獲得や運動調整能力の発達へつながっていく。

子どもの運動能力は、活発に身体を動かして遊ぶ習慣や規則正しい生活習慣の積み重ねによって向上し、意欲的な心の育み、社会適応力や認知的能力の発達と関係する。さらに、幼児期に身に付いた運動習慣が生活習慣病リスクを低下させ、生涯にわたる健康維持に影響を与えることから、幼児期運動指針では、さまざまな遊びを中心に毎日合計60分以上、楽しく身体を動かすことが望ましいと提言している。[4]

*4
文部科学省「幼児期運動指針」平成24（2012）年。

言語の発達は、生後6か月ころより「あーあー」「うー」など母音から始まる喃語が盛んになり、1〜1歳半ころより「ブーブー（車）」「ワンワン（犬）」など意味のある単語を使って自分の要求、感情を伝え始める。2歳ころより「ママ、だっこ」など2つの単語をつなげて二語文を話すようになり、大人の真似をしながら語彙が増え、3〜4歳にかけて徐々に文の形が整い、日常生活における会話を楽しむことができるようになる。家庭や保育施設などにおける言葉のやりとりは言語発達において重要であり、人間同士の相互関係によって生じるような言語刺激の少ない環境は言語発達に悪影響を与える。

免疫系・リンパ系の発達は、母親からの移行免疫を生後6〜9か月で消費した後、自身の免疫グロブリンが増加し始め、8歳ころに確立する。感染症予防対策として、予防接種法に基づいた予防接種の重要性について理解し、適切な時期に実施する必要がある。

子どもの全般的な発達についての確認と疾病の早期発見、早期対応のために各市区町村は、母子保健法に基づいて健康診査を実施している。乳児期は自治体によって異なるものの3〜4か月、6〜7か月、9〜10か月の時点で実施されることが多く、幼児期は1歳6か月と3歳の時点で健康診査を実施することが法的義務とされている。健康診査では、運動機能、視聴覚等の障害、精神発達の遅滞などを早期に発見し、適切な指導を行うこと、その進行を未然に防止すること、生活習慣の自立、虫歯予防、栄養や育児に関する指導を行うことによって幼児の健康保持及

び増進を図ることを目的としている。

　乳幼児期を含む年齢層の死亡原因は、先天異常・変形及び染色体異常、不慮の事故、悪性新生物、心疾患、周産期に特異的な呼吸障害などがその上位を占めている。[*5]　このうち、不慮の事故は、過去10年以上にわたり1〜4歳、5〜9歳の死因順位の第1位または第2位を占めており、乳幼児の事故予防対策が子どもの健やかな発達を促すことにつながる。乳幼児では、危険を察知する認知面の発達が未熟であることから、養育者をはじめとする大人が安全へ十分に配慮することが必要不可欠である。

　令和3年度福祉行政報告例の概況によると、児童虐待は年々増加傾向にあり、児童相談所への虐待相談件数の中で最も多いのは心理的虐待であり、次に身体的虐待、ネグレクトが続く。被虐待者の割合は、乳幼児期が全体の38%、小学生が34%、中学生が15%、高校生が7%、虐待者の割合は、実母が47%、実父が41%となっている。[*6]　虐待による死亡事例も乳幼児期に多いことから、乳幼児期の虐待は深刻である。虐待を受けた子どもの心理的な問題を含め、虐待を受けた時期の発達及びその後の発達に大きな影響を及ぼし、さらに親となったときに虐待の連鎖の可能性も指摘されている。児童虐待問題の背景として現代社会における家庭の孤立化、家族の相互援助や養育機能の低下、育児不安の増大などがあり、子育て支援を充実できるよう社会的仕組みからの解決が望まれる。

（3）学童期

　学童期は、身体の形態・機能面の発達は乳幼児期に比べて緩やかで安定した時期となる。心理・社会的には、家庭以外に学校で友人や教師らと過ごす時間が増えることにより生活の場が広がり、同年代の仲間を大切にして、自己概念を形成する時期である。家庭、学校、地域とのかかわりの中で、食事や運動、睡眠など基本的な生活習慣を確立させていくことが必要である。

　運動面では、神経系の発達と筋骨格の成長に伴い、多様な動作ができるようになり、今後の成長の基礎となる体力を身に付ける重要な時期である。体力を構成する基礎的要素として筋力・筋持久力、敏捷性、柔軟性、全身持久力、協調性について測定を行う「新体力テスト（文部科学省）」の最近の傾向では、体力全般の低下傾向が指摘されている。その背景として、①運動時間（外遊びやスポーツ活動）の減少、②学習以外のスクリーンタイム（テレビやスマートフォン、ゲーム機器などによる映像視聴時間）の増加、③肥満である児童生徒の増加が指摘されている。[*7]

*5
厚生労働省「令和4年人口動態統計月報年計（概数）の概況」令和5（2023）年。

*6
厚生労働省「令和3年度福祉行政報告例の概況」令和5（2023）年。

*7
スポーツ庁「令和4年度全国体力・運動能力、運動習慣等調査結果」令和4（2022）年。

少子化や家族形態の変化、学歴重視の社会風潮による塾通いの過熱化、新型コロナ感染拡大防止に伴う活動制限の影響など、学童期の子どもを取り巻く生活変化が影響を及ぼしていると考えられる。また、学童期の肥満または痩せによる体型の問題は、食生活に関連し成人期の健康問題に移行しやすいため、食育の推進が進められている。これらの問題は疾患だけでなく貧困や虐待などの社会問題を起因としていることも多い。

　認知面では、学校生活を通した学習の積み重ねにより言語や知的発達が進み、自己に関する健全な概念を発達させる時期である。他者からの反応が行動や意識に影響を与えるといわれており、家族や友人、教師らの態度、言動における肯定的または否定的な評価が、自己肯定感、優越感や劣等感へとつながる。また、集団生活による社会性や責任感を身に付けていく時期であり、家族以外の仲間同士の人間関係が広がっていく。しかし、高学年になるにつれて閉鎖的な仲間集団の発生や付和雷同的な行動によって仲間外れやいじめ、不登校といった社会問題になりやすい。

　学童期を含む5〜9歳の死亡原因で上位を占めるのは、悪性新生物、先天異常・変形及び染色体異常、不慮の事故、心疾患であり、10〜14歳では自殺が最も多くなる。乳幼児期に比較して行動範囲が広がる学童期は、論理的な思考ができるようになり、常に養育者ら大人とともに行動するわけではないため目の届かないところにいることもある。不慮の事故を予防していくためには、安全な環境づくりだけでなく、生活、交通、災害などにかかわる安全教育を実施し、子ども自身が安全に行動できるよう教えていくことが重要である。

　学童期における発達状況の確認、疾病など問題の早期発見のためには、学校保健安全法に基づき、就学前、各学年で定期的に学校での健康診断が実施されている。

＊8
＊5に同じ。

（4）青年期

　青年期は、中学・高等学校での学生生活から大学・短期大学・専門学校への進学または就職など、さまざまな進路選択をしながら成人となるまでの準備期間であり、身体的・心理的・社会的変化を大きく認める。

　青年期前期（思春期）では、内分泌の変化の影響を受けて、身長、体重の急激な増加、性機能の発達によって第二次性徴が出現する。女子のほうが男子より早く、乳房の発育から始まり、陰毛の出現、皮下脂肪の沈着、初経を迎える。男子では、変声に始まり、陰毛の出現、性器の発達、骨格筋の発達、初回射精へと続く。近年、第二次性徴の早期化、性

行動開始年齢の若年化傾向があり、性関連の知識不足による性感染症、人工妊娠中絶の増加が問題となっている。小・中学校の早期からプレコンセプションケアを含む性教育プログラムの必要があり、時代に即した教育の提供が望まれる。また、青年期後期では、身体の形態・機能的に成熟の域に達し、体力水準はライフステージの中で最も高くなり、以後緩やかに低下していく。そのため、青年期以前から適切な体力を獲得できるよう運動習慣を有することは重要である。

　精神面では、家族や社会の中での自我の意識が強くなる一方、対社会的な未熟性から大人に対する批判的な気持ちと依存心とが共存する不安定な時期となる。こうした葛藤を経て自身の基盤、役割、自我同一性（アイデンティティ）を形成していく。その後、親からの心理的自立を経て、職業選択を模索しながら経済的自立をめざしていく。なかには結婚し、家庭を築き始める者もいる。

　青年期を含む10〜14歳、15〜19歳、20〜24歳の死亡原因で上位を占めるのは、自殺、悪性新生物、不慮の事故である。[9]特に、青年期に自殺が上位を占め続けていることは、国際的にみても日本特有の深刻な健康課題となっている。背景として中学生までは親子関係の不和など家庭問題に起因するものが多く、高校生以降、学業不振や就職を含む進路に関する悩みなど学校問題に起因するものが増える傾向にある。20歳を超えると、病気の悩み・影響（うつ病）をはじめとする健康問題に起因した自殺の占める割合が増える。[10]

　青年期の発達支援には、いじめや不登校、喫煙や飲酒、薬物の使用など法に触れる行為や犯罪など社会的に取り組むべき問題も多い。心理的に不安定な時期であることから、大人による支援へ拒否的態度を示すこともあるが、いつでも相談できる環境を整えておくことが重要である。

（5）成人期

　成人期は、ライフステージの中でも最も長い期間であり、養育者から与えられた環境から独立し、自身の行動様式、生活習慣が確立し、社会人としての役割を果たすようになる。就労、結婚、子育て、介護などさまざまなライフイベントを通して職場、家庭での社会的責任が拡大し、やがて定年を間近に加齢に伴う自身の変化や家庭内、社会的役割などの変化でストレスを受けやすいことから健康上の問題が生じやすい時期である。

　成人期の始まりである20代のころは、身体の形態・機能は成熟し、筋

＊9
＊5に同じ。

＊10
厚生労働省『令和４年版自殺対策白書』令和４（2022）年。

力などの体力、生殖機能はピークを迎えるが徐々に減退が始まる。特に40代を超えると筋骨格系や心肺機能の加齢に伴って筋力、持久力、瞬発力をはじめとする体力の衰えや視力、生殖機能に関連する問題などを自覚し始め、60代以降では加齢変化による生活への影響がより顕著となる。ただし、個々の職業や食生活・運動習慣などの生活様式によって個体差がある。

　精神面では、成熟し安定した時期のようにも見えるが、生活上のさまざまな変化から職場や家庭でのストレスが高まりやすい。例えば、配偶者の死や離婚、両親の死、子の巣立ちによる親の役割の終了、定年退職など、成人期は他のライフステージに比して喪失体験が増加する。これらと向き合う過程は、個人によって異なり、それまでに培った経験や能力を基盤に葛藤、受容していくことが次のライフステージへとつながる。また、職業活動が多くの人間の生活の中心を占め、職場での役割や業績を優先させることが当然であるという考えから、余暇を楽しむことなく心身が疲労し、精神疾患の罹患、過労死、自殺に至る者も少なくない。成人期の健康課題としてワーク・ライフ・バランスについて考えることも大切だが、個人の努力のみでは解決困難であり、社会としてその実現をめざすことが重要である。

　性機能は、成人期の初めに成熟期を迎え、男女ともにパートナーとの妊娠・出産について考える最適な時期となる。しかし、ワーク・ライフ・バランスを保つための環境や周囲の理解、経済面での不十分さなどを背景に男女ともに晩婚化が進んでいる。男女いずれも年齢の上昇とともに妊孕性の低下、流産率の上昇に影響することから、プレコンセプションケアやライフプランとして子どもをもつことを希望するか（挙児希望）の有無や時期を考える必要がある。また、加齢とともに性機能は低下していき、更年期を迎える。男性の場合、40代以降から徐々に男性ホルモン（テストステロン）が減少し、女性では45〜55歳の頃に女性ホルモン（エストロゲン）が急激に減少して閉経を迎える。ホルモンの減少により身体、精神、性機能の症状が現れるが、その時期や程度などは個人差が大きい。

　成人期を含む20〜69歳の死亡原因で上位を占めるのは、悪性新生物、自殺、心疾患、脳血管疾患である。特に、30代までは自殺の割合が多く、男性の比率が高い[11]。背景として健康問題に起因するものが最も多く、次に男性では経済・生活問題、職務問題が続き、女性では家庭問題、男女問題、経済・生活問題が続く[12]。

*11
＊5に同じ。

*12
＊10に同じ。

　成人期では、年齢とともに受療率が増加傾向となり、入院による受療では精神・行動の障害、がん、循環器系疾患、神経系疾患が多く、外来による受療では消化器系疾患、筋骨格系疾患、循環器系疾患が多い。心疾患や脳血管疾患、糖尿病、がんなど生活習慣病の罹患が増加するのが成人期の特徴であり、死亡原因や受療率ともかかわることから食習慣や運動習慣、喫煙、飲酒、適度な休養など生活習慣及び職場環境の適正化が重要である。また、生活習慣病の予防、早期診断に向けて定期的な健康診査が必須である。

（6）高齢期

　高齢期は、人生の終末に向けた最後のライフステージであり、身体の形態・機能の減退とともに心理的・社会的変化が生活に多様な影響を及ぼす。わが国における平均寿命は、男性81.05年、女性87.09年[13]、健康寿命は、男性72.68年、女性75.38年で、その差は男性8.37年、女性11.71年である[14]。わが国は世界屈指の長寿国ともいわれているが、健康寿命の延伸、健康寿命との差を縮小させていくことが重要である。前期高齢期は比較的良好な健康状態が保たれ、社会活動も活発であることが多いが、後期高齢期では健康状態が損なわれ、活動低下を起こす傾向にあることを留意する。

　運動機能は、加齢に伴う全般的な筋の萎縮や骨密度の低下、関節周囲組織の変性、平衡機能の低下など複合的な要因により転倒しやすく、骨折しやすい状態になる。感覚機能では、目の焦点の調整や視力、色覚、瞳孔反応などの視機能全般の低下を認め、加齢性の難聴により高音域や子音が聞こえにくいのが特徴である。また、生理機能全般の低下によりストレスに対する予備力や回復力、適応力、防衛力が低下し、感染症などさまざまな疾患への罹患しやすさ、急激な容態の変化、回復の遷延や慢性化につながる。認知機能は、加齢による脳神経細胞の脱落、シナプス減少、脳血流減少によって徐々に低下していくが、遺伝やストレス、精神状態、これまでに積み重ねてきた教育、職業、趣味、人間関係などの影響を受けることから個人差が非常に大きい。

　精神面は円熟するものの、加齢による衰退や死への不安を感じ、退職による社会的交流の減少を機に、自己の価値を見失う者もいる。高齢期における生きがい、健康維持のためには、趣味やスポーツ、ボランティア活動などの社会参加ができるよう、地域社会での支援が望まれる。また、希望者ができるだけ長く働けるよう再就職の機会をつくることが望

*13
厚生労働省「令和4年簡易生命表」令和5（2023）年。

*14
厚生労働省『令和4年版厚生労働白書』令和4（2022）年。

ましい。さらに高齢期に多い配偶者との別れは、孤独感や孤立化を強めるリスクがあることに留意する。

　高齢期においてより健康な生活を送るためには、疾患の予防や治療だけでなく、自立した生活を送るために必要な運動、食事、排泄、睡眠、知的活動などを含む生活機能に着目する必要がある。生活機能が低下すると、健康寿命を損ね、介護リスクの高い状態となる。健康な状態と要介護の状態の中間を示すフレイルの状態や、加齢に伴う運動器機能の衰退から要介護や寝たきりになるリスクの高いロコモティブシンドロームの状態を予防するためには、栄養バランスのとれた食事や適度な運動、社会参加の機会づくりを促進する必要がある。

　老年期を含む65〜89歳の死亡原因で上位を占めるのは、悪性新生物、心疾患、脳血管疾患、肺炎で、90歳を超えると老衰の割合が最も多くなる。[*15] 成人期に引き続き、受療率は増加傾向を示し、入院、外来ともに循環器系疾患が最も多い。

　わが国における65歳以上人口が総人口を占める割合（高齢化率）は28.4％で、男女比3：4となっている。そのうち、前期高齢者の割合が13.8％、後期高齢者の割合が14.7％で、高齢化率は今後も上昇を続けることが予測されている。[*16] 超高齢社会に突入した今、医療や福祉分野における対応が喫緊の課題となっており、高齢期における健康、生活機能の維持をめざし、個々の尊厳を保ちながら生涯を終えることができるような支援が望まれる。

*15
＊5に同じ。

*16
内閣府『令和5年版高齢社会白書』令和5（2023）年。

参考文献
● 稲毛康司「バイオサイコソーシャルモデル（BPS model）とは」『小児内科』第51巻第11号（2019年11月号）、東京医学社、1723頁
● 藤原武男「ライフコースアプローチによる胎児期・幼少期からの成人疾病の予防」『保健医療科学』第56巻第2号（2007年6月号）、国立保健医療科学院、91頁
● 浅野大喜 編『人間発達学』メジカルビュー社、2021年
● 舟島なをみ、望月美知代『看護のための人間発達学』医学書院、2017年

第**2**章
人体の構造と機能

学習のねらい

　骨格は人体を支える基本である。この骨格はおよそ200個の骨から成り立っており、細かい動きをする四肢の先端ほど多くの骨で構成される。また心肺をおさめている胸郭は肋骨が覆っているが、消化活動・排泄機能をもつ腹腔は比較的自由なスペースが確保される。骨と骨の動き、骨と筋肉の動きを制御する関節、靭帯、腱があり、静と動を同調させ調整している。

　一方、内臓器官は、食物の消化・吸収・排泄にかかわる器官と呼吸・循環にかかわる器官とに大別され、それらをネットワークのようにつないでいる神経系、内分泌・ホルモン系は、身体全体の調子を維持する調節機構として重要な役割を果たしている。

　本章では、このような人体の構造と機能を理解するとともに、後述される疾患や障害の基礎にある考え方と知識を学んでいく。

第 1 節　人体部位の名称

1 人体の概観

*1
人体は、その基本的な
単位である細胞、その
細胞が集まって構成さ
れる組織、その組織が
組み合わさってできて
いる器官、いくつかの
器官が連携して、ある
目的のために共同して
はたらいている器官系
（第2節参照）から成り
立っている。

　人体は、身体の基本的な形・骨格をつくる約200個の骨を中心に（**図1-2-1**）、約400あまりの筋肉がその周囲にあり、さらにその外側は皮膚で覆われている。骨格は、頭蓋、脊柱、胸郭、骨盤、上肢、下肢に分類され、それぞれ複数の骨が組み合わさってできている。

　例えば、骨格の中軸である脊柱は、首、背、腰の縦に並んだ33～34個の骨から成っている。頸の椎骨は頸椎（計7個）、背の椎骨は胸椎（計12個）で、腰の椎骨は腰椎（計5個）と仙椎（計5個）、尾椎（計4～5個）と名付けられている。

　頭や胴体の内部には、骨や筋肉によって囲まれた空洞（体腔）があり、また脊柱にも、脊柱管とよばれる管がある（**図1-2-2**）。頭にある体腔は頭蓋腔で、脊柱管とつながっている。

　頭蓋腔には脳があり、脊柱管の中の脊髄とつながっている。胸部の体腔は胸腔とよばれ、心臓や肺が入っている。また、腹部には腹腔があり、そこには胃・小腸・大腸・肝臓などの内臓が入っている。さらにその下の骨盤腔には膀胱や、女性では子宮などが入っている。

　骨や筋肉、皮膚、脳や脊髄、内臓などすべての器官は、人間が生きていく上で必要な特定の役割をそれぞれもち、またその役割に応じた構造をもっている。

　器官は複数で連携して器官系（システム）をつくり、生命を支える一連の作業をほかの器官と分業している。器官系には、栄養素や酸素・代謝によってできた物質を運搬する循環器系、体外から酸素を取り込み二酸化炭素を排出する呼吸器系、食物を消化・吸収する消化器系、老廃物を排泄する泌尿器系などがある。内分泌系や神経系は、情報を伝えてほかの系の機能を調整し、体内の環境を一定に保つ（**ホメオスタシス**）はたらきをしている。

〈図1-2-1〉 全身の骨格

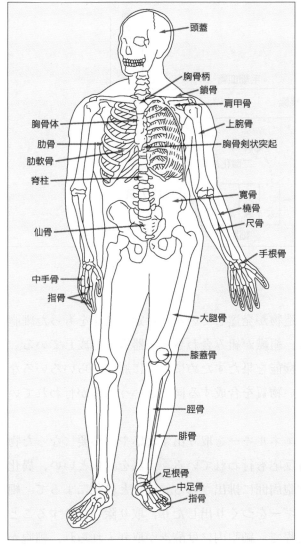

〈図1-2-2〉 人体の正中断面と脊柱

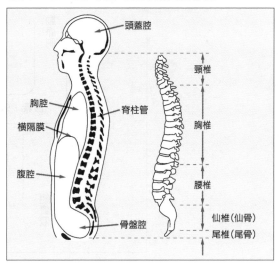

2 細胞

　人体の構造上及び機能上の基本単位は**細胞**である。細胞は通常1個の核とそれを囲む細胞質から成る。細胞の表面は、細胞膜という厚さ7〜10ナノメートルの膜で覆われている。その中に、核、小胞体、リボゾーム、ミトコンドリア、ゴルジ装置などの細胞小器官が存在する。

　人体全体で約40〜70兆あるといわれる細胞は、人が生きていく上での基本的な機能を分業して担っている。細胞の基本構造は共通しているが、それぞれが分担する機能に応じて異なる形や構造をもっている。例えば、神経細胞は情報を伝えるための長い突起をもち、筋細胞は細長い線維状

〈図1−2−3〉毛細血管における血液と組織との間の物質の交流

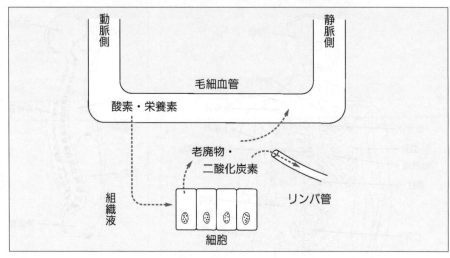

動脈側

静脈側

毛細血管

酸素・栄養素

老廃物・
二酸化炭素

リンパ管

組織液

細胞

（筆者作成）

で、中に収縮のための構造物が発達している。特定の機能をもった細胞が集まって組織をつくり、組織が組み合わさって器官を形成している。

　細胞では、それぞれの機能を果たすために、常に周囲からいろいろな栄養素を取り込んで新しい物質を合成する同化という過程が行われている。

　また、物質を分解してエネルギーを取り出す反応や、不要になった物質を処理するための分解反応も行われている。これを異化といい、異化作用で生じた老廃物は細胞周囲に排出される。同化と異化によって、細胞が種々の物質やエネルギーをつくり出したり、取り除いたりすることを代謝という。代謝の過程で、細胞内には酸素が取り入れられ、細胞からは発生した二酸化炭素が排出されている。

　細胞と細胞の間には狭い隙間（細胞間腔）があって、細胞間腔は毛細血管の血液からしみ出た組織液で満たされている。代謝の際、細胞は、酸素や二酸化炭素、そのほかの物質のやりとりをこの組織液との間で行っている（**図1−2−3**）。

③ 遺伝子と染色体

　細胞には、人が生きるために必要なプログラムをおさめたデオキシリボ核酸（DNA）が存在し、そのほとんどは核の中にある。核中のDNAは長さ２メートルに及ぶが、タンパク質との複合体であるクロマチンと

なって折り畳まれ小さな核内におさまる（本書第1部第4章第4節1、**図1－4－3**参照）。

　DNA上には塩基とよばれる化学物質が約30億個並ぶ。塩基には4つの種類があり、その配列の違いでプログラムをつくりさまざまな情報を伝える。一つの情報を伝える数万から十数万の塩基の連なりが遺伝子である。DNA上にある2万以上の遺伝子がそれぞれ鋳型となって、異なるリボ核酸（RNA）がつくられ、さらにそれを鋳型にさまざまなタンパク質がつくられている。

　細胞は分裂して増殖する。分裂時に細胞内に現れる棒状の構造物が染色体で、クロマチンの構造が変化したものであり、父親由来の23本と母親由来の23本の計46本から成る。染色体も細胞分裂時に分裂し、新しい細胞には、全46本が引き継がれて、その後、核内のクロマチンとなり父親と母親由来の遺伝子が伝わる。

4 血液

　細胞の代謝に必要な酸素や栄養素を、それぞれの組織まで運搬しているのが**血液**である。同時に血液は、リンパとともに、組織からの二酸化炭素や老廃物の搬出も行っている。

　血液はこうした体内での物質を運搬する役割のほかに、体温の調節、生体防衛、止血作用、身体内部の恒常性を保つためのはたらきなども行っている。

●血液の組成

　体内には、体重の約8％の血液が存在する。また、体重の1kg当た

〈図1－2－4〉血液の組成

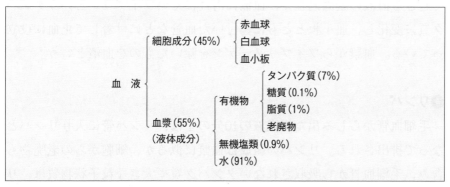

（筆者作成）

りでは70〜100mlの容積の血液が存在するので、例えば体重60kgの人の血液量は容積で約4.2〜6.0lとなる。

血液は細胞成分と血漿（けっしょう）とよばれる液体成分から成る（**図1－2－4**）。血液の容積の約45％が細胞成分で、約55％が血漿である。

❷細胞成分

血液の細胞成分は赤血球、白血球、血小板から成る。

赤血球は酸素（O_2）、二酸化炭素（CO_2）の運搬、pH（溶液中の水素イオン指数）調節を行い、血液 $1\,mm^3$ 中に成人女性で約450万個、男性では約500万個含まれている。主成分は、酸素や二酸化炭素の運搬を担っているヘモグロビン（血色素）で、1 dlの血液中に男性で約14〜16g、女性では約12〜15g含まれている。

白血球は、感染防御、異物処理、抗体産生などを行い、生体を異物から守るはたらきをしている。白血球の種類には、好中球、好酸球、好塩基球、リンパ球、単球などがあり、血液 $1\,mm^3$ 中に約6,000〜8,000個含まれている。

血小板は止血と血液凝固の役割をもち、骨髄にある細胞から分離した細かい断片で、血液 $1\,mm^3$ 中に約20〜50万個含まれている。骨髄は、骨の内腔を占める軟らかい部分で、血小板のほか、赤血球や白血球を産生する造血器官である。

❸血漿

血漿の約90％以上は水であり、そのほかにタンパク質、ブドウ糖、脂質、ホルモン、ビタミン、各種電解質や老廃物などが含まれる。

タンパク質の濃度は1 dl当たり約7〜8gで、そのうち約8％をフィブリノーゲンが占める。フィブリノーゲンは、出血したときなどに続いて起きる血液の凝固過程で、血液に溶けにくいフィブリンというタンパク質に変化し、血小板とともに傷付いた血管などに付着して止血に役立っている。血漿からフィブリノーゲンを除いたものを血清という。

❹リンパ

毛細血管からしみ出た組織液の10分の1は、リンパ管に入りリンパとなって排出される。リンパの組成は血漿に似るが、細胞からの老廃物も含み、毛細血管から吸収されないタンパク質や大きな粒子状物質は、リンパによって排出されたり再吸収されたりする。

全身の血漿内にあるタンパク質の4分の1〜2分の1の量がリンパ管を通ってから血液に戻る。リンパは、消化管からの栄養素吸収で大きな役割を果たし、特に食物中の脂肪のほぼすべてが、消化管からリンパ管を介して吸収されている。

参考文献

● 山本敏行・田崎京二・鈴木泰三『大学課程の生理学 改訂第9版』南江堂、2006年
● 伊藤　隆・阿部和厚『組織学 改訂19版』南山堂、2008年
● 河田光博・樋口　隆『シンプル解剖生理学』南江堂、2004年
● A. ウォー・A. グラント、島田達生・小林邦彦・渡辺　皓・菱沼典子 監訳『ロス＆ウィルソン　健康と病気のしくみがわかる解剖生理学　改訂版』西村書店、2008年

第2節　器官系別に見た構造と機能

1 循環器系

　循環器系は、血管系（心臓、動脈、毛細血管、静脈）とリンパ管から成る。血管系は、血液を身体の中で巡回させるはたらきをしている。血液が心臓から組織に向かう血管は動脈、組織から心臓に入る血管を静脈という。ポンプのはたらきをする心臓から出た血液は、太い動脈を通り、さらに枝分かれして次第に細くなる動脈を経た後、毛細血管に至る。毛細血管で、血液は、組織との間で細胞の代謝に必要な物質のやりとりを行う。毛細血管を出た血液は静脈に入った後、次第に太い静脈に集まって、最後には心臓に戻る（**図1−2−5**）。

　血管系は、肺循環（小循環）と体循環（大循環）の2つに大別される。リンパ管は、静脈のバイパスのようなはたらきをしている。

（1）血管系

❶心臓

　左右の肺に挟まれて、身体の中心よりやや左側にある、筋肉でできた袋状の器官である。心臓は、1分間に約60〜80回のペースで収縮しており、収縮時にその中の血液を動脈の中に送り出し、拡張しもとの大きさに戻るときに、静脈から血液を受け入れる。心臓の収縮と拡張は、ペースメーカーのようなはたらきをする心筋（洞結節とよばれる）からの電気的刺激により自動的に行われる。また、ほかの臓器と同様に**自律神経**（交感神経と副交感神経）の支配も受けている。**交感神経**の活動が増せば心臓の活動は亢進し、**副交感神経**の活動が増せば心臓の活動は抑制される。

　心臓の中は、中央の壁によって左右に分かれ、さらに左右とも上部の心房と下部の心室に分かれているので、**右心房、右心室、左心房、左心室**の計4つの腔がある（**図1−2−5**）。血液はその中で左右とも心房から心室へと流れ、心房と心室の間にある弁のはたらきで逆流が防がれている。心室と動脈の間にも弁があって、動脈から心臓への逆流を防いでいる。

❷肺循環

　心臓の右心室から出て、肺動脈、肺内の毛細血管、肺静脈を経て心臓の左心房に戻る血液の流れのことをいう（**図１－２－５**）。肺循環のはたらきにより、組織に酸素を渡し、代わりに二酸化炭素を受け取った血液は、肺で二酸化炭素を排出し酸素を受け取ることができる。

❸体循環

　左心室から出て、大動脈、大動脈から枝分かれした動脈へ、そして組織の中の毛細血管、静脈、大静脈を経て右心房に至る血液の流れのことをいう。

　体循環は、肺循環を経て十分な酸素を得た血液を全身の組織に運ぶ。また体循環のはたらきで、血液は消化器（特に肝臓）を通過する際に栄養素を吸収し、そのほかの組織に栄養素を運ぶ。さらに老廃物を処理する器官（腎臓・肝臓）を血液が通過することで、組織から搬出してきた老廃物を身体の外に排出することが可能となる。

　動脈の中を流れる血液は、普通酸素を多く含んでいて、動脈血とよば

〈図１－２－５〉　**循環のあらまし**

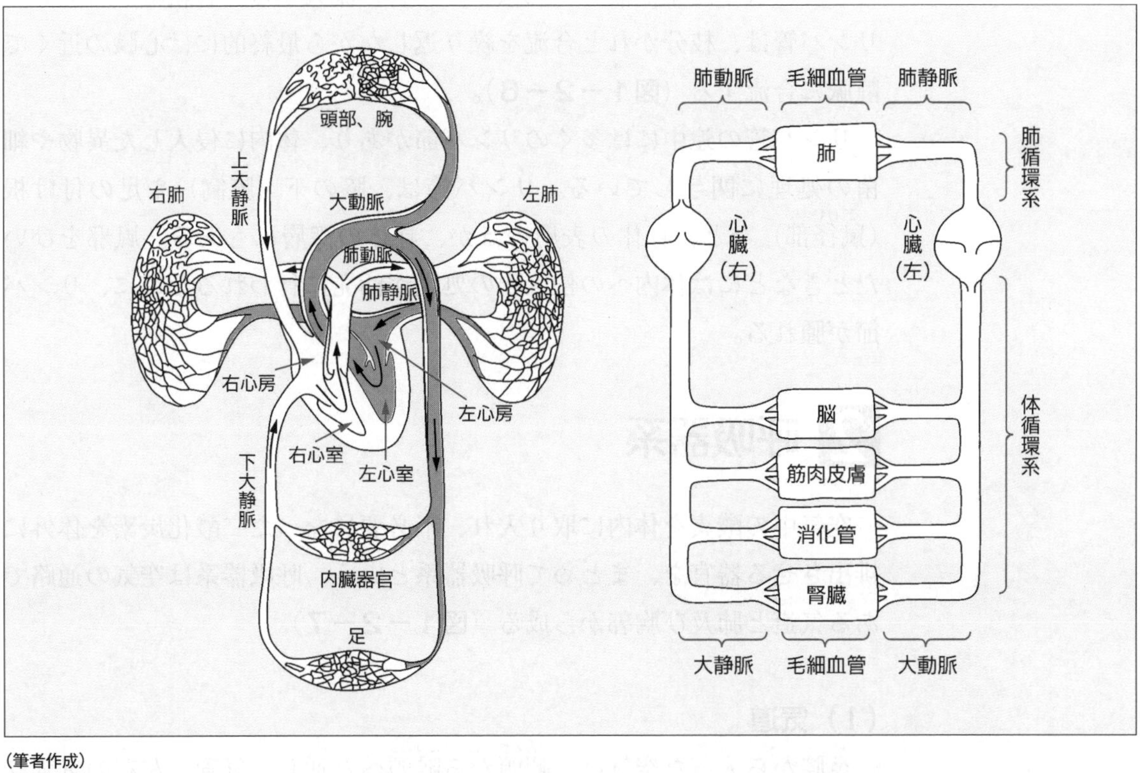

（筆者作成）

21

〈図1−2−6〉血管系とリンパ管の関係を示す模式図

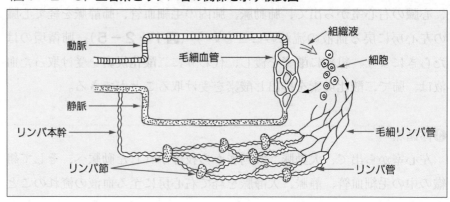

（筆者作成）

れている。逆に静脈の中の血液は、毛細血管でのやりとりの結果、酸素
が少なくなっていて、静脈血とよばれる。肺循環は、例外的に肺動脈の
中の血液が静脈血で、肺静脈の中の血液が動脈血である。

（2）リンパ管

　組織からの老廃物の搬出は、多くは体循環の毛細血管と静脈によって
行われるが、一部はリンパ管によって担われている。細胞から老廃物な
どを受け取った組織液の一部はリンパ管に流入する。各組織から発した
リンパ管は、枝分かれと合流を繰り返しながら最終的には心臓の近くで
静脈に合流する（**図1−2−6**）。

　リンパ管の途中には多くのリンパ節があり、体内に侵入した異物や細
菌の処理に関与している。リンパ節は、脇の下（腋窩）や足の付け根
（鼠径部）など、身体の表層のほか、身体の深層にもある。風邪をひい
たときなどには体内への侵入物の処理が活発に行われるために、リンパ
節が腫れる。

2 呼吸器系

　空気中の酸素を体内に取り入れ、不必要になった二酸化炭素を体外に
排出させる器官を、まとめて呼吸器系という。呼吸器系は空気の通路で
ある気道と肺及び胸郭から成る（**図1−2−7**）。

（1）気道

　鼻腔から入った空気は、咽頭から喉頭へと通じ、気管、左右の気管支

〈図1-2-7〉呼吸器の構造

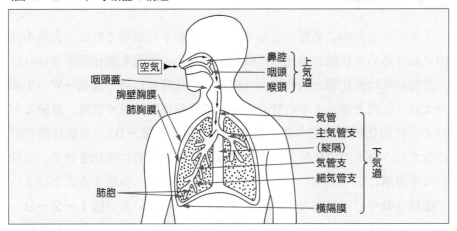

（筆者作成）

へと至る。咽頭はいわゆる「のど」といわれる場所で、食物の通り道で
もあり、食道にも通じている。

　喉頭は下端がすぼまった短い管で、その上端には喉頭蓋という蓋があ
り、食物の嚥下時にはそれが喉頭の入り口をふさぐため、咽喉からの食
物が喉頭より下の気管へ入らないようになっている（**図1-2-8**）。

（2）肺

　肺は、胸郭の中にある胸膜に包まれた左右一対の器官で、気管支の多
数の分枝とその末端にある肺胞からできている。肺胞は、直径が
0.1〜0.2ミリメートルの袋状の構造物で、両肺で約7〜15億個あるとい
われている。肺胞は、心臓から出た肺動脈が枝分かれを繰り返してでき
た毛細血管によって取り囲まれている。ここでは、肺胞まで達した空気
から血液へ酸素が送り込まれ、逆に血液からは肺胞内に二酸化炭素が排
出される。このやりとりで血液は動脈血となり、肺静脈を経て心臓の左
心房に入り、体循環に使われることになる。

（3）呼吸運動

　肺自体は運動能力をもたない。このため、空気の出し入れは、**横隔膜**
などの運動で肺を包む胸郭の大きさを増減させ、肺の大きさを変化させ
ることで行われている。これが呼吸運動であり、安静時の呼吸数の標準
値は1分間に約10回から18回で、通常は無意識のうちに行われている。

3 消化器系

　生きていくために必要となる栄養素は食物から摂取される。食物を体内に取り込める状態に消化し、吸収するための器官を消化器系という。

　消化器系は消化管と消化腺から成る。消化管は口腔→食道→胃→小腸→大腸→肛門と続く1本の管である。消化腺は唾液腺や肝臓、膵臓などのように消化液を分泌する組織である（**図1-2-8**）。食物は消化液に含まれる種々の消化酵素によって低分子の化合物に消化される。消化管は**平滑筋**（へいかつきん）によって覆われており、平滑筋が収縮・弛緩することによって蠕動運動（ぜんどう）や分節運動（ぶんせつ）などの消化管運動を行っている（**図1-2-9**）。消化液の分泌や消化管運動は交感神経系のはたらきによって抑制され、副交感神経系のはたらきによって亢進する。

❶口腔

　口腔内には1日当たり1リットル程度の唾液が分泌される。耳下腺（じかせん）、顎下腺（がっかせん）、舌下腺（ぜっかせん）は三大**唾液腺**とよばれる。唾液中にはデンプンを消化する酵素、アミラーゼが含まれる。

〈図1-2-8〉消化管と消化腺

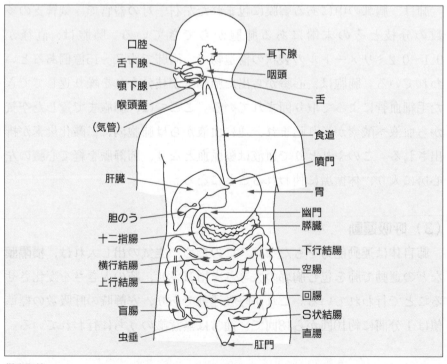

（筆者作成）

〈図１－２－９〉蠕動運動と分節運動

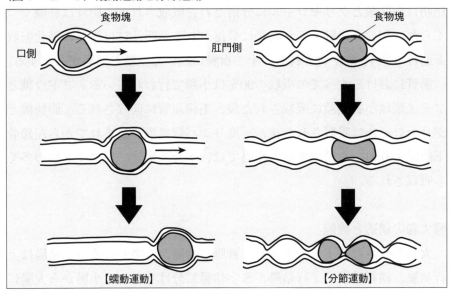

口側　　食物塊　　　肛門側　　　　　　食物塊

【蠕動運動】　　　　　　　　　　【分節運動】

（筆者作成）

❷食道

　食道は咽頭と胃を結ぶ管で、蠕動運動によって食物を胃に運んでいる。

❸胃

　胃は１日に２リットル程度の胃液を分泌している。食物が胃に送られると、消化管ホルモンであるガストリンが血中に分泌され、これが胃に作用することで胃液分泌が高まる。胃液中には塩酸が含まれ、食物を殺菌するとともに食物中のタンパク質を変性し、消化されやすくしている。また、タンパク質を消化する酵素、ペプシンも含まれる。

❹小腸の構造と機能

　小腸は約６～７メートルの細長い管で、十二指腸、空腸、回腸の３つに分けられる。十二指腸は胃に続く約30センチメートルの管で、膵臓からの膵管と胆のうからの総胆管の出口（十二指腸乳頭）がここにあり、それぞれ膵液と胆汁を放出している。十二指腸に食物が送られると、消化管ホルモンであるセクレチンとコレシストキニンが分泌され、これらが膵臓と胆のうに作用すると膵液と胆汁が分泌される。

　膵液は１日当たり１リットル程度分泌される弱アルカリ性の消化液で、酸性の胃内容物を中和している。また、多くの消化酵素を含み、三大栄養素（炭水化物〔糖質〕、タンパク質、脂質）の大部分は膵液中の酵素

によって消化される。炭水化物はブドウ糖に、タンパク質はアミノ酸に、脂肪は脂肪酸とグリセロールに分解され、吸収される。胆汁は肝臓でつくられ、胆のうに貯えられた後に分泌される。胆汁には脂質の消化吸収を助ける胆汁酸が含まれる。十二指腸に続いて空腸と回腸が存在する。

　腸管におけるすべての吸収の90％は小腸で行われている。ブドウ糖とアミノ酸は小腸粘膜に吸収された後、毛細血管に回収される。脂肪酸とグリセロールは吸収された後、一度リンパ管に取り込まれてから左鎖骨下静脈より血中を循環する。小腸では、水分、塩分、ビタミン類の多くも吸収される。

❺大腸の構造と機能

　大腸の長さは約1メートルで、盲腸、結腸、直腸から成る。結腸は上行結腸、横行結腸、下行結腸、S字結腸に分けられる。小腸から大腸に送り込まれる内容物の約90％以上が水である。内容物中の水が吸収されて次第に流動性を失い、糞便となる。糞便が直腸壁を刺激し、便意を感じると肛門の括約筋が弛緩し、排便が行われる。

❻膵臓

　膵臓は胃の後方にある細長い臓器で、消化酵素を含む弱アルカリ性の膵液を分泌している。膵臓にはランゲルハンス島という内分泌腺[*2]も存在する。食後に**血糖値**が上がると**インスリン**が分泌され、血糖値を下げる。逆に血糖値が下がると、グルカゴンのはたらきによって血糖値が上がる。

❼肝臓

　肝臓は人体最大の臓器で、下側には胆のうが密着している。肝臓では胆汁が1日約500〜800ミリリットルつくり出され、胆汁は胆のうに貯えられた後に十二指腸へ分泌される。肝臓は消化腺としてのはたらきのほか、グリコーゲン[*3]やアルブミンの生成、解毒、血液凝固物質の生成を行っている。

４ 泌尿器系

　体内での細胞の活動の結果生じた老廃物や有害な異物を血液から取り除いて、尿として体外に排泄する器官系を泌尿器系という。泌尿器系は、尿を生成する腎臓と、尿の通り道である尿管と膀胱及び尿道から成る

*2
ホルモンは血液中に直接分泌される。このような分泌様式を内分泌とよび、ホルモンの分泌腺を内分泌腺とよぶ。

*3
貯蔵糖の一種。多くは肝臓、ほかに筋細胞にも貯蔵されている。つまり、インスリンによって肝臓の細胞などでのグリコーゲンの生成が促進されると血糖値が下がる。逆に、肝臓でのグリコーゲンの分解がグルカゴンなどによって促進されると、血糖値が上がることになる。

（図1－2－10）。

　泌尿器系は、循環器系や呼吸器系と協調して、尿の量や性状を調整することで、血液の性状（水分の割合、pHや浸透圧）を一定に保つようにはたらいている。浸透圧は、細胞内液と組織液の間や、組織液と毛細血管内の血液との間に物質の移動を引き起こす原動力の一つである。浸透圧の高低差により物質が移動する。

　浸透圧は、血液や組織液、細胞内液の中の、イオンやほかの粒子によって決まる。細胞膜や毛細血管壁を通り抜けて栄養素などの物質の移動が安定して行われるためには、血液、組織液、細胞内液の浸透圧がそれぞれ一定に維持される必要がある。

❶腎臓の機能と構造

　腎臓は、脊椎の両側に左右一対ある器官で腰の高さに位置している。腎臓にはネフロンとよばれる構造が約100万個あり、ここで血液の濾過や必要な物質の再吸収が行われ、尿が生成される。

　ネフロンは1個の糸球体と、それを包む糸球体のう、近位尿細管及び遠位尿細管より成る。糸球体は、大動脈から分岐して腎臓に血液を送り

〈図1－2－10〉　腎臓・泌尿器系の構造

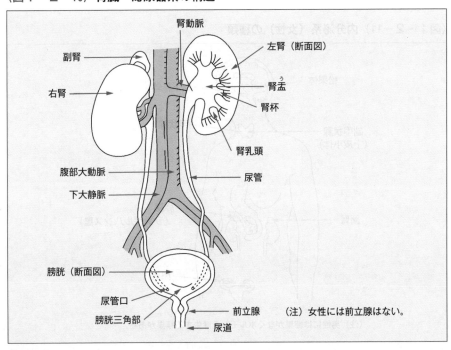

（筆者作成）

込む腎動脈から分かれた毛細血管が毛糸玉のように集まったものである。糸球体で濾過された物質のうち、必要な物質は尿細管で再吸収される。ネフロン内の尿細管を通過した尿は、腎臓の中を腎乳頭から腎杯を経て腎盂に集まり、尿管へと排出される。最終的に、尿は膀胱にたまった後、尿道を経て体外に排出される。

❷尿

　成人の1日の尿量は約1,000～1,500ミリリットルで、水分摂取量が多いときには増加し、高温時あるいは労働時など発汗が多いときには減少する。

　尿の成分中の約95％が水で、残りの5％が固形物である。固形物は、尿素や塩化ナトリウムが主な成分である。血球と血中のタンパク質は、通常ネフロンで濾過されないので、尿には含まれない。

5 内分泌系とホルモン

　ホルモンは体内でつくられる微量の化学物質で、細胞の活動や、各器官の機能の調整と統合を行っている*4。ホルモンを産生する器官系を内分泌系という。ヒトの内分泌系には、松果体、脳下垂体、視床下部、甲状

＊4
組織で産生されたホルモンは直接血管に入り、全身を循環する。このようなホルモンの分泌様式は内分泌とよばれる。

〈図1-2-11〉内分泌系（女性）の種類

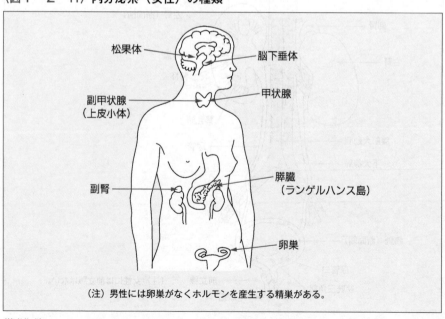

（注）男性には卵巣がなくホルモンを産生する精巣がある。

（筆者作成）

腺、副甲状腺（上皮小体）、膵臓のランゲルハンス島、副腎、卵巣及び精巣などがある[*5]（**図１−２−11**）。ホルモンは特定の組織や器官（標的器官）にのみはたらきかける。ホルモンには、ほかのホルモンの分泌を調節しているものと、細胞の代謝に直接作用しているものとがある。

＊５
なお、ランゲルハンス島については本節第３項の「❻膵臓」の項を、性腺については本節第11項「生殖器系」の項を参照のこと。

❶脳下垂体

　脳下垂体は脳の間脳の下部（視床下部）から垂れ下がっている重さ１ｇ弱の分泌腺である。脳下垂体は前葉・中葉・後葉から成る。前葉からは、骨・筋肉の成長や発達を調節する成長ホルモンが分泌されるほか、他の内分泌器官を刺激するホルモンが多数分泌されている。刺激ホルモンによって他の内分泌器官から新しいホルモンが分泌されると、刺激ホルモンの分泌が抑制される。下位のホルモンが上位のホルモン分泌を調節する仕組みをネガティブ・フィードバック調節とよぶ。中葉からは皮膚を黒くするメラニンの産生を促進するホルモンが分泌されている。後葉からは、腎臓の尿細管での水分の再吸収を促進し、尿量を減らす抗利尿ホルモンなどが分泌されている（**表１−２−１**）。

❷視床下部

　視床下部の神経細胞でつくられ、血管を通して脳下垂体に運ばれ、下垂体前葉ホルモンの合成と分泌を調節しているホルモンを視床下部ホルモンとよぶ。視床下部ホルモンには下垂体前葉ホルモンの分泌を促進する放出ホルモンと、分泌を抑制する抑制ホルモンがある。

〈表１−２−１〉脳下垂体から分泌される主要なホルモン

ホルモン名	標的器官	生理作用
前葉ホルモン		
成長ホルモン	全身の骨・筋	骨形成の促進、タンパク質合成の促進
甲状腺刺激ホルモン	甲状腺	甲状腺ホルモンの合成と分泌を促進
副腎皮質刺激ホルモン	副腎皮質	副腎皮質ホルモンの合成と分泌を促進
プロラクチン	乳腺	乳汁分泌を促進
卵胞刺激ホルモン	卵巣	卵胞の成熟を促進、エストロゲンの合成と分泌を促進
黄体形成ホルモン	卵巣	排卵の誘導
後葉ホルモン		
バソプレシン（抗利尿ホルモン）	腎臓（尿細管）	水の再吸収を促進（利尿作用の低下）
オキシトシン	子宮・乳腺	分娩時の子宮筋収縮、乳汁放出（射乳）

（筆者作成）

❸甲状腺

　甲状腺は、喉頭と気管の移行部に存在する。脳下垂体前葉から放出された甲状腺刺激ホルモンが甲状腺に作用すると、甲状腺から甲状腺ホルモンが分泌される[*6]。甲状腺ホルモンは全身の組織に作用し[*7]、基礎代謝を維持・促進し、成長・成熟を促進するため、正常な発育に必要である。

　また、甲状腺からはカルシトニンとよばれるホルモンが分泌され、血中カルシウム濃度の上昇を抑制する。

❹副甲状腺（上皮小体）

　副甲状腺（上皮小体）は甲状腺の裏側の上下にある器官で、血液中のカルシウム濃度を維持するパラソルモン（副甲状腺ホルモン）を分泌している。パラソルモンは血中カルシウム濃度を上昇させる。

❺副腎

　副腎は左右の腎臓の上にのった薄く平らな器官で、皮質と髄質から成る。副腎皮質ホルモンはステロイドホルモンであり、糖質コルチコイド、電解質コルチコイド、及び副腎アンドロジェンの3つに分類される。副腎皮質ホルモンは生命維持に必須であり、糖代謝や電解質代謝[*8]を調節し、血圧、血糖値、筋力、食欲、気力などに大きな影響を与えている。また、種々のストレスに抵抗するはたらきが知られている。副腎髄質からは、アドレナリンとノルアドレナリンが分泌され、血圧の上昇、グリコーゲンや脂肪の分解促進、熱産生の増大などにはたらく。

6　神経系

　神経系は、身体の中で情報をやりとりし処理する器官系で、中枢神経系と末梢神経系に大別できる（**図1−2−12**）。身体の各器官の状態や変化に関する情報は、末梢神経系を通じて中枢神経系（脳や脊髄）に伝わる。

　中枢神経系では情報の処理が行われ、その結果発生する新たな情報が、末梢神経系を通じて各器官に伝わり機能を調整する（**図1−2−13**）。

　神経細胞は神経線維という長い突起をもっている。神経細胞はその神経線維を通じて、次の神経細胞や身体の中の諸器官に情報を伝える。

*6
甲状腺ホルモンにはチロキシンとトリヨードサイロニンというホルモンが存在する。この2つのホルモンの合成にはヨウ素が必要であり、体内のヨウ素の多くが甲状腺に集まる。

*7
基礎代謝は、生命を維持するために最低限必要な覚醒時のエネルギー量である。一般成人で1日当たり1,500〜2,000キロカロリーとされる。

*8
血液など体液にはナトリウム（Na）イオンやカリウム（K）イオンなど電解質が含まれている。体液中の電解質の濃度は、水分を引き寄せる原動力（浸透圧）となり、体液中の電解質の濃度を常に一定に保つシステムが生体に備わっている。

〈図1－2－12〉**神経系の種類**

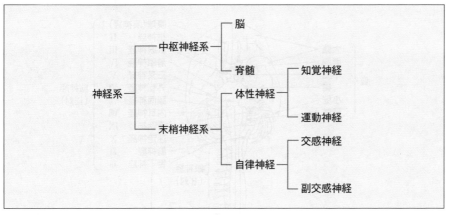

（筆者作成）

〈図1－2－13〉**神経系の概略**

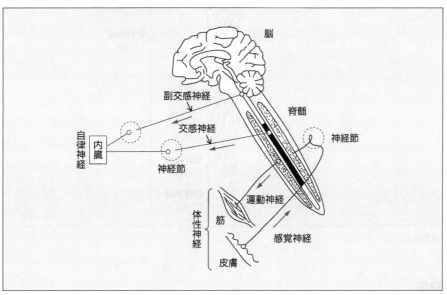

（筆者作成）

（1）中枢神経系

　中枢神経系は、主に神経細胞と神経線維が集まってできた器官である脳と脊髄から成り（**図1－2－12、図1－2－14**）、脊柱と頭蓋腔の中で、全体としてひと続きの髄膜に包まれている。髄膜は、外側より、硬膜、くも膜、軟膜の3層から成っている。くも膜と軟膜の間のくも膜下腔は、脳脊髄液で満たされている。

〈図1－2－14〉神経系（脊髄は前方より、脳は下面より見た図）

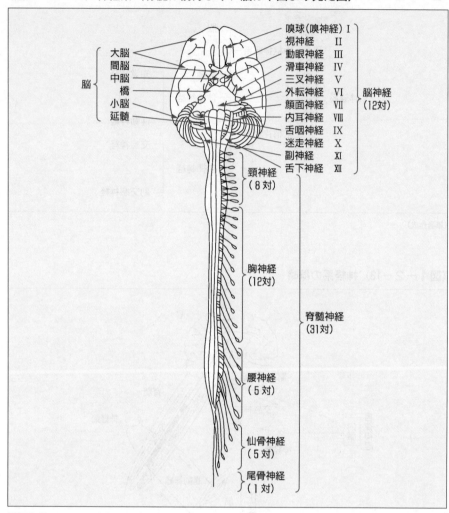

大脳
間脳
中脳
橋
小脳
延髄

脳

嗅球(嗅神経)Ⅰ
視神経　　　Ⅱ
動眼神経　　Ⅲ
滑車神経　　Ⅳ
三叉神経　　Ⅴ
外転神経　　Ⅵ
顔面神経　　Ⅶ
内耳神経　　Ⅷ
舌咽神経　　Ⅸ
迷走神経　　Ⅹ
副神経　　　Ⅺ
舌下神経　　Ⅻ

脳神経
（12対）

頸神経
（8対）

胸神経
（12対）

脊髄神経
（31対）

腰神経
（5対）

仙骨神経
（5対）

尾骨神経
（1対）

（筆者作成）

❶脳

　脳は大脳、脳幹（中脳、橋、延髄）、間脳、小脳から成る。

　大脳は中央の深い溝で左右の大脳半球に分けられ、それぞれさらに外側の皮質（灰白質）と内側の髄質（白質）に分けられる。皮質の表面には多くのしわがあり、しわを区切る溝で前頭葉、側頭葉、頭頂葉、後頭葉の４つに区分される。皮質には、約140億個の神経細胞があって、運動、感覚、記憶、言語、思考、意思、感情の機能を支配する。神経細胞の多くは機能ごとに集まって脳内に分布し、それぞれ運動や視覚、記憶、言語などの支配の最上位の領域になっている。ある領域が疾病や外傷により損なわれると、その領域が支配している機能が損なわれることになる。例えば記憶機能を支配する細胞が集まった脳の領域が損なわれると、

記憶が障害されることになる。髄質は、主に皮質と皮質及び脊髄を結ぶ神経線維の通り道で、一部に運動を支配する大脳基底核とよばれる部分などがある。

　脳幹には姿勢反射や呼吸、心臓のはたらきをコントロールする部分があり、生命の保持に深くかかわっている。間脳には自律神経を最上位でコントロールするといわれる視床下部が、小脳には運動と平衡感覚をコントロールする部分がある。視床下部は内臓のはたらきを統制している。そのため事故などで大脳のはたらきが失われても、視床下部以下の脳幹が機能していれば、内臓のはたらきは保たれる。この状態がいわゆる「植物状態」である。

　脳では、活発に代謝が行われるため多くの酸素を必要とし、左心室から送り出される血液の約15％が脳で使われる。

❷脊髄

　脊髄は直径約１センチメートル、長さ約40センチメートルで軟らかい円柱状の器官である。脊髄には31対の脊髄神経が出入りしている。脊髄は、脳と末梢をつなぐ神経線維の通路であるとともに、反射をコントロールする部分でもある。脊髄反射では刺激は脳に伝わらないため意識を伴わず、脊髄が直接末梢に命令を下す。この反射によって、多くの身体の機能がすばやく調整されている。

（2）末梢神経系

　末梢神経には、末梢の各器官から中枢神経系に情報を伝える求心性神経と、中枢からの情報を末梢に伝える遠心性神経とがある。末梢神経は機能面から、運動と感覚に関係する体性神経と、自律機能をあずかる自律神経（後述）に大別できる。

❶体性神経

　体性神経は、神経が出入りする部位によって、脳神経と脊髄神経に分類され、求心性神経の知覚神経と遠心性神経の運動神経とから成る。脳神経は、左右12対あって脳幹に出入りしている（**図１－２－14**）。頭・頸部の筋が動くように脳からの情報を伝える運動神経と、嗅覚、視覚、聴覚、味覚などの感覚を脳に伝える知覚神経が含まれている。

　脊髄神経は左右31対あり、脊髄に出入りしている。どの脊髄神経も脊髄の前方から出る運動神経と、後方から入る知覚神経とが脊髄のそばで

第1部
第
2
章

一緒になっている。脊髄神経の神経線維は、手足の先まで伸びていて、長いものでは約1メートルに及ぶ。

　脳神経と脊髄神経の一部が、体性神経のほかに自律神経を含む。

❷自律神経

　自律神経は、内臓の平滑筋、心筋、腺などに分布して、生命の維持に必要な消化、呼吸、循環などの機能を無意識的、反射的に調整する。つまり自律とは、脳の意思に左右されずに自律神経がはたらくことを意味している。しかし、このはたらきは、脳で生まれる感情や感覚にはかなり影響されている。自律神経は、交感神経系と副交感神経系との2系列から成り、いずれも遠心性神経で、両者は互いに逆の作用をしている。多くの器官は両者の二重支配を受けている。

7 免疫系

　我われの身の回りにはさまざまな病原体などの「異物」が存在している。これらが生体内に侵入するとその一部は感染症を起こし、重篤な場合は死に至ることもある。しかし生体は、病原体（細菌、ウイルス等）をはじめとする体外からの「異物」に対して防御するシステムをつくり、侵入や感染を防いでいる。このような生体を防御するシステムを免疫系とよぶ。免疫系は自然免疫系と獲得免疫系に分類されている。

（1）自然免疫系－病原体の侵入を非特異的に防ぐシステム

　生体の表面は、皮膚や粘膜で覆われており、通常は病原体の侵入を防ぐことができる。呼吸器、消化管、泌尿生殖器、眼などの粘膜は、広い面積で外界と接しているが、これらの粘膜表面からは、粘性の高い分泌液が産生され、皮膚同様、物理的に病原体の侵入を防いでいる。また唾液や涙の中には、リゾチームとよばれる酵素が含まれており、化学的に細菌や真菌の細胞壁を分解する作用がある。しかし、皮膚や粘膜表面に傷がある場合や、一部の病原体は無傷の場合でも体内に侵入することができる。

　一度体内に侵入した病原体に対しては、すばやく免疫系がはたらく。体内に侵入した病原体は、全身の皮下あるいは粘膜組織下に存在するマクロファージや、血流中からよび出されたマクロファージや好中球に直接貪食されて破壊される。[*9]また、正常細胞がウイルスに感染した場合は、

*9
血液成分のうち白血球には、好塩基球、好中球、好酸球、リンパ球（B細胞、T細胞、NKT細胞、NK細胞、自然リンパ球）、単球（マクロファージ）が含まれ、生体の防御機構を担っている。

ナチュラルキラー細胞（NK細胞）により、感染細胞ごと排除される。これらの反応は、無脊椎動物から脊椎動物まで、生体がもともと備えている基本的な反応で、どんな病原体に対しても一様に防御反応を示し、自然免疫といわれる。自然免疫は、体内に病原体が侵入すると、即座に起こる反応であるが、長期間にわたる免疫学的な記憶は残らず、予防接種の効果もみられない。

　近年、自然リンパ球[*10]とよばれるリンパ球系の細胞が存在し、重要な役割をもっていることが明らかになった。自然リンパ球は、獲得免疫系ではたらくリンパ球であるB細胞やT細胞とは異なり、抗原受容体をもたない。これらは、皮膚、腸管、肝臓、肺などの末梢組織に存在し、マクロファージが産生する液性因子（サイトカイン）の刺激を受けて活性化し、病原体の感染に対する生体防御を担っている。

（2）獲得免疫系－病原体の侵入を特異的に防ぐシステム

　自然免疫による防御をすり抜けた病原体は、体内で増殖してしまう。しかし、その病原体に対する予防接種をすでに受けていたり、以前にも同じ病原体に感染したことがあれば、増殖を抑制し感染症を防ぐことができる。このように、一度感染した病原体に対して特異的に、かつ持続的な免疫反応を維持していることを「免疫学的な記憶がある」といい、この反応は、自然免疫に対して獲得免疫といわれる。獲得免疫で、主にはたらくのはリンパ球であり、これらはB細胞とT細胞に分類される。また、獲得免疫はB細胞が産生した抗体がはたらく体液性免疫と、T細胞がはたらく細胞性免疫に分けて考えられる（表１－２－２）。

❶体液性免疫

　体液性免疫とは、B細胞がつくった抗体が生体に侵入した病原体に結

〈表１－２－２〉**自然免疫と獲得免疫の比較**

	担当細胞	抗原受容体	反応の特異性	免疫記憶
自然免疫	・マクロファージ ・好中球 ・NK細胞 ・自然リンパ球	なし	なし	なし
獲得免疫 　体液性免疫 　細胞性免疫	リンパ球 ・Bリンパ球 ・Tリンパ球	あり	あり	あり

（筆者作成）

*10
自然リンパ球（Innate lymphoid cell：ILC）は、サイトカイン産生能の違いによりILC 1、ILC 2、ILC 3の3つのサブグループに分類されている。NK細胞はILC 1と同じグループに含まれる。

第1部
第2章

合し、それを排除する反応である。抗体は血流を介して全身に広がる。生体が初めて、ある病原体に感染すると、その病原体はB細胞表面にある受容体に結合する。病原体が結合したB細胞は、T細胞（ヘルパーT細胞）からのシグナルも得て活性化し、病原体特異的に結合する抗体を産生するようになる。産生された抗体は、体内に感染した病原体に結合し、病原体を体内から排除する。その生体が、次に同じ病原体に感染したときは、前回の感染時につくられた抗体が残っていたり、B細胞があらためて迅速に同じ抗体を産生するなどして、病原体と抗体がすばやく結合し、初回よりも効率的に排除することができる。この2回目の反応は、強く長期間にわたり持続する反応である。ある種の病原体に対するワクチンは、この免疫反応を利用して効果を発揮する。生体内で産生される抗体は、性質の違いによりIgM、IgD、IgG、IgA、IgEの5つのクラスに分類される。IgMは、抗体の基本構造が5個結合した多量体で、血清中に存在する。IgGも血清中に最も多く存在し、胎盤を通過して母体から胎児へ移行できる。また、IgGが結合した病原体は、マクロファージや好中球に貪食されやすくなる。IgAは涙液、唾液、乳汁、腸管、呼吸器などの分泌液中や粘膜組織に多く存在する。IgEはアレルギーに関与する。IgDは、機能がいまだ明らかではない。

❷細胞性免疫反応

　細胞性免疫反応とは、T細胞が感染細胞や腫瘍細胞を直接または間接的に破壊する反応で、抗体は関与しない。T細胞は、B細胞と異なり、病原体を直接認識することはできない。マクロファージや樹状細胞などの抗原提示細胞により提示された病原体の一部をT細胞表面にある受容体で認識し、活性化するとサイトカインを分泌する。サイトカインには、インターロイキンやインターフェロンなどが含まれ、そのはたらきの違いにより数種類に分類されている。これらのサイトカインは、血液中や組織中で、T細胞自身や、他の細胞を活性化、または抑制することができる。前述のように、自然免疫ではたらくマクロファージ、NK細胞、自然リンパ球も病原体感染に対する生体防御反応を担っているが、この反応では長期間にわたる免疫学的記憶は成立しない。しかし、獲得免疫ではたらくT細胞は、特定の病原体に感染した細胞のみを見分けて排除することができ、その作用は長期間持続し、免疫学的記憶も成立する。

❸自然免疫と獲得免疫の協力と調節

　生体内では自然免疫と獲得免疫がそれぞれ独立してはたらいているのではなく、両者は役割を分担し協力して効率よくはたらき、生体の防御機構をより完全なものにしている。また、獲得免疫における体液性免疫と細胞性免疫も協調しており、生体内に侵入した病原体には速やかに反応し排除するが、一方で自分自身の組織や細胞には反応しないように調節されている。この調節が何らかの原因により破綻すると、免疫反応が過剰に起こり、関節リウマチなどの自己免疫疾患、喘息などのアレルギーを発症する。

8 運動器系

　運動器系は、身体を支える全身の骨格と骨・関節、それらに結合する骨格筋、腱及び靭帯から構成される。

（1）骨格と骨

　骨格は骨を主とし、そこに軟骨や靭帯が連結して形成される。骨はカルシウムを含み、そこには豊富な血管が分布している。軟骨は弾性に富み、靭帯は強靭なコラーゲン線維から成る。[*11]

　人体の骨は206個あり、その役割には力学的役割と非力学的役割の2つがある。力学的役割には、①支柱となって体重を支える（支持）、②骨格筋の収縮で動きを起こす（運動）、③内臓を外力から守る（保護）役割がある。非力学的役割には、①カルシウムを骨（緻密質）に貯蔵する（Ca^{2+}貯蔵）、②血液細胞を骨髄で新生する（造血）[*12]役割がある。

（2）骨量

　骨膜は骨の外側表面を覆う結合組織である。ここに腱・靭帯・関節包などの付着部が形成される。この付着部に加わる力が骨の内部に伝えられることによって骨量が維持される。

　骨量は青年期に最大となり、中年以降は徐々に骨にカルシウム貯蔵（骨形成）とそこから血中へのカルシウム放出（骨吸収）のバランスが崩れて減少し始める。[*13]このとき運動による恒常的な骨への刺激は骨形成に不可欠となる。寝たきりの高齢者では骨の内部に力が加わらないので、骨形成が低下して骨量の減少を加速させる。また、閉経後の女性に骨粗しょう症の発症率が増加する。[*14]この時期にも筋量を維持するために運動

第1部
第2章

*11
靭帯・腱・骨・軟骨などを構成する高分子タンパク質の一つで、体内の全タンパク質の約25%も含んでいる。

*12
成人の造血骨髄は体幹の骨・頭蓋骨に分布しているが、四肢の長骨にはその作用はない。大出血など緊急事態では四肢の骨髄も造血機能を発揮する。

*13
若年者の骨は1年間に全骨格の約5分の1が再構築される。

*14
血中のエストロゲン濃度は急激に低下し、それに伴って骨からカルシウムの溶け出しが促進されるために、骨量が減少し骨粗しょう症を発症しやすくする。

37

が不可欠となる。

（3）関節

　関節は骨と骨を隔て靭帯・関節包によって連結し形成される。両骨端のわずかな隙間の隔たりが関節腔で、そこが可動性の結合であるものを一般に関節とよぶ。関節の機能は可動性と支持性である。

　関節の基本構造は、2つ向き合う骨の関節頭を関節軟骨が覆い[*15]、関節腔を関節包（線維膜と滑膜）[*16]が囲み、内外側には強靭な靭帯（コラーゲン線維束）で2つの骨をつないでいる。

　膝関節の解剖模式図で見ると、大腿骨と脛骨の骨端に関節軟骨があり、両骨間に半月板が配置されている。関節内部には曲がりやねじれを制限内に抑える十字靭帯[*17]が連結されている。外側は関節包という袋で包まれている（図 1 - 2 - 15）。

　関節軟骨には2種類あって、骨端を覆う柔らかく表面の形を変え、関節のクッションの役割をもつ硝子軟骨と、関節腔間には硬くて強い力を和らげる線維軟骨（半月）が存在する。これらは関節の内部に加わる衝撃の吸収と荷重を分散して、動きを円滑にする役割を担う。そして軟骨には血管、神経、リンパ管が存在せず、栄養は関節液からしか受け取れない。そのため軟骨に損傷が生じると、血管がないので修復は難しい。

*15
衝撃力の吸収や接触面の摩擦を軽減する作用がある。血管をもたず滑液から酸素と栄養が供給される。

*16
血管をもつ結合組織で、滑液成分のヒアルロン酸を合成し、分泌する。

*17
膝関節には、大腿骨と脛骨を連結する前十字靭帯と後十字靭帯が存在する。前十字靭帯は脛骨の前方への移動を制限し、後十字靭帯は脛骨の後方への移動を制限することにはたらく。

〈図 1 - 2 - 15〉膝関節の構造

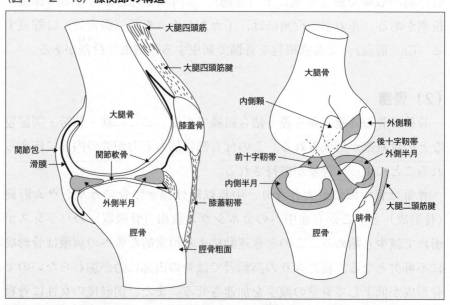

（出典）坂井建雄・河原克雅 総編『人体の正常構造と機能』日本医事新報社、2021年、799頁をもとに一部改変

一方、関節包にある滑膜には血管が多く分布し、そこから関節の潤滑液となる滑液が産生・分泌される。高齢者で老化による関節軟骨の変性・破壊と二次的に滑膜の炎症が生じると、滑液が増加し、関節の腫脹や疼痛が引き起こされる。[18]

（4）骨格筋

　運動器としての骨格筋はその腱を通して骨に連結し、骨とともに運動機能を担う。骨格筋は多くの筋線維から構成される。この筋線維には大別して遅筋線維と速筋線維の2種類がある。個々の骨格筋には2種類の筋線維が混在する。[19]その混在する比率は個々の骨格筋で異なっている。

　遅筋線維は遅い速度の運動や姿勢の維持など長時間の運動に寄与する。一方、速筋線維は大きな力を必要とする速い速度の運動に寄与する。前者は疲労しにくく持久力があり、後者は疲労しやすいが瞬発力をもつ。

　骨格筋は収縮機能をもち、さまざまな種類の運動を担う。それを可能にできるのは個々の骨格筋で遅筋線維と速筋線維の混在比率が異なっているからである。下肢で見ると、速い膝の曲げ伸ばしにはたらく大腿四頭筋では速筋線維が多く、姿勢を保つ抗重力にはたらくヒラメ筋では遅筋線維が多い特徴がある。

　骨格筋の収縮機能の一つである筋力は円滑な運動に不可欠である。高齢者の不活動状態は個々の筋肉量や筋力を減少させる。加齢に伴って筋力の低下は60歳ごろから急激に低下する。[20]特に上肢筋に比べて下肢筋にその傾向が顕著である。これは筋線維の萎縮や筋肉量の低下に関係がある。高齢者では成長ホルモンや運動などの低下により速筋線維は萎縮を来し減少する。また、寝たきり傾向が強くなり、不活動状態や無重力状態が続くと遅筋線維は減少する。これらの結果、筋力の低下を大きくし、高齢者の健康維持増進に不可欠な歩行などの全身運動をできにくくする。身体活動が制限され、日常生活動作（ADL）の障害に及ぶ危険性を予防するためには、下肢の筋肉の維持が重要である。

9　皮膚とその付属器

　皮膚は、表皮、真皮、皮下組織の3層から成る（**図1−2−16**）。皮膚の主な機能は、①物理的・科学的・生物的侵襲からの身体の保護、②体温の調節、③感覚器として皮膚感覚を生じること、である。

　表皮の一番表面の細胞は角化していて、外界からの侵襲に対して防御

*18
高齢者で大腿部の筋量が減少（サルコペニア）すると、関節腔の減少による関節軟骨の衝突が多発し、関節軟骨や滑膜に炎症が起こりやすい。

*19
ヒトの骨格筋線維は遅筋線維がⅠ型、速筋線維がⅡA型とⅡB型に分類される。ⅡA型は速筋でありながら持久性をもつが、Ⅰ型ほどの持久性はもたない。ⅡB型は疲労しやすいが瞬発力に優れている。

*20
骨格筋断面積は個人差もあるが80歳で30歳の3分の1に減少する。特に高齢者の運動不足は筋萎縮の発症率を高める。加齢に伴う骨格筋量の減少、筋力の低下、身体機能の低下（歩行速度や握力）が生じた場合、サルコペニアと診断される。

〈図1－2－16〉皮膚の断面

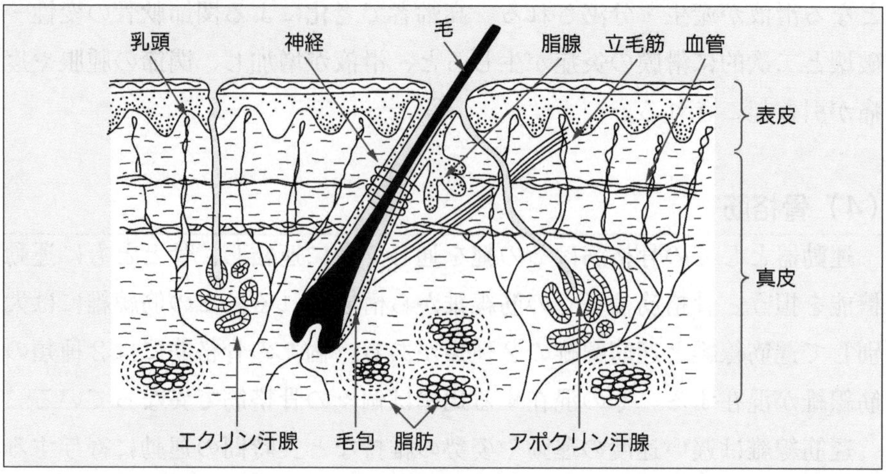

(出典) 山本敏行・田崎京二・鈴木泰三『大学課程の生理学 改訂第9版』南江堂、2006年、128頁より許諾を得て転載

の役割を果たしている。角化は、細胞がケラチンというタンパク質で満たされる現象である。角化した細胞が積み重なった皮膚の表層を角質層という。角化は手掌や足底では特に著しい。表皮には血管がないので、表皮だけの傷では出血しない。

　真皮には血管、毛包、皮脂腺（汗腺、脂腺）などがある。血管は、拡張したり収縮したりすることで体表の血液量を変化させ、体表からの放熱を増減させることによって体温調節を行っている。

　皮膚感覚には、圧覚、触覚、痛覚、温度覚があり、これらの感覚は神経を通じて脳に伝えられる。中枢神経系から出た皮膚感覚に関する神経は、真皮あるいは表皮に達している。付属器は毛、爪、皮脂腺などから成る。毛包は毛をつくるところである。汗腺から出る汗は、体温調節に役立っている。脂腺からは皮膚を保護する皮脂が分泌されている。

10 感覚器系

　感覚器は外界や体内の環境の変化（刺激）を神経に伝える器官である。刺激は神経に伝わることで感覚となる。刺激の種類に応じた感覚器があって、それぞれに対応する感覚がある（表1－2－3）。

　表に示したもののほかに、喉が渇いた、足がだるいなどの内臓感覚や、身体や腕の動きを伝える固有感覚など、それぞれに応じた感覚器がある。

　感覚器の中でも、眼と耳は特に複雑な構造をもっている。

〈表１−２−３〉　各刺激に対応する感覚器と感覚

刺　激	受　容　器	感　覚
温度・圧力など	皮膚	温度覚・圧覚・触覚・痛覚
味	舌（味蕾）	味覚
におい	鼻（嗅上皮）	嗅覚
動き・傾き	耳（前庭器官）	平衡覚
音	耳（ラセン器）	聴覚
光	眼	視覚

（出典）山田安正『現代の解剖学 改訂新版』金原出版、1992年、388頁

（1）眼

　眼球の構造は**図１−２−17**に示すとおりである。外界の光は角膜、瞳孔、水晶体（レンズ）、硝子体を経て網膜に達し、そこで視神経に伝えられる。

　角膜は透明な組織で、光を通過させて屈折し眼内に光を送っている。水晶体も光を屈折させるが、毛様体の収縮によりその厚みが変わることで、屈折率を変化させ物を見るときの遠近のピント合わせを行っている。その後方にある硝子体は、眼球の内腔を満たす透明なゲル様の組織である。網膜には視細胞があり光を色覚や光覚としてとらえ、視神経に伝える。瞳孔は、角膜と水晶体の間に位置する虹彩の中心にあいた丸い光の通り道である。虹彩は円盤状のヒダで、収縮することで瞳孔の大きさを変え、通過する光の量を調整している。まぶしいときには瞳孔を小さくして通過する光量を減らし、網膜に達する光を少なくしている。

（2）耳

　耳は外耳、中耳、内耳の３部から構成される。外耳は耳介と外耳道か

〈図１−２−17〉　眼球の水平断面

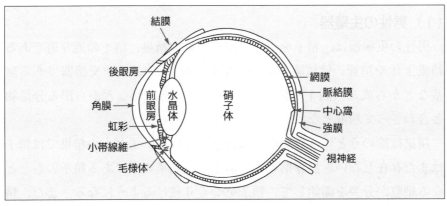

（筆者作成）

〈図1−2−18〉聴覚器

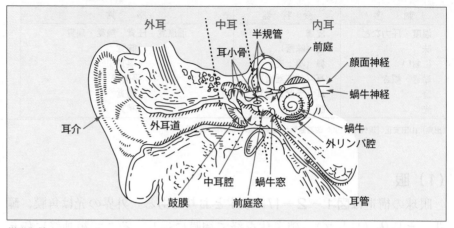

（筆者作成）

ら成る。中耳は鼓膜と内耳の中間で鼓室とよばれる。内耳は、頭蓋を形成する骨の一つである側頭骨の中にある部分で、前庭、半規管、蝸牛(かぎゅう)の3部から成る（**図1−2−18**）。

　外耳道から入った音は、鼓膜を振動させて、中耳の耳小骨に伝わった後、内耳の蝸牛でさらに内耳神経に伝わり、聴覚となる。

　内耳にある前庭は身体の傾きの大きさや方向を、半規管は身体の回転の方向や速度を神経に伝える平衡感覚器である。

11 生殖器系

　生殖器は次代の新しい生命・子をつくるための器官である。主としてホルモン（性ホルモン）によってその機能が調節されているが、生殖器の一部は性ホルモンを産生する器官でもある。

（1）男性の生殖器

　男性の生殖器は、精子をつくる左右一対の精巣、精子の通り道である精巣上体や精管、付属腺（精のうや前立腺など）、及び交接器である陰茎などから成る（**図1−2−19**）。精子は、前立腺などから出る分泌物と合わさって精液となる。

　精巣は陰のうという皮膚の袋に包まれている。子どもの精巣では精子はまだ存在しない。思春期の少し前から、精巣の中にある精子のもととなる細胞が分裂を開始して、精子をつくり続けるようになる。また、精巣では男性ホルモンもつくられる。

〈図1－2－19〉男性の生殖器（正中矢状断面図）

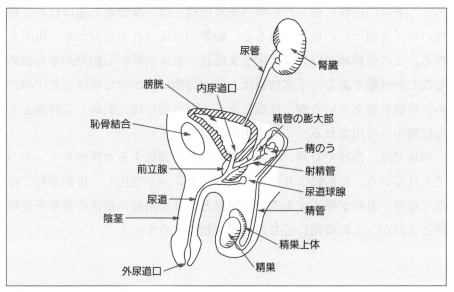

（出典）山本敏行『図解人体解剖学－肉眼から電顕まで』共立出版、1972年、96頁

（2）女性の生殖器

　女性の生殖器は、卵巣、卵管、子宮、膣及び外陰部（大陰唇、小陰唇、陰核、膣前庭）などから成る（**図1－2－20**）。

　卵巣は左右一対の器官で、思春期以後およそ1か月周期でその中の卵細胞を成熟させて、卵子として排出する。この卵子の排出を排卵という。卵巣には、生まれたときから左右で約50万個の卵細胞があるが、一生のうちで排卵に至るのはそのうちの約400個である。卵管は卵子が子宮に

〈図1－2－20〉女性の骨盤部（正中断面図）

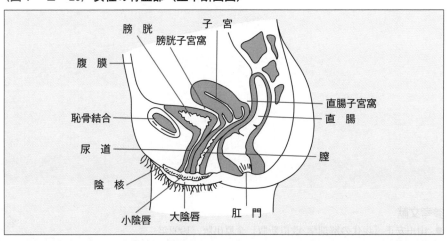

（出典）山本敏行・田崎京二・鈴木泰三『大学課程の生理学　改訂第9版』南江堂、2006年、230頁より許諾を得て転載

至る通り道であると同時に、卵子が精子と出合い癒合する受精の場でもある。子宮の内膜に面した粘膜（子宮内膜）は、卵管から運ばれた受精後の卵（受精卵）の侵入があると、胎盤が形成されて胎児が育つ場所となる。この受精卵の侵入は着床とよばれ、着床が継続し胎児が育ち始めることが妊娠である。子宮内膜は、排卵周期に合わせて肥厚し着床のための環境を整えているが、妊娠しなかった場合には、脱落して血液とともに膣から排出される。この排出が月経である。

　卵巣では、排卵や月経、妊娠の継続などを調節する女性ホルモンがつくられている。加齢によりホルモンのバランスが変化し、排卵が起こらなくなり、月経が停止することを閉経という。閉経の前後の数年を更年期とよぶが、この時期に心身の不調が起こりやすい。

参考文献

● 山田安正『現代の解剖学　改訂新版』金原出版、1992年
● 中野昭一・白石武昌・栗原　敏『学生のための生理学』医学書院、1995年
● 山本敏行『図解人体解剖学－肉眼から電顕まで』共立出版、1972年

第**3**章

健康のとらえ方

学習のねらい

　世界保健機関（WHO）は、健康を定義するにあたり、身体的状態だけではなく、精神的、そして社会的にも良好な状態をさす、とした。ここには、単に病気がないということではなく、身体・精神・社会活動が良好に統合された状態をさす、という意図がある。このような複合的な健康状態を評価する尺度も開発され、「持続可能な開発目標（SDGs）」にも健康と福祉が取り上げられている。

　世界で共通の疾病分類（疾病及び関連保健問題の国際統計分類）をWHOは提案し、ICDと略称される。改訂を重ね、第11版（ICD-11）が最新であるが、わが国ではICD-10が利用されている。

　本章では、こうした健康や疾病の概念について学ぶ。

第1節 健康の概念

1 健康の考え方

　20世紀前半ごろまで、健康とは疾病や死の反対側に位置する状態、すなわち主として身体的に良好な状態、ととらえられていた。これに対し1948年に設立された世界保健機関（WHO）は憲章前文の中で、「健康は身体的にも精神的にも社会的にも完全に良好な状態をいい、単に病気がないとか病弱でないということではない」と定義した。これに続いて、「到達しうる最高の健康基準を享受することは、万人の基本的権利であり、人種・宗教・政治的信条・社会経済条件の如何を問わない事項である。それぞれの人間集団が健康であることは、平和と安寧を得る上で不可欠の事柄であり、このためには個人も国もお互いに十分協力しなければならない」と述べられている。

　ここで定義されている「**健康**」は、かつての考え方、すなわち「疾病や死の反対側に位置する状態」に対し、「単に病気がないとか病弱でないということではない」として「精神的」「社会的」に良好である状態を含めている。すなわち「健康」であるためには、精神的にもよい状態で、社会人として満足な日常生活を営んでいることも必要であるということであり、「身体的」「精神的」「社会的」な健康状態は相互に影響を及ぼしあっている。日本国憲法第25条には「すべて国民は、健康で文化的な最低限度の生活を営む権利を有する」と述べられており、この中の

〈表1－3－1〉「健康づくり（ヘルスプロモーション）のためのオタワ憲章」における基本戦略と活動領域

【基本戦略】
1. 推奨する：健康の利点を明らかにすることで、健康的な環境の創造を推進する
2. 可能にする：健康のための機会や資源を確保することで、健康面での潜在能力を引き出せるようにする
3. 調停する：健康の追求において利害関係の対立する立場を仲立ちし、健康づくりにむけた妥協点を模索する

【活動領域】
1. 保健政策の制定
2. 支援環境の整備
3. 地域活動の強化
4. 情報スキルと教育スキルを介した個人スキルの開発
5. 疾病の予防と健康づくりのための医療の再設定

（出典）「健康づくりのためのオタワ憲章」をもとに筆者作成

「健康」も同様に「精神的」「社会的」な健康を含む概念と考えられる。

WHOは1986年に「健康づくりのための**オタワ憲章**（The Ottawa Charter for Health Promotion）」を作成し、「健康は、生きる目的ではなく、毎日の生活の資源である」と述べている。また健康の前提条件として、平和、住居、教育、食糧、収入、安定した環境、持続可能な資源、社会的公正と公平、の8つをあげ、健康づくりに向けた3つの基本戦略、5つの活動領域をあげている（**表1−3−1**）。「健康づくり」や「健康格差の解消」は21世紀の重要課題としてとらえられており、2015年の国連サミットで採択された「持続可能な開発目標（SDGs）」の一つに「すべての人に健康と福祉を（あらゆる年齢のすべての人々の健康的な生活を確保し、福祉を促進する）」が掲げられている。この中で2030年まで

*1
本書第1部第7章第1節1（2）参照。

〈表1−3−2〉「持続可能な開発目標（SDGs）」における「すべての人に健康と福祉を」を達成するために必要な具体目標

3.1 2030年までに、世界の妊産婦の死亡率を出生10万人当たり70人未満に削減する。

3.2 すべての国が新生児死亡率を少なくとも出生1,000件中12件以下まで減らし、5歳以下死亡率を少なくとも出生1,000件中25件以下まで減らすことを目指し、2030年までに、新生児及び5歳未満児の予防可能な死亡を根絶する。

3.3 2030年までに、エイズ、結核、マラリア及び顧みられない熱帯病といった伝染病を根絶するとともに肝炎、水系感染症及びその他の感染症に対処する。

3.4 2030年までに、非感染性疾患による若年死亡率を、予防や治療を通じて3分の1減少させ、精神保健及び福祉を促進する。

3.5 薬物乱用やアルコールの有害な摂取を含む、物質乱用の防止・治療を強化する。

3.6 2020年までに、世界の道路交通事故による死傷者を半減させる。

3.7 2030年までに、家族計画、情報・教育及び性と生殖に関する健康の国家戦略・計画への組み入れを含む、性と生殖に関する保健サービスをすべての人々が利用できるようにする。

3.8 すべての人々に対する財政リスクからの保護、質の高い基礎的な保健サービスへのアクセス及び安全で効果的かつ質が高く安価な必須医薬品とワクチンへのアクセスを含む、ユニバーサル・ヘルス・カバレッジ（UHC）を達成する。

3.9 2030年までに、有害化学物質、ならびに大気、水質及び土壌の汚染による死亡及び疾病の件数を大幅に減少させる。

3.a すべての国々において、たばこの規制に関する世界保健機関枠組条約の実施を適宜強化する。

3.b 主に開発途上国に影響を及ぼす感染性及び非感染性疾患のワクチン及び医薬品の研究開発を支援する。また、知的所有権の貿易関連の側面に関する協定（TRIPS協定）及び公衆の健康に関するドーハ宣言に従い、安価な必須医薬品及びワクチンへのアクセスを提供する。同宣言は公衆衛生保護及び、特にすべての人々への医薬品のアクセス提供にかかわる「知的所有権の貿易関連の側面に関する協定（TRIPS協定）」の柔軟性に関する規定を最大限に行使する開発途上国の権利を確約したものである。

3.c 開発途上国、特に後発開発途上国及び小島嶼開発途上国において保健財政及び保健人材の採用、能力開発・訓練及び定着を大幅に拡大させる。

3.d すべての国々、特に開発途上国の国家・世界規模な健康危険因子の早期警告、危険因子緩和及び危険因子管理のための能力を強化する。

（出典）外務省ホームページ「JAPAN SDGs Action Platform」をもとに筆者作成

に達成すべき13項目の具体的な目標も定められている（**表1-3-2**）。

　以上のような考え方に基づき、集団の健康の指標として、「健康寿命（healthy life expectancy）」という概念が出てきている。厚生労働省によれば、これは「健康上の問題で日常生活が制限されることなく生活できる期間」とされる。令和元（2019）年の日本の**健康寿命**は、男性72.68歳、女性75.38歳であり、同年の平均寿命（男性81.41歳、女性87.45歳）と合わせて世界有数の長寿国となっている。また、個人の健康の指標として、「精神的」「社会的」な因子を含めて生活の質（Quality of Life：QOL）を評価する方法が多く開発され、実用化されている。これらは健康関連QOL（Health-related QOL：HRQOL）とよばれる。健康関連QOLの中で、健康についての万人に共通した概念のもとに構成されているものを包括的尺度とよび、代表的なものには、SF-36（MOS Short-Form36）やEuroQOLなどがある。これらに対し、特定の疾患や障害に限定した内容を含むものを疾患特異的尺度とよび、変形性股・膝関節に関するWOMAC（Western Ontario and McMaster Osteoarthritis Index）など、多くの種類がある。

2 疾病の概念

＊2
本書第1部第4章第1節参照。

　疾病[＊2]とは医学・生物学的に定義された概念であり、「傷病」「疾患」ともよばれ、英語のdiseaseに相当する。これに対し、「illness（病気あるいは不具合）」とは不健康の主観的な経験（「具合が悪い」など）であり、「sickness（病気あるいは病人役割）」とは疾患のために家で休んで仕事をしていないなど社会生活を含めた行動上の概念とされる。

　なおdiseaseに近い概念にdisorderがあり、後述する国際生活機能分類（ICF）では「変調」と訳され、disease（ICFでは「病気」と訳される）と並んで「健康状態（health condition）」に含まれている。一般的にdisorderは精神的あるいは心理的な病態に用いられ、発達障害（developmental disorder）など「障害」と訳されることも多い。

　WHOは、疾病及び関連保健問題の国際統計分類（International Statistical Classification of Diseases and Related Health Problems：ICD）を作成している。ICDは当初、国際死因分類として制定されたが、第7版より死因だけでなく疾病の分類が追加されており、死因や疾病の統計などに関する情報の国際的な比較や、医療機関における診療録の管理などに活用されている。最新の第11版（ICD-11）は2019年に承認されて

いるが、日本ではまだ適用されておらず、第10版（ICD-10）が運用されている。ICD-10は、22の章から構成されており、それぞれの章は、3桁分類（約2,000項目）と、さらに詳細な4桁分類（約1万2,000項目）によって構成されている。**表1-3-3**に示す第1章から第19章までが疾病の分類を表すが、身体的病態に加えて、精神的な病態が含まれている。

　疾病であると判断するためには、対象者による症状の訴え、診察によりとらえられる徴候、検査などの他覚的所見に基づいて診断する必要があり、その判断基準（診断基準とよぶ）が定められている疾病も多い。しかしこの判断基準はあくまでも人為的に定めたものであり、時代により、あるいは地域により異なる基準が使われることも多い。これは、健康と疾病を明確に区別することは困難であり、「病弱」「半健康」ともよぶべき状態が存在し、これらは「死」と「完全な健康」の間にある連続した概念と考えられるからである。伝統中国医学には「未病」という概念があり、健康とはよべないが、疾病と診断される手前の状態を表している。

〈表1-3-3〉ICD-10 の分類の構成（基本分類表）

第1章　感染症及び寄生虫症（A00-B99）
第2章　新生物<腫瘍>（C00-D48）
第3章　血液及び造血器の疾患並びに免疫機構の障害（D50-D89）
第4章　内分泌、栄養及び代謝疾患（E00-E90）
第5章　精神及び行動の障害（F00-F99）
第6章　神経系の疾患（G00-G99）
第7章　眼及び付属器の疾患（H00-H59）
第8章　耳及び乳様突起の疾患（H60-H95）
第9章　循環器系の疾患（I00-I99）
第10章　呼吸器系の疾患（J00-J99）
第11章　消化器系の疾患（K00-K93）
第12章　皮膚及び皮下組織の疾患（L00-L99）
第13章　筋骨格系及び結合組織の疾患（M00-M99）
第14章　腎尿路生殖器系の疾患（N00-N99）
第15章　妊娠、分娩及び産じょく（O00-O99）
第16章　周産期に発生した病態（P00-P96）
第17章　先天奇形、変形及び染色体異常（Q00-Q99）
第18章　症状、徴候及び異常臨床所見・異常検査所見で他に分類されないもの（R00-R99）
第19章　損傷、中毒及びその他の外因の影響（S00-T98）
第20章　傷病及び死亡の外因（V01-Y98）
第21章　健康状態に影響を及ぼす要因及び保健サービスの利用（Z00-Z99）
第22章　特殊目的用コード（U00-U99）

（出典）厚生労働省「疾病、傷害及び死因の統計分類の正しい理解と普及に向けて（ICD-10（2013年版）準拠）」2020年

参考文献
- World Health Organization： The Ottawa Charter for Health Promotion（WHOオタワ憲章）
- ブラクスター M.、渡辺義嗣 監訳『健康とは何か－新しい健康観を求めて－』共立出版、2008年
- 近藤克則「健康格差縮小と21世紀型健康教育・ヘルスプロモーション」『日本健康教育学会誌』第27巻第4号（2019年）、日本健康教育学会、369～377頁
- 厚生労働省「疾病、傷害及び死因の統計分類の正しい理解と普及に向けて（ICD-10〔2013年版〕準拠）」2020年

第**4**章
疾病の成り立ち及び回復過程

学習のねらい

　さまざまな疾病の原因は、遺伝的背景、環境的要因、そして生活習慣によるものに大別される。しかしながら、例えば糖尿病の発症プロセスについての知見でも明らかなように、多くの疾病は、これらの３つの要因が関連し合って発症する。

　組織や器官に発生する病変の成立には、炎症、循環障害、腫瘍、代謝障害、免疫反応などが関与する。どの要因が主にかかわるかは、疾病によって大きく異なる。

　疾病は、主な病気による変化の起こる部位（臓器）があり、病変が生じた臓器に特徴的な症状を呈する。したがって、疾病は、精神疾患、循環器疾患、運動器疾患、泌尿器疾患のように主な病変が生じる臓器別に取り扱われる。しかし、悪性腫瘍、感染症などは全身のどの臓器にでも発症することがあり、重症化すると生命の危険を伴うので、その原因となる悪性腫瘍、細菌・ウイルスへの直接的な取り組みが優先される。

　本章では、こうした疾病の成り立ちや主な疾病の概要について学ぶ。

第1節 疾病の発生原因

（1）ホメオスタシスの破綻としての疾病

　人間は多くの病原体、化学物質、紫外線などに曝露されているが、それらは必ずしも疾病を引き起すとは限らない。それは、我われの身体がさまざまな外部環境や体内の変化に適切に対処し、生体内の環境を一定に保とうとしているからである。こうした身体の特性は、**ホメオスタシス**（生体の恒常性）とよばれる。病気の起こる仕組みは、大きく見れば、ホメオスタシスの破綻として考えることもできる。

（2）疾病を起す4つの主な原因

　疾病の原因は、①内的要因（主として遺伝子が関与するもの）、②外的要因（環境や外傷など）に大きく分けられる。現在ではさらに、③生活習慣、特に④心理的ストレスも重要な要因である。実際には、こうした要因が重なり合って、疾病の発症に至ることが多い。

❶内的要因（遺伝要因）

　先天性代謝異常の原因は身体を構成するタンパク質の設計図である遺伝子の変異等によって正常なタンパク質がつくられないために生じる。がんは遺伝子に傷が付くことによって生じる。我われの正常な細胞の中にすでに、がん遺伝子のもとになる遺伝子（がん原遺伝子）とがん抑制遺伝子があるが、細胞分裂の際に生じた間違い（突然変異）等の結果、これらの遺伝子が正常にはたらかなくなり、細胞は死滅することなく細胞分裂（増殖）を繰り返すことで「がん化」する。また、加齢も遺伝子に組み込まれた不可避の現象であり、がん、骨粗しょう症、認知症をはじめとする多くの病気や障害にかかわる。

❷外的要因（環境要因・外傷など）

　紫外線などの物理的因子はDNAに傷を付けて、皮膚がんなどの原因となる。生物的因子には細菌、ウイルスなどの病原体があり、肺炎やエイズ（AIDS）、さらにはがんの原因となることもある。栄養が関係するものとして、ビタミンA欠乏による夜盲症、ビタミンDやカルシウム不足による骨粗しょう症などがある。交通事故などの外傷は脊髄損傷や脳挫傷などの原因となる。

*1
ホメオスタシス（homeostasis）の概念は、生理学者のキャノン（Cannon, W. B.）によって提唱された。ホメオスタシスは、体内の神経系、内分泌系、免疫系などが互いに協調し合うことで維持されている。

*2
わが国では新生児マススクリーニングが行われているが、これは先天性代謝異常を発見し病気の発症を予防しようとするものである。従来のフェニールケトン尿症、メープルシロップ尿症、ホモシスチン尿症、ガラクトース血症、先天性副腎過形成症、先天性甲状腺機能低下症に加え、平成26（2014）年からは計19疾患を、平成30（2018）年からは計20疾患を対象とした検査が行われている。

*3
子宮頸がんのヒトパピローマウイルス（HPV）など。

❸生活習慣

　食生活、運動習慣、飲酒、喫煙などの生活習慣がさまざまな疾病に関与していることが指摘され、こうした生活習慣が発症に深くかかわる疾病は「生活習慣病[*4]」とよばれる。

　生活習慣病の発症には、①遺伝要因、②外部要因（有害物質、病原体など）、③生活習慣要因の3つの要素が関与している（**図1-4-1**）。

❹ストレス

　肉親の死、離婚、転職、身体疾患などが**心理的ストレス**[*5]となり、うつ病、不安障害などの精神疾患の発症に関与する。また心理的ストレスは、交感神経系や内分泌系（副腎皮質ホルモンなど）のはたらきを高め、さらに免疫系にも影響を与えることで、高血圧、糖尿病、がんなどの身体疾患にもかかわることが知られている。

*4
生活習慣病には、がん、心筋梗塞、脳卒中（脳出血、脳梗塞）、糖尿病、高血圧、脂質異常症、慢性閉塞性肺疾患（COPD）、歯周病などがある。

*5
ストレスには、物理的、化学的、生物的、心理的ストレスがある。アメリカの心理学者ラザルス（Lazarus, R. S.）らは健康問題、仕事への不安、隣人との人間関係の問題などの持続的、慢性的な日常の出来事（daily hassles：日常のいら立ちごと）が、心理的ストレスとなり、病気を起こすことを指摘した。

第1部　第4章

〈図1-4-1〉**生活習慣病の発生要因**

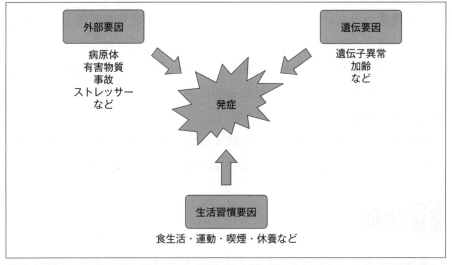

（資料）厚生労働省公衆衛生審議会「生活習慣病に着目した疾病対策の基本的方向性について（意見具申）」平成8（1996）年12月18日

参考文献
● 浅野嘉延 編『なるほどなっとく！内科学　第2版』南山堂、2020年
● 岡田　忍・佐伯由香 編『疾病の成立と回復促進』放送大学教育振興会、2017年

第2節 病変の成立機序

本章第1節の発生原因によって、身体に生じた病的変化（病変）は、炎症、腫瘍、代謝障害、循環障害、先天異常、免疫異常などに分類できる。

腫瘍とは、細胞が自律的な増殖能を有するように変化したものであり、放置しても生命にかかわることのない良性腫瘍（脂肪腫など）と、浸潤や転移能力をもつ悪性腫瘍に分類できる。

代謝障害では、人間の身体を構成する物質（糖質、タンパク質、核酸など）の分解（異化）と合成（同化）のバランスが崩れて、特定の物質が過剰になったり不足したりすることで人体にさまざまな障害が生じる（糖尿病や痛風）。

先天異常の原因は遺伝的要因と環境要因、及びその両方によって引き起こされる。遺伝的要因で生じる先天異常は染色体異常によって生じるトリソミー症候群（ダウン症など）など、環境要因で生じる疾患は感染症によるTORCH症候群が有名である。

免疫異常のうち、免疫細胞が自己の細胞やその成分を攻撃してしまうのが自己免疫疾患（関節リウマチなど）である。免疫細胞が過度にはたらいてしまうのがアレルギーであり、Ⅰ型（花粉症や蕁麻疹など）からⅤ型までに分類される。先天性あるいは後天性に免疫が十分機能しない免疫不全症候群もある。

またこうした病変が生じた臓器によって疾患が特定され[*6]、治療が行われる。ここでは紙幅の関係で炎症と循環障害の2つを取り上げる。

1 炎症

炎症は身近な虫刺されや上気道炎（風邪）、肺炎、肝炎など非常に多くみられる病変であり、基本的には有害な刺激から生体を守ろうとする防衛反応である。炎症では「発赤」「発熱」「疼痛」「腫脹」の4大徴候[*7]が出現する（「機能障害」を含めて5大徴候という場合もある）。炎症の成立機序は、急性炎症と慢性炎症に分類される。

急性炎症では、病原体などによって障害された細胞からケミカルメディエーター（chemical mediator）[*8]とよばれる分子が放出される。これが局所の血管拡張、血管透過性亢進（血管内の成分が血管外に漏れ出しやすくなる）、血漿成分の滲出という一連の変化を起こし、発赤、発

*6
多くの場合、病変がどの臓器に生じたかにより病名が決まる。例えば炎症部位により、肺炎、胃腸炎、髄膜炎などに分類され、悪性腫瘍が生じた部位により、胃がん、肺がん、大腸がんなどに分類される。

*7
例えば自分の右手で強く左前腕を叩くと、この4つの徴候（sign）が出現することが簡単にわかる。

*8
炎症に関与する化学伝達物質はケミカルメディエーターよばれ、血管透過性因子として肥満細胞から放出されるヒスタミン、好中球などから産生されるプロスタグランディンなどがある。白血球走化因子として細菌由来のペプチドや補体、インターロイキン8（IL-8）、発熱因子はインターロイキン1（IL-1）、6（IL-6）、腫瘍壊死因子α（TNFα：tumor necrosis factor）、疼痛因子としてプロスタグランディン、ブラディキニンなどがある。特に、炎症で発熱が起こるのは、発熱因子が脳の視床下部にある発熱中枢に作用することで筋肉を震えさせ（shivering）、熱産生を上げることで生じる。

熱、腫脹が生じる。血管内にある白血球は、血管外に遊出し、ケミカルメディエーターの濃度が高い炎症部位へと遊走する。炎症部位に移動した白血球は病原体や壊死組織を除去し、障害された細胞や組織が修復されることで炎症が治まる。

　慢性炎症では、病原体の排除が遷延化することで、リンパ球、マクロファージ、線維芽細胞、血管内皮細胞などが集積し「肉芽組織」を形成する。さらに線維芽細胞が線維細胞となり線維化が進行すると、組織が硬くなり、萎縮する（慢性肝炎から肝硬変への変化など）。これにより組織（臓器）の不可逆的変化がもたらされ、機能障害に至る。

② 循環障害

　生体は血液循環によって生命が維持されている。動脈血により組織や細胞に酸素や栄養が提供され、腎臓で老廃物はろ過され、肺でガス交換が行われ、内分泌系の臓器で産生されたホルモンは血液によって標的細胞に運ばれる。循環障害により以下のような病変・病態が生じる。

（1）うっ血

　うっ血は血液流出が妨げられて組織や臓器に血液が停滞した状態。例えば左心不全になると、左心室から全身への血液排出機能が低下し、結果として肺から心臓への血液還流が妨げられるため、肺うっ血が生じる。

（2）浮腫

　間質液やリンパ液などが間質の結合組織内や体腔内に過剰に蓄積した状態。**浮腫**は心不全、肝硬変などによるうっ滞性浮腫、局所の炎症による浮腫（虫刺されや蜂窩織炎など）などがある。また、ネフローゼ症候群（尿中へのアルブミン喪失）や肝硬変（アルブミン産生低下）、低栄養などから低アルブミン血症を起こし、血管内膠質浸透圧が低下するために血管外へ水分が移行して浮腫の原因ともなる。

（3）出血

　血液成分、特に赤血球が血管外に流出することをいう。血管が破れることで生じる出血を破綻性出血という（結果として出血性潰瘍、くも膜下出血などを起こす）。また血液凝固因子の欠乏（血友病）、肝機能低下による凝固因子の産生低下、ビタミンK不足などにより、出血傾向が亢

進する。さらに血小板減少症や播種性血管内凝固症候群（DIC）によっても出血傾向が亢進する。

（4）血栓

心臓や血管内に生じた血液のかたまり。**血栓**の発生機序は、①動脈硬化、血管炎、局所感染などによる血管内皮細胞の障害、②血流の停流と乱流、③血液凝固能の亢進による。例えば、冠動脈に生じた血栓が冠動脈を閉塞すると、心筋梗塞（心筋細胞の壊死）を引き起こす。

（5）塞栓

血液に不溶性の物質（血栓、骨折による骨髄脂肪組織、注射時の空気・ガスなど）が入り込んで血管内腔を閉塞した状態が**塞栓**症である。心房細動により心臓内に生じた血栓の一部が脳に飛ぶと脳梗塞を起こす。これは動脈内に生じた血栓による血栓塞栓症の一例である。エコノミークラス症候群（肺血栓塞栓症）は下肢などの静脈内に生じた血栓が、肺動脈を閉塞することで生じる。

（6）虚血と梗塞

虚血とは動脈の狭窄や閉塞により組織に必要な動脈血が十分提供されなくなった状態。**梗塞**とは、動脈血が提供されないことで組織に限局性の壊死が生じた状態。脳、心臓、肺など、それぞれの臓器で梗塞が起こると、脳梗塞、心筋梗塞、肺梗塞などとよばれる。

（7）ショック

急激な全身血液循環量の低下により、臓器や組織に重篤な機能障害が生じた状態。ショックは、出血などによる「低容量性（循環血液量減少性）ショック」、心筋梗塞や心タンポナーデなどにより心拍出量が急激に減少することで起こる「心原性ショック」、脊髄損傷などで血管が拡張することによる「神経原性ショック」、薬剤やハチ毒などによる「アナフィラキシーショック」に分類される。ショックにより動脈血の提供が妨げられると細胞は壊死する。

*9
心臓は心膜という2枚の膜に包まれており、その膜と膜の間は心膜腔とよばれる。この心膜腔に体液が過度に貯留し、心臓が周囲から圧迫され、本来のポンプ作用が妨げられてしまい、全身に血液を十分送り出せなくなった状態が心タンポナーデである。大動脈瘤破裂、急性心膜炎、胸部損傷（刺傷）などで生じる。

参考文献
● 清水道生・内藤善哉 編『カラーイラストで学ぶ集中講義　病理学　改訂2版』メジカルビュー社、2016年
● 岡田　忍・佐伯由香 編『疾病の成立と回復促進』放送大学教育振興会、2017年

第3節　診断・治療・予防

1　疾病の診断

　自覚症状（頭痛、発熱、腹痛など）や身体所見、検査所見など（白血球数が多い、血糖値が高いなど）から、こうした状態を引き起こしている原因（病因）は何であるのかを明らかにするプロセスが診断である。実際の診察は、次のような手順で行われる。

（1）病歴の聴取（問診）

　頭痛、発熱などの症状のうち、特に強く感じる症状は主訴とよばれる。医療者はその症状が、いつから（時期）、どこが（部位）、どのように（性状）変化しているのか（現病歴）などを患者から聞き、情報を集める。こうした症状が以前にもなかったか、今まで大きな病気（手術、けがを含む）がなかったかなど（既往歴）も重要な情報である。また、使用中の薬剤、喫煙歴、家族や親戚、同居人などの病気の有無や死因等（家族歴）も診断の手がかりになることもある。そのほか、これまでの職歴や海外生活の有無等も大切な情報となり得る。

（2）身体所見（理学所見）

　診察法には視診、触診、聴診、打診の4つがある。

①視診：患者の表情、眼球結膜の色（黄疸の有無）、扁桃腺や甲状腺の腫脹、発疹などの皮膚症状などを確認する。

②触診：患部の大きさ、硬さ、熱、拍動、圧痛などを確認する。

③聴診：聴診器を用いて、胸部聴診では心音や心雑音、頸動脈雑音、呼吸音などを、腹部聴診では腹部血管雑音、グル音（腸音）を確認する。

④打診：腱反射の有無や腎盂炎の際の肋骨脊椎角の叩打痛の有無などを確認する。

　以上の病歴の聴取と身体所見を十分に得ることで、不要な検査を除き、必要な検査を適切に行うことができる。これは患者の負担を減らすのみならず、医療費抑制の点からも重要である。

（3）検査

　問診や身体所見から病気の可能性がいくつかに絞り込まれる。診断を確定するために（確定診断）、またほかの病気に由来する症状や所見でないことを明らかにするために（除外診断）、必要な検査を行う。具体的な検査には次のようなものがある。

　血液一般検査（赤血球、白血球、血小板数など）、血液生化学検査（肝機能を表すAST〔GOT〕、ALT〔GPT〕、ナトリウム、カリウムなどの電解質など）、血清免疫学検査（自己抗体、ホルモンなど）、電気生理学的検査（心電図、脳波）、画像検査（X線単純撮影、CT、MRI、エコーなど）、内視鏡検査、病理検査（細胞や組織を顕微鏡を用いてがんか否かを診断する）など。

（4）診断

　問診・身体所見・検査結果等から、総合的に診断が行われる。現在では、それぞれの疾病の「診断基準」が設けられていることも多く、その際は診断基準に基づいて診断が行われる。特に高齢者の場合は、高血圧、誤嚥性肺炎、糖尿病など複数の病名が同時に付けられることも多い。

（5）病人の理解

　かつて医学では患者を生物学的観点から理解することが主流であり、この患者理解のモデルは「生物医学モデル」（biomedical model）とよばれる。しかし、病気であるか否かは単に科学的データで決まるのではなく、心理的・社会的要因も関与する。医師のエンゲル（Engel,G.L.）は、患者を生物的・心理的・社会的観点から全人的に理解すべきであるとし、1977年、「生物心理社会モデル」（biopsychosocial model）を提案した。現在の医学では、このモデルに基づいて病気の治療や予防を実践することが主流となっている。さらに、例えば重い病気を患った患者は、単に「心理的」に「うつ状態」や「不安状態」になるだけではなく、「病気の意味や生きる意味」を求めて苦悩する（スピリチュアルペイン）が、現在の医療ではこの点にも配慮することが必要と考えられるようになってきている。この「人間固有の苦しみ」にも配慮したモデルは「生物心理社会－スピリチュアルモデル」（biopsychosocial-spiritual model）とよばれ、より全人的な患者理解として今後さらに重要性を増していくと考えられる。[*10]

2 疾病の治療

（1）原因療法と対症療法

　疾病の治療は、原因療法と対症療法に分類することができる。例えば、肺炎の原因となった細菌に抗生物質を使用することは原因療法である。対症療法は、肺炎の際の発熱に対して解熱剤を用いる場合のように、疾病の原因（例えば細菌）に直接作用しないが、その原因から生じる症状を軽減する。

　最近の医学では、「科学的根拠に基づく医療の提供（EBM）」の考えと、インフォームド・コンセントが重要である。[*11]治療を行う際に、医師はどの治療法が最も適切であるのかを十分検討することが必要であるとともに、その判断の根拠となったデータやその他の治療法の可能性を患者に十分説明することが求められる。そして患者の同意を得た上で（患者や家族の望む）治療を行う必要がある。

（2）種々の治療法

❶外科的療法

　臓器に生じた腫瘍の摘出、心筋梗塞の際の冠動脈バイパス手術、外来で行う切創の縫合などがある。最近では、身体への侵襲をできるだけ少なくするために開腹手術に代わり内視鏡（腹腔鏡）手術の適応も増えている。

❷薬物療法

　現在の治療で中心的な役割を果たしている。治療のために用いられる薬剤は、中枢神経（脳）にはたらいて主として統合失調症を治療する抗精神病薬やうつ病治療の抗うつ薬、血管を拡張し高血圧や狭心症を治療するカルシウム拮抗薬やニトロ化合物、細菌やウイルスを攻撃する抗生物質や抗ウイルス薬、がん治療に用いられる抗腫瘍薬、内分泌機能を補うインスリンや甲状腺ホルモンなど、病気に応じたさまざまな薬剤がある。

　ただし薬物療法は同時に副作用を伴う。また、安易な抗生物質の使用は耐性菌を出現させる。[*12]高齢者では複数の病気を抱えることが多いため、多種の薬を使用する傾向にある（多剤併用）。このために副作用が出現しやすくなり、患者の日常生活動作（ADL）が低下するなどの問題も起こりやすい。

*11
Evidence-based Medicine（EBM）は、医師個人の経験や勘に基づく診察や治療ではなく、科学的根拠（信頼のおける臨床研究データ）に基づいて医療を行うことである。また、患者は医師から検査や治療の内容について十分説明を受け、納得した上で、医療を受けることが必要である（インフォームド・コンセント）。最近では、患者と医師が病気に関する情報を共有しながらよりよい治療のあり方をともに決定していこうとする概念もある（シェアード・ディシジョン・メイキング）。

*12
病原体（細菌やウイルスなど）は、抗生物質や抗ウイルス薬に対して抵抗性をもつ菌（薬剤耐性菌）やウイルス（薬剤耐性ウイルス）を出現させる。MRSA（メチシリン耐性黄色ブドウ球菌）は有名であり、院内感染により、体力（免疫力）の弱った患者（高齢者、がん患者など）に感染を認めることが多い。

第1部　第4章

Stopa=

❸放射線療法

主としてがん治療に用いられる。放射線をがんに照射することによってがん細胞のDNAに障害を与える。手術と異なり、がんに侵された臓器の機能や形態の温存が可能であり、化学療法（抗がん剤治療）とは異なり、局所療法であるという特徴がある。

❹運動療法と食事療法

糖尿病患者には運動療法が勧められるが、これにより血中のブドウ糖が筋肉に取り込まれやすくなり、血糖値が低下する。また、運動には体重減少効果、ストレス軽減効果などもある。一方、食事療法には、糖尿病での1日のカロリー制限、腎不全患者や透析患者での水分、塩分、カリウム、タンパク制限などがある。

❺理学療法・作業療法・言語聴覚療法

脳梗塞をはじめとする病気や事故などで生じた障害を回復させ、社会復帰や長期療養患者の生活の質（Quality of Life：QOL）を高めるのが、医学的リハビリテーションであり、この中には、理学療法（物理療法、運動機能訓練など）、作業療法（上肢運動機能訓練、ADL訓練など）、言語聴覚療法（言語や聴覚、嚥下機能の獲得・回復・維持にかかわる訓練など）等がある。

❻心理療法／精神療法

心理療法／精神療法は、主に心の病気の治療に用いられる。治療者は患者に受容的かつ共感的態度で接することで、患者との信頼関係（ラポール）を築くことがまず重要である。患者は治療者と語ることで安心感を得る。また抑うつ気分や不安の原因となっている問題を明らかにしたり、自らの認知のゆがみ（全か無か思考、マイナス化思考など）に気付き、それを改めることが治療効果をもたらす。ストレスは心身の病気にかかわり、逆に身体の病気は心理的ストレスとなる。その意味では程度の差はあっても、あらゆる患者に対し心理的／精神的ケアは必要となる。

❼緩和ケア

緩和ケアは、全人的苦痛（total pain）の理解に基づき、患者の身体的・心理的・社会的、さらにスピリチュアルな苦痛（spiritual pain）を和らげることをめざす。特にがんでは、終末期に限らず、がんと診断さ

*13
特に生活習慣病対策の重要性が高まる昨今、注目されている。こうした療法は治療効果だけではなく、病気の進行を遅らせ合併症予防効果もある。最近では運動がうつ病などの精神疾患にも効果があることが科学的にも明らかになっている。

*14
心理療法／精神療法には、支持的精神療法、認知行動療法、精神分析療法などのほかに、日本独自の森田療法、内観療法などもある。本双書第11巻第5章第3・4節参照。

*15
WHOは緩和ケアを以下のように定義している（2002年）。「緩和ケアとは、生命を脅かす病に関連する問題に直面している患者とその家族のQOLを、痛みやその他の身体的・心理社会的・スピリチュアルな問題を早期に見出し的確に評価を行い対応することで、苦痛を予防し和らげることを通して向上させるアプローチである」（緩和ケア関連団体会議による日本語定訳〔2018年〕）。

れた初期から緩和治療に取り組むことが重要であるとされている（「がん対策推進基本計画」〔平成24（2012）年〕参照）。

3 疾病の予防

（1）3つの予防

　わが国では超高齢社会を迎え、今後の医療は、病気になった後の治療だけではなく、いかに病気にならないで健康でいられるかが重要な課題である。予防医学は、病気の発生や進行を防ぎ、さらに後遺症や再発を防ぐことを目的とする医学であり、これからの社会でますます重要となる。予防医学は一次予防、二次予防、三次予防に分類される。[*16]

　　一次予防：栄養・運動・休養・禁煙などの生活習慣の改善、健康教育や生活指導、また予防接種等によって、病気の発生そのものを抑えることを目的とする。

　　二次予防：病気の早期発見・早期治療等によって、病気がさらに悪化することを予防する。

　　三次予防：疾病が発症した後、必要な治療を受け、機能の維持・回復をめざす。リハビリテーション等によって、後遺症や再発を予防する。

　例えば、職場などで毎年行われる健康診断の結果は、一次予防にも二次予防にも使われる。健診結果で、肥満や高血圧などの傾向があれば、食生活や運動習慣などを見直し、将来の病気の予防に役立てることができる（一次予防）。

　また、健診で明らかな数値の異常が見つかることで、病気の早期発見・早期治療に役立てることもできる（二次予防）。実際の臨床や介護の現場では、寝たきり患者の体位変換による褥瘡予防、口腔ケアによる誤嚥性肺炎の予防など、日々の身近な予防が病気の発生防止につながっている。

（2）予防から健康増進へ

　病気の予防、さらに健康寿命の延伸等をめざして、政府は平成12（2000）年、「健康日本21」という政策を提示した。[*17]平成14（2002）年には健康日本21をさらに推進するために「健康増進法」が制定された。

　また「生きがい」や「生きる目的」をもつこと、「孤独感の軽減」なども、ストレスを緩和するはたらきをし、心身の健康によい影響を及ぼ

*16
通常、予防といえば一次予防の内容を思い浮かべるが、医学では早期発見・早期治療（二次予防）や再発予防（三次予防）も、広い意味での予防と考える。

*17
健康日本21は、平成25（2013）年から令和5（2023）年まで第二次として取り組まれ、令和6（2024）年からは第三次が開始され、第二次の成果と課題をふまえた4つの基本的な方向が示されている。本書第1部第7章第2節2参照。

すことも検証されつつあり、病気の予防や健康増進に役立てることができると考えられている。

参考文献
● 福井次矢・奈良信雄 編『内科診断学 第3版』医学書院、2016年
● 杉岡良彦『医学とはどのような学問か』春秋社、2019年
● 浅野嘉延 編『なるほどなっとく！内科学 第2版』南山堂、2020年

第4節 疾病の概要

1 悪性腫瘍

（1）定義と自然史

　悪性腫瘍は**悪性新生物**、最もよく使われる用語としてがんともよばれる。がんは「制御できない異常な細胞の増殖」と定義され、介入、治療しないで放置すると、がんが発生した部位（原発巣）の周囲に広がり（浸潤）、血管やリンパ管に侵入し、全身に散布される（転移）。やがて生命維持に必要な代謝が障害され、低栄養、筋萎縮、体重減少、浮腫（悪液質）を来し、感染症、出血などの合併症を併発して死に至る。遺伝子異常の積み重ねが、がん化・進展にかかわることから、加齢とともにがん発症が増え、今後も高齢者を中心にがん患者が増加することが予測される[*18]（**図１－４－２**）。

　悪性腫瘍は、どの細胞（母細胞）から出てきたかで分類する。大きく上皮組織から発生する「がん（あるいはがん腫）」と上皮以外、すなわち非上皮系組織由来の「肉腫」からなる。上皮細胞は皮膚や粘膜、分泌腺構造をもった細胞で、扁平上皮や腺上皮を形成する。非上皮は血管内皮細胞、筋肉、骨、結合織や造血細胞からなる。それらががん化したときは母細胞、母組織の形態・機能を残していて病理学的に確認できるこ

*18
昭和56（1981）年より死因の１位はがんで、男性26.2%（４人に１人）、女性17.7%（６人に１人）が、がん死する（令和３〔2021〕年統計）。死亡数の多い順では、男性：肺、大腸、胃、膵臓、肝臓、女性：大腸、肺、膵臓、乳房、胃である（国立がん研究センター、がん情報サービス）。

*19
がんの自然史は、がんになりやすい遺伝子・形質をもった患者が、あるいはなくても、たばこや食事、機械的刺激といった環境要因が加わって遺伝子異常が起こり、それらが重なって前がん病変からがんに進展し、さらに進行すると合併症の併発や悪液質となり、がん死を迎える。医療側の対応としては、生活習慣病予防・がん検診の勧め、早期発見に努める。早期がんであれば、局所療法（手術、放射線治療）により高率に治癒が得られる。一方、不幸にして進行がんで発見された例や再発例では、治癒はむずかしく、QOLの向上・延命のため主としてがん薬物療法が実施される。重要なことは、がん治療と同時に支持・緩和医療の積極的な支援が実施されることである。

〈図１－４－２〉がんの自然史と介入（予防・治療[*19]）

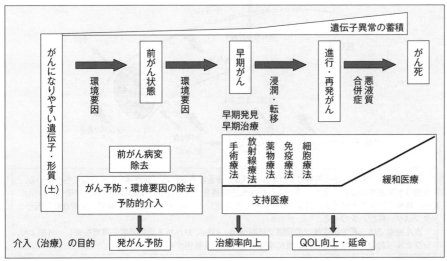

（筆者作成）

とが多い。これらをまとめて「がん」として話を進める。

（2）がんの特徴とがん化のメカニズム

　がんの特徴をまとめると自律性増殖、浸潤能と転移能である。良性の腫瘍もゆっくりではあるが自律性をもっている。ただ、良性腫瘍では浸潤能、転移能はない。遺伝性のがんもまれにあるが、多くは後天的に遺伝子異常が蓄積し、それに環境要因が組み合わさることで発生リスクが高まる。がん化のメカニズムが解明され、異常分子あるいは過剰に発現した分子に対する創薬（分子標的治療薬）が盛んに行われている。

❶がん遺伝子とがん抑制遺伝子

　正常細胞は、細胞の外からのシグナル（刺激）に反応して増殖あるいは増殖抑制を行い、細胞の増え過ぎ、減り過ぎがないようにコントロール（制御）されている（**図１－４－３**）。また、１個の細胞はDNA合成を経て２個の細胞になる。これを細胞周期といい、正常細胞ではサイクリンと抑制系のタンパクで制御されている。[20]

　がん細胞ではこれら正常細胞のもつ制御機構が破綻し、細胞を増殖させる遺伝子に異常を来し（がん遺伝子）[21]、外部からの刺激なしに細胞を増殖させる能力をもつ。さらにその増殖を抑制する遺伝子（がん抑制遺伝子）[22]にも異常を来し、制御機構が機能せず自律性に細胞が増殖する。

*20
細胞回転に関係するサイクリン依存性キナーゼ阻害薬パルボシクリブ、アベマシクリブが転移再発乳がんに使用されている。

*21
慢性骨髄性白血病の発症は、がん遺伝子BCR-ABLが深く関与。BCR-ABLタンパクを障害するイマチニブは、内服するだけで治癒をもたらす可能性がある。

*22
慢性リンパ性白血病では、白血病細胞が死なないようにするためにBCL-2を過剰に発現している。その阻害薬ベネトクラクスが有効である。

〈図１－４－３〉細胞が刺激を受けてタンパク、細胞をつくるまでの過程

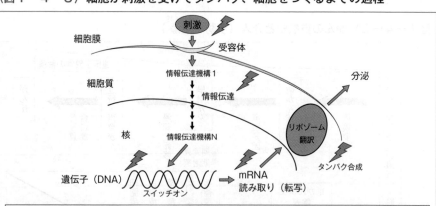

（出典）田村和夫『悪性腫瘍のとらえかた』文光堂、2005年、20頁

❷細胞死からの回避

　細胞は一定の役割を終えると、プログラムされた死を迎える。がん細胞ではプログラム死から回避する機構をもつ。

❸浸潤と転移、血管新生

　がん細胞は増殖する場をつくり、メタロプロテアーゼといった酵素を分泌し周りの組織に浸潤する。増殖に伴って低酸素、低栄養となるが、がん細胞集団は血管内皮細胞増殖因子（VEGF）を産生し、宿主（患者）の血管に作用し新生血管をつくり酸素・栄養素を取り入れ、二酸化炭素や代謝毒性物質（老廃物）を排出する。さらに新生血管を通ってがん細胞が血流に入り、原発巣から離れた組織に達し、血管の間隙を通って転移巣を形成する。転移巣でも原発巣と同様の現象が繰り返される。

❹免疫監視機構からの逃避

　生体内には遺伝子変異を起こした細胞を排除する免疫監視機構があるが、がん細胞は免疫抵抗・抑制機構を獲得し、免疫防御から逃避することができるため、生存できる。

（3）がん予防、診断と治療

❶がん予防

　医療側の介入としては、前がん状態では前がん病変切除あるいは原因を除去することによりがんを予防する。一方、がんが発生した場合は、早期発見・早期治療により治癒をめざす（**図1−4−2**）。

　具体的には、まずがんにならないこと、がんになったとしても早期発見・早期治療で治癒をめざすことである。がん予防には一次予防と二次予防がある。前者は肺がんや口腔がん予防のための禁煙、慢性肝炎→肝硬変→肝がんのシークエンスを断ち切るためのHBV（B型肝炎ウイルス）、HCV（C型肝炎ウイルス）の排除、子宮頸がんの原因ウイルスHPV（ヒトパピローマウイルス）の感染を防ぐワクチン接種があげられる。二次予防はがん検診による早期発見である。国が推奨するがん検診は、胃、子宮頸部、肺、乳房、大腸の5つのがんである。市町村は健康増進法に基づき、企業勤務者等は健康保険組合等が検診を実施している。検診でがんが疑われる場合は、医療機関による精密検査が勧められる。研究が十分なされていないため、後期高齢者に対するがん検診が有効であるとのエビデンスはない。同様に無効であるとのエビデンスもな

＊23
腫瘍は周りの正常組織に新しい血管をつくらせる。その血管新生を阻害する薬、VEGFに対する抗体薬ベバシズマブが使用されている。

＊24
本庶　佑（ほんじょ　たすく）博士（ノーベル賞受賞）が発見した本機構に対し、免疫チェックポイント阻害薬、ニボルマブが開発され、高価ではあるが多くのがん種に応用されている。

＊25
本章第4節第4項（3）❸参照。

い。日本のがん死の 1 位である肺がんは、検診による早期発見はむずかしい。

❷診断

　何らかの症状が出て医療機関を受診した時点では、ある程度がんが進行していることが多い。局所浸潤や転移部位の障害として、実質臓器、管腔、血管への障害が生じ、それぞれ特徴的な症状・徴候が出現する。[*26]また、腫瘍あるいは腫瘍に反応して浸潤・増殖してきた宿主側の細胞からサイトカインやホルモン様物質が分泌され、腫瘍から離れた部位の症状や異常な所見（腫瘍随伴症候群）が見られることがある。

　医療機関では詳細な病歴の聞き取り、身体診察、検査からがんの原発巣を割り出し、病理学的に診断を下す。ここで重要なのは、組織をとって顕微鏡下でがんを診断することである（組織診）。組織採取が困難な場合でも細胞学的（細胞診）に悪性であることを診断する努力をする。さらにがんの生物学的な特性を検討するために、がんがもっている異常、あるいは過剰に発現している分子を検討する。それら分子を標的とした薬物の使用には、その発現の確認が必要である。令和元（2019）年から保険診療として多種類のがんゲノム検査ができるようになり、それに基づいた抗がん薬の探索・治療が行えるようになった。

　がんの診断を得た後は、患者の全身状態や臓器機能を確認するために血算、血液生化学・血清学、胸部 X 線写真、心電図検査を行い、さらに病変の広がりを診る（病期決定）ために画像検査（エコー、CT、MRI、PET）を行う。また、診断の補助、経過観察のために腫瘍マーカー検査が行われる。

❸治療

　がんが原発巣とそのがんが浸潤している可能性のある周辺の組織や所属リンパ節に限局している場合は、原発巣の切除と放射線療法（局所療法）が選択される。がんが進行するにつれて、全身療法としてがん薬物療法が局所療法に追加あるいは単独で使用される。さらにこの数年、免疫チェックポイント阻害薬や遺伝子改変 T 細胞（CAR-T）療法の開発で免疫療法が見直されてきている。

　また、第 3 期に続き第 4 期のがん対策推進基本計画（令和 5〔2023〕年 3 月28日閣議決定）でも「がんと診断されたときからの緩和ケア」が取り上げられ、初期の段階からの標準的な支持・緩和医療が求められて

＊26
がん患者の症状・徴候としては以下のものがあげられる。
・臓器浸潤によるもの
　脳神経：けいれん、神経脱落症状
　肺：呼吸困難・不全
　心血管：心タンポナーデ
　肝：黄疸、肝不全
　腎：腎不全
　骨髄：汎血球減少
・がん告知による心身の症状
　精神社会的反応
　死・疼痛に対する恐怖
　別離感
　うつ状態
・血管浸潤、破綻に伴うもの
　血栓・塞栓・出血
・管腔臓器圧迫・狭窄症状
　消化管：イレウス
　尿路系：水腎症
　胆道系：黄疸
　脳神経系：脳圧亢進
・サイトカイン・ホルモン様物質に関連する症状（腫瘍随伴症候群）
　腫瘍熱、神経症状、皮膚・筋・骨・関節症状、代謝障害、血液・免疫異常、膠原病

いる。すなわち、これからのがん医療は、診断時からがん治療と支持・緩和医療が協働することである。その実現には、医師・メディカルスタッフによるチーム医療が必要である。[*27]チーム医療は、患者中心の医療として各職種の専門家がその専門性を最大限発揮して治療・ケアを実施する。さらに、がん罹患者の4分の3が高齢者であり、がんの診断時にすでに加齢による心身の障害がある例も多く、その対応が求められる。なかでも身体機能の低下は認知症とともにがん治療の大きな障害要因であり、がんリハビリテーション（がんリハ）や老年科専門チームの支援が必要である。

　がんリハは、がんやがん治療に伴う合併症や後遺症の予防を目的とし、がん患者の療養生活の質の維持向上をめざして、がん治療前・中・後にかけて行うリハビリテーション治療である。平成22（2010）年度から診療報酬の算定が可能となっている。[*28]「がん患者リハビリテーション料」の対象は、入院中のがん患者であって、①がんの治療を目的とした手術、骨髄抑制を来しうる化学療法、放射線治療、造血幹細胞移植が実施予定あるいは実施された患者、②緩和ケアを目的とした治療を行っている進行がんまたは末期がんの患者で、症状の増悪により入院している間に自宅復帰を目的としたリハビリテーションが必要な患者である。近年、がん治療による入院期間は短縮し外来通院治療にシフトしてきているが、その際に十分ながんリハが継続されないで、身体機能が低下する例がしばしば見られる。その大きな要因の一つが外来がんリハの診療報酬算定ができないことである。外来がんリハを積極的に応用できる体制の整備が求められる。

　さらに、がんはすでに高齢者の慢性疾患となっていて、がん医療は点（1つの病院）で完結せず、地域医療機関や介護・福祉行政と密接に連携して面として対応しなければ、よい医療は実現しない。社会福祉士の果たす役割も大きい。

（4）がんの予後とがんサバイバー

　日本のがん患者の予後はがんの種類により異なる。がんの罹患数の多い順は、男性では前立腺、大腸、胃、肺、肝臓、女性では乳房、大腸、肺、胃、子宮である。5年相対生存率（がんと診断された人のうち5年後に生存している割合÷日本人全体で5年生存している割合）は、男性で62％、女性で67％である。部位別では、男性では前立腺99％、胃68％、大腸72％、肝臓36％、肺30％、膵臓9％、女性では乳房92％、子宮79％、

*27
本書第2部第6章第3節参照。

*28
施設基準として、がんリハに関する所定の研修を修了した医師、理学療法士、作業療法士、言語聴覚士が配置され、リハ専用の設備が必要である。がん施策としても、第3期がん対策推進基本計画（平成30〔2018〕年）では、ライフステージやがんの特性を考慮した個別化医療と並んで、がんリハ診療の普及が重点課題の一つとしてあげられている。

第1部

第4章

胃65％、大腸72％、肝臓35％、膵臓８％であり（国立がん研究センター、がん情報サービス）、ホルモン依存性の前立腺がん、乳がんの生存率が高く、膵臓がんのそれは際立って悪い。治療の進歩により生命予後は改善し、一部のがんを除き、がんは高齢者の慢性疾患となってきている。ただ、治癒した患者は再発の心配・不安はもちろん、がん治療による後遺症が残っていることが多い。さらに、小児・成人とも放射線療法や化学療法を受けた患者の中で、二次がんのリスクの増大がある。また、小児がんでは成長・学習の障害、成人では就労問題がある。[*29] いわゆるがんサバイバー[*30]に対し、心身ともに長期にわたっての注意深い観察と支援が必要である。

2 血液疾患

（1）造血組織としての骨髄

　末梢血液中には、大きく分けて白血球、赤血球と血小板という３系統の血液細胞が存在する。白血球は大きく５種類に分類でき、それぞれ好中球は細菌や異物の貪食、好酸球はアレルギー反応、寄生虫に対する防御、好塩基球はアレルギー反応、単球は細菌や異物の貪食、免疫反応及びリンパ球は免疫反応に寄与している。赤血球は全身の組織への酸素運搬を、血小板は止血作用を有している。これらの細胞は、骨の中にある骨髄という組織でつくられる。骨髄中にはこれら３系統の細胞のもととなる造血幹細胞が存在し、骨髄という環境の中で、さまざまな増殖因子の影響を受けて、分裂と分化を繰り返しながら成熟する。

　小児では全身の骨髄で造血が行われているが、加齢とともに骨髄中の造血細胞は減少し、脂肪に置き換わる。四肢の長幹骨が最も早く脂肪に置き換わり、脂肪髄となる。脊椎骨などは比較的造血能が保たれる。腸骨は65歳以上では30歳代の60％まで減少するとされる。

（2）血液疾患の症状

　①貧血：貧血は赤血球の減少で、若年層及び高齢者層に多い貧血の原因は、鉄欠乏性貧血である。鉄欠乏性貧血は慢性に進行することが多い。[*31] 必ずしも症状とヘモグロビン値とは一致しないことがある。しかし、高齢者の貧血症状は典型的ではない。高齢者の貧血の症状の特徴は、合併する基礎疾患を悪化させることによる症状（意識障害、認知症の進行、歩行障害などの精神神経症状、呼吸困難、狭心

症、心不全、起立性低血圧などの呼吸器・循環器症状、食欲不振、
味覚障害、体重減少、口内炎などの消化器症状など）が前面に出る
ことである[1]。
②白血球減少：白血球減少のみでは、症状は出ないが、感染症が起こ
ると感染部位に症状が発現する。
③血小板減少：血小板減少に伴う症状は、表在出血・粘膜出血が特徴
的で、いわゆる皮下出血斑、点状出血が主なものであるが、重篤な
活動性出血を認める場合（特に眼底、中枢神経系、肺、消化管など
の出血）には血小板輸血の適応となる。
④凝固障害：線溶系が亢進した播種性血管内凝固症候群や特に高齢者
に頻度が高い後天性血友病に認められる出血傾向は、血小板減少に
伴う出血傾向と異なり、斑状出血となりやすく、かつ関節・筋肉内
などの深部出血が特徴である。

*32
凝固された血液（血栓）
を溶かして分解するも
の。

（3）各疾患の検査

　若年層の貧血の95％以上は鉄欠乏性貧血である。その原因は消化管出
血や女性であれば生理に伴うものである。一方、高齢者の貧血の原因は
多岐にわたり（**図1-4-4**）、若年者同様に鉄欠乏性貧血が多いもの
の、後述する二次性貧血及び骨髄自体に原因のある疾患（骨髄異形成症
候群、白血病や多発性骨髄腫などの血液疾患）に大きく分類される[1]。
　貧血の診断には、一般的な血液検査を行い、赤血球恒数を確認する。

*33
赤血球数、ヘモグロビ
ン、ヘマトクリットの
検査値より赤血球の平
均的な大きさ（HCV）、
赤血球1個当たりのヘ
モグロビン値（MCH）、
赤血球中の平均ヘモグ
ロビン濃度（MCHC）
を求め、貧血の種類を
判断するもの。

〈図1-4-4〉 高齢者貧血の原因

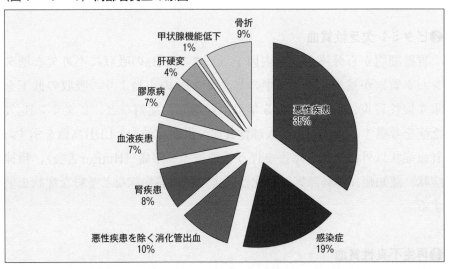

（出典）Ohta, M.（2009）Management of Anemia in the Elderly. *JMAJ* Vol.52, pp. 219-222.をもとに一部改変

*34
赤血球の体積。

＊34
MCVが80fL以下であれば鉄欠乏性貧血を強く疑うが、慢性炎症や悪性疾患に伴う貧血でも同様に小球性貧血になることがあるため、鉄、総鉄結合能：TIBC（不飽和鉄結合能：UICB）、フェリチンの測定を行う。

　MCVが正常の場合は、腎性貧血や汎血球減少があれば再生不良性貧血も考慮する。

　MCVが101fL以上の場合は、葉酸欠乏やビタミンB_{12}欠乏症の鑑別をする必要がある。さらに網状赤血球が高値の場合は、自己免疫性溶血性貧血を鑑別するためにクームス検査を施行する。赤血球のみの異常ではなく、白血球、血小板数に異常がある場合は、骨髄異形成症候群や再生不良性貧血を鑑別する必要があり、骨髄穿刺が必要となる。

　腰痛で整形外科に受診している症例で、貧血を認めた場合は、非ステロイド系消炎鎮痛剤による消化管出血と多発性骨髄腫を考慮する必要がある。総タンパク値、A/G比の検査が診断のきっかけになることがある。＊35さらに、血清タンパク電気泳動、免疫電気泳動、免疫グロブリン定量やタンパク尿や尿中BJPの確認が必要になる。

*35
血液の中を流れるアルブミンとグロブリンの量の比率。

（4）主な血液疾患の概要

❶鉄欠乏性貧血

　鉄欠乏性貧血と診断されれば、胃がん、大腸がん、胃十二指腸潰瘍などを考慮し、消化管出血の精査を行う。若年層と異なり、多くの高齢者では基礎疾患で抗血小板剤や抗凝固剤などをもっていることが多いので、病歴と処方薬を確認する必要がある。原因疾患の治療と鉄補充が治療となるが、貧血の回復には若年者と比較して時間がかかる。

❷ビタミン欠乏性貧血

　胃壁細胞から分泌される内因子（ビタミンB_{12}の吸収に不可欠な糖タンパク質）が減少し、食事中のビタミンB_{12}の小腸よりの吸収の低下を来す慢性胃炎、胃切除術後5年以上経過した症例など、ビタミンB_{12}欠乏症を考慮する。検査上、大球性貧血、汎血球減少とLDH高値を示す。貧血症状以外に、味覚障害を伴う舌の発赤・疼痛（Hunter舌炎）、精神症状、認知症、神経障害、消化器障害や循環器症状など多彩な症状を呈する。

❸再生不良性貧血

　造血幹細胞の障害により、骨髄で正常造血が行われなくなる疾患であ

る。したがって、末梢血上は、正球性貧血を呈し、さらに汎血球減少症となる。原因の不明な特発性が多くを占めるが、二次性のものとして薬剤性のものがある。

造血幹細胞障害のため、骨髄異形成症候群との鑑別が困難な症例や骨髄異形成症候群に移行する症例もある。

輸血、免疫抑制療法、タンパク同化ホルモンとサイトカイン療法が行われる。

❹二次性貧血（ACD[*36]）

ACDは、血液疾患以外の何らかの基礎疾患のために生じる貧血である。その基礎疾患は、感染や膠原病に伴う慢性炎症、悪性疾患、腎疾患、肝疾患や内分泌疾患があげられる。内分泌疾患では甲状腺機能低下症の頻度が高い。

ACDは、網内系細胞からの鉄放出障害による骨髄内で赤血球系の鉄利用障害である。

治療は、基礎疾患の治療が重要で、基礎疾患が改善すれば貧血も改善する。しかし、必ずしも基礎疾患が治癒するとは限らない。腎性貧血に使用するエリスロポエチンを投与することで貧血を改善することが報告されているが、わが国では保険適用ではなく、Hb7g/dL 程度を目安に、貧血症状を考慮しつつ輸血が行われているのが現状である。

膠原病においては、ACD以外の貧血も考慮しなければならない。膠原病の代表疾患である全身性エリテマトーデス（SLE[*37]）では、自己免疫性溶血性貧血、各種自己抗体やT細胞が造血細胞を傷害することで起こる骨髄不全、免疫抑制状態でのサイトメガロウイルス感染症、メトトレキサートなどの免疫抑制剤による骨髄抑制や骨髄異形成症候群や急性骨髄性白血病の二次性悪性疾患の合併、膠原病を基礎疾患とした血栓性血小板減少性紫斑病、血球貪食症候群、膠原病に合併する腎障害に起因する腎性貧血、非ステロイド系消炎鎮痛剤による消化管出血なども考慮する必要がある。

❺急性骨髄性白血病（AML）

AML[*38]の発症年齢中央値は65〜67歳といわれ、高齢者に多い疾患である。原因は不明であるが、高齢者においては骨髄異形成症候群より移行する症例も多い。症状として、前出の各血球系減少に伴うものと白血病細胞自身による症状（発熱、倦怠感や臓器浸潤による症状）に分けられ

*36
Anemia of Chronic Disease の略。

*37
Systemic Lupus Erythematosus の略。

*38
Acute Myeloid Leukemia の略。

第1部

第4章

る。

　診断は骨髄穿刺にて行う。そのときに、染色体、細胞表面マーカーや遺伝子検査を施行する。AMLの分類は、French-American-British（FAB）分類が用いられてきたが、近年WHO分類に移行してきている。

　予後良好染色体を有している症例は、化学療法のみで約60〜70%治癒に導くことができるが、高齢者ではその治療成績が落ちる。特に70歳以上では、治療成績が落ちることが報告されている。このことはAMLの生物学的特徴のみではなく、年齢も大きく関与していることを示している。しかし、暦年齢のみが、単純に関与しているだけではなく、合併している血液疾患以外の疾患、身体機能及び認知機能を考慮する必要がある。

　高齢者AMLの治療方法は、若年者同様、**図１−４−５**に示すようにtotal cell killが基本となる。骨髄中の白血病細胞を正常造血細胞も含めて減らす強力な寛解導入療法を行う。その後骨髄低形成期を経て、白血病細胞よりも早く正常造血細胞が回復し、一見正常な骨髄所見を呈する状態（完全寛解）に至る。高齢者の場合は寛解率が約50%といわれており、若年者の約70%[2]よりも低い。完全寛解に到達した後も白血病細胞は残存しているため、治療を打ち切るとすぐに再発するので寛解後療法を繰り返し行うが、高齢者では治療の継続が困難な場合が多い。

　近年、多くの悪性腫瘍で、細胞のアポトーシス（細胞死）を妨げるB細胞リンパ腫-2（BCL-2）の過剰発現が確認されている。BCL-2阻害剤

〈図１−４−５〉急性骨髄性白血病細胞数から見た化学療法と治療効果

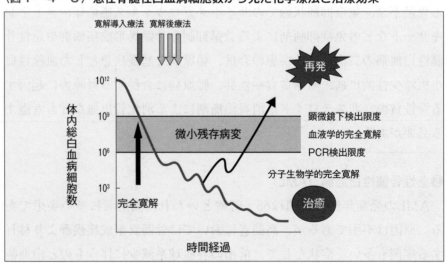

（筆者作成）

であるベネトクラクスが、AMLと慢性リンパ性白血病に使用が可能となった。

❻骨髄異形成症候群（MDS）

AMLと同様、高齢者に多く認められる。[39]MDSは造血幹細胞のクローナルな異常により、骨髄における無効造血、末梢血における血球減少を特徴とする腫瘍性疾患で、骨髄は赤芽球系、巨核球系、顆粒球系細胞のうち1系統以上に形態的な異形成（dysplasia）を認め、しばしば芽球が増加している。原因は、AML同様不明である。

低リスク群のMDSの臨床像は再生不良性貧血に近く、輸血などの保存的な支持療法が中心となる。赤血球輸血依存性の低リスク群MDSでは、輸血による鉄過剰症がQOLや生命予後を悪化させるため、内服鉄キレート剤であるデフェラシロクスが除鉄目的で使われている。

白血病に移行しやすい高リスクMDSでは長期寛解、治癒をめざす治療法としてAMLと同様の化学療法、移植が選択されることがある。

MDSに対する分子標的薬が開発され、レナリドマイドは5q-症候群に対して有効で、貧血の改善と腫瘍クローンの減少効果が期待できる。またDNAのメチル化阻害剤であるアザシチジンは予後不良の染色体異常を有するMDS患者においても有効で、高リスク群に対する治療薬、あるいは移植の前治療薬として使用されている。

❼悪性リンパ腫

悪性リンパ腫は、多様な病型のリンパ系組織の悪性腫瘍の総称で、その疾患分類については50以上の疾患単位から構成され、今も分類作業中である。病型はホジキンリンパ腫と非ホジキンリンパ腫に大別され、日本人のホジキンリンパ腫は約10%であり、ほとんどが非ホジキンリンパ腫で占められている。高齢者悪性リンパ腫の生物学的特徴は、非ホジキンリンパ腫であるびまん性大細胞型B細胞性リンパ腫（DLBCL[40]）が多く、約30%が限局期、70%が進行期といわれている。

悪性リンパ腫の治療戦略上重要なことは、病理組織の正確な診断と病期である。病期を決定するためにCT、Gaシンチ、PET/CT、超音波、骨髄穿刺が行われる（図1-4-6）。年齢、臓器機能、全身状態を含めた予後因子を用いた国際予後指標（IPI[41]）を評価する必要がある（図1-4-6）。

分子標的薬であるリツキシマブを加えたR-CHOP（シクロフォスファ

*39
Myelodysplastic Syndromesの略。

第1部

第4章

*40
Diffuse Large B-Cell Lymphomaの略。

*41
International Prognostic Indexの略。

〈図1－4－6〉非ホジキンリンパ腫の病期分類

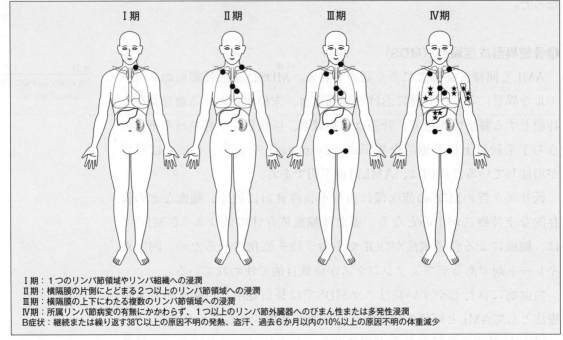

Ⅰ期：1つのリンパ節領域やリンパ組織への浸潤
Ⅱ期：横隔膜の片側にとどまる2つ以上のリンパ節領域への浸潤
Ⅲ期：横隔膜の上下にわたる複数のリンパ節領域への浸潤
Ⅳ期：所属リンパ節病変の有無にかかわらず、1つ以上のリンパ節外臓器へのびまん性または多発性浸潤
B症状：継続または繰り返す38℃以上の原因不明の発熱、盗汗、過去6か月以内の10%以上の原因不明の体重減少

（筆者作成）

ミド、アドリアマイシン、オンコビン、プレドニゾロン）が、高齢者の未治療DLBCLにおいても、CHOP療法の生存率を上回る成績が報告されて以来、DLBCLの治療に関してリツキシマブは不可欠のものとなった。[3]

主にDLBCLの治療に関しては、限局期（最大腫瘤計5cm以下の病期ⅠA、連続的ⅡA）の場合は、R-CHOP3コース（リツキシマブは4コース以上）に浸潤領域への放射線療法を加えた集学的療法[*42]が行われていることが多い。

❽多発性骨髄腫（MM）

MM[*43]は、高齢者に多い疾患である。形質細胞の腫瘍性増殖と、その産物である単クローン性免疫グロブリン（M蛋白）を特徴としている。そのため骨髄機能障害、易感染性、腎障害、溶骨性変化に伴う骨痛等の多彩な臨床症状を呈する。

MMの治療は、メルファラン-プレドニゾン（MP）療法が主に施行され、その奏効率は50%で病勢がプラトー（停滞）期に達しても、その持続期間が1〜2年間で再燃を繰り返し、治癒することが極めてむずかしい病気である。その後VAD（オンコビン、アドリアマイシン、デキサ

*42
悪性腫瘍の治療は、外科的治療、薬物治療、放射線治療があり、より高い治療効果をめざして、これらの治療法を組み合わせることを集学的療法という。

*43
Multiple Myelomaの略。

メタゾン）療法や自己末梢血幹細胞移植が開発されたが、多くの症例で再発することが問題である。サリドマイドやその誘導体であるレナリドマイド及び分子標的薬であるボルテゾミブの導入により、従来の化学療法をしのぐ治療効果が認められ、さらに多くの新規薬剤が開発されてきている。

❾慢性骨髄性白血病（CML）

CML[*44]は、造血幹細胞レベルでt（9；21）（q34；q11.2）転座が起こることで、造血細胞の過剰な増殖をもたらす。CMLの発症年齢中央値は52歳といわれ、61歳以上では、全CMLの30%を占めるにすぎない。

高齢者CMLは副作用の少ない分子標的薬であるチロシンキナーゼ阻害薬でコントロール可能となり、CML自体での死亡は激減した。高齢者に多い合併症（肺梗塞、脳出血、認知症や心疾患）が生存率を低下させるため、全身管理が重要といわれている[4]。

❿老人性貧血・薬剤性血液障害

老人性貧血という概念がある。加齢に伴う腎臓のエリスロポエチン産生低下／反応性の低下、自己幹細胞自己複製や造血能の低下及びアンドロゲンレベルの減衰による赤血球造血能の低下などが原因と考えられている。1年以上続く貧血があり、貧血の原因が特定できないものをいう。

３ 生活習慣病

（1）生活習慣病とは

生活習慣病は、「食習慣、運動習慣、休養、喫煙、飲食等の生活習慣が、その発症・進行に関与する疾患群」をさしている。具体的な代表的な疾患として、糖尿病（インスリン非依存型、または2型）、脂質異常症（高脂血症〔家族性を除く〕）、高尿酸血症、高血圧症などである。

WHOはNCDs（Non-Communicable Diseases）とよばれる健康阻害概念を提唱し、循環器疾患、がん、慢性呼吸器疾患、糖尿病など（4大疾患）が代表であるとしている。NCDs予防のため、喫煙、不健康な食事、運動不足、アルコールの不適切な使用などのリスクファクター（4大リスクファクター）に対して有効なアクションを世界的に起こすように促しており、4 × 4 global action plan（4大疾患×4大リスクファクター）としてまとめている。

*44
Chronic Myeloid Leukemiaの略。

第1部

第4章

　　ここでは生活習慣病の概要として、高血圧症、脂質異常症、糖尿病について述べ、その背景に存在するメタボリックシンドロームについて付記する。

（2）高血圧

　　高血圧とは、正常血圧の人々よりも心血管系合併症を発症しやすい高い血圧の状態をさす。具体的には**表1－4－1**に示すように、高血圧の基準と重症度が分類されている。

　　【診断】高血圧は、血圧値の測定だけで診断される。一般に血圧の測定は座位にて15分ほど安静の後、上腕で測定する。正確な血圧を測定するには30分以上の禁煙などさまざまな条件がつく。脈拍ごとに血圧値は変動し、その回数だけ血圧値が存在するので、測定値は毎回異なる。運動中や運動直後は血圧値は上昇していることが多い一方、運動後の安静時、食後などは血圧値が低くなる。

　　家庭血圧計の普及で家庭血圧[45]が頻回に測定されている。医師の診察を受ける外来では血圧値が高くなったり（白衣高血圧[46]）、逆に治療によって低くなったりするため、家庭血圧は重要である。家庭血圧計は簡便な測定機器が好まれるので、上腕の測定ではなく、前腕の測定であることもある。また測定条件が異なる血圧値で上昇や下降を判断することは危険である。

　　家庭血圧測定は、診断的価値、治療的価値の点で重要である。しかし、その測定方法については統一されておらず混乱していた。そこで、平成15（2003）年、家庭血圧測定の指針が、日本高血圧学会により決定された。

　　それによれば、

①装置は上腕に巻くタイプでカフ（腕帯）－オシロメトリック法を採用

*45
簡便な自動血圧測定器を用いて家庭で測定する血圧。

*46
過度な緊張によって引き起こされる血圧上昇現象の一つ。治療すべき病態かどうかは不明であるが、家庭血圧をじょうずに併用することで、治療するべきかどうかの判断をすることが多い。

〈表1－4－1〉成人における血圧値の分類

分類	診察室血圧（mmHg）			家庭血圧（mmHg）		
	収縮期血圧		拡張期血圧	収縮期血圧		拡張期血圧
正常血圧	<120	かつ	<80	<115	かつ	<75
正常高値血圧	120-129	かつ	<80	115-124	かつ	<75
高値血圧	130-139	かつ／または	80-89	125-134	かつ／または	75-84
Ⅰ度高血圧	140-159	かつ／または	90-99	135-144	かつ／または	85-89
Ⅱ度高血圧	160-179	かつ／または	100-109	145-159	かつ／または	90-99
Ⅲ度高血圧	≧180	かつ／または	≧110	≧160	かつ／または	≧100
（孤立性）収縮期高血圧	≧140	かつ	<90	≧135	かつ	<85

（出典）日本高血圧学会高血圧治療ガイドライン作成委員会 編『高血圧治療ガイドライン 2019 ダイジェスト』日本高血圧学会、2019年

している装置を用いる、

②測定部位は上腕を用いる、

③腕帯は標準的な軟性腕帯を用いる。上腕が太い場合や細い場合はそれ
に合ったカフを使用する、

④姿勢は座位で、カフが心臓の高さにくるようにする、

⑤利き腕でないほうの上腕で測定する。左右差が明らかな場合は、高い
ほうの腕で測定する、

⑥測定精度を確認する。場合によっては医師の聴診法との差が5
mmHg以内かどうか確認する、

⑦朝起床後1時間以内、排尿後、座位1〜2分の安静後、服薬前、朝食
前の測定がよい。夜は就寝前、座位1〜2分の安静後に測定する、

⑧測定回数は1〜3回、できるだけ長期にわたって測定する、

⑨年月日、時刻のほか脈拍も記録する、

⑩血圧の評価は、測定1回めの血圧を用いる、とされる。

　なお、日本高血圧学会編『高血圧治療ガイドライン（JSH2019）』で
は、診察室血圧と家庭血圧が併記され、家庭血圧の意義がますます大き
くなった。さらに、血圧基準が厳しくなり、血管障害の予防に対する考
えが強く意識されている（**表1−4−1**）。

　血圧は、糖尿病患者、慢性腎疾患（CKD）患者、心筋梗塞後患者な
どは、厳格な治療目標となっている。家庭血圧測定は、治療経過や日ご
ろの血圧コントロールの状況を知る指標であることを納得してもらう必
要がある。また、家庭血圧値は体調の良し悪しを測るものではない。し
たがって、体調のバロメーターとして用いることは間違いであることも
理解してもらう必要がある。

　降圧薬を服薬中の場合は、医師の指示がない限り、薬剤を自分の判断
で増やしたり、減らしたりしない。家庭血圧値を記録する場合の注意と
して、複数回測定する場合はそれぞれの値を書く。期待していない値が
出ても正直に書く。家庭血圧値や服薬の疑問がある場合は、医師と話し
合っておく。

【症状、検査】高血圧に特徴的な症状や徴候はない。あっても頭重感、
倦怠感、肩こりなどが一般的である。

　血圧値以外は特異的検査異常はない。しかし高血圧による動脈硬化の
進展とともに、心電図異常、心肥大などが見られ、心筋梗塞、狭心症、
脳梗塞、下肢閉塞性動脈硬化症、腎機能低下、腎不全などの心血管系合
併症が発症する。

第1部
第4章

【治療】治療については『高血圧治療ガイドライン（JSH2019)』によって脳心血管病リスクに応じた層別化（**表1－4－2**）がなされ、治療目標も新たに設定された（**表1－4－3**）。治療には非薬物療法、薬物療法がある。

〈非薬物療法〉非薬物療法は一般に減塩、適正体重の維持が重要である。塩分は1日摂取量6gが推奨されている。体重はBMI体格指数で、22程度（BMI〔Body Mass Index〕＝〔体重kg〕÷〔身長m〕÷〔身長m〕）がよいとされている。適正体重維持のためのカロリーをコントロールする。生活強度に合わせて、1,400〜1,800kcal程度の食事量が適正である。

運動は日常の身体活動と積極的な運動療法に分かれる。運動療法での消費カロリーを計算してカロリーコントロールに合算する。減量という意味では、1日240kcalのエネルギー消費を30日間消費し続けておよそ1kgの減量になる。

〈薬物療法〉レニン・アンジオテンシン系調節薬やカルシウム拮抗薬などがある。非薬物療法との併用で、血圧を基準値までコントロールする。腎不全や糖尿病などを合併している場合にはさらに厳しいコントロールを要する。

各種の治療によって血圧を基準値までコントロールする。腎不全や糖尿病などを合併している場合は、さらに厳しいコントロールをするほうがよいと考えられている。

〈表1－4－2〉**診察室血圧に基づいた脳心血管病リスク層別化**

血圧分類 / リスク層	高値血圧 130-139/80-89 mmHg	Ⅰ度高血圧 140-159/90-99 mmHg	Ⅱ度高血圧 160-179/100-109 mmHg	Ⅲ度高血圧 ≧180/≧110 mmHg
リスク第一層 予後影響因子がない	低リスク	低リスク	中等リスク	高リスク
リスク第二層 年齢（65歳以上）、男性、脂質異常症、喫煙のいずれかがある	中等リスク	中等リスク	高リスク	高リスク
リスク第三層 脳心血管病既往、非弁膜症性心房細動、糖尿病、蛋白尿のあるCKDのいずれか、または、リスク第二層の危険因子が3つ以上ある	高リスク	高リスク	高リスク	高リスク

JALSスコアと久山スコアより得られる絶対リスクを参考に、予後影響因子の組合せによる脳心血管病リスク層別化を行った。
層別化で用いられている予後影響因子は、血圧、年齢（65歳以上）、男性、脂質異常症、喫煙、脳心血管病（脳出血、脳梗塞、心筋梗塞）の既往、非弁膜症性心房細動、糖尿病、蛋白尿のあるCKDである。

（出典）日本高血圧学会高血圧治療ガイドライン作成委員会 編『高血圧治療ガイドライン 2019 ダイジェスト』日本高血圧学会、2019年

〈表1-4-3〉降圧目標

	診察室血圧 (mmHg)	家庭血圧 (mmHg)
75歳未満の成人*1 脳血管障害患者 　（両側頸動脈狭窄や脳主幹動脈閉塞なし） 冠動脈疾患患者 CKD患者（蛋白尿陽性）*2 糖尿病患者 抗血栓薬服用中	<130/80	<125/75
75歳以上の高齢者*3 脳血管障害患者 　（両側頸動脈狭窄や脳主幹動脈閉塞あり、または未評価） CKD患者（蛋白尿陰性）*2	<140/90	<135/85

＊1　未治療で診察室血圧130-139/80-89mmHgの場合は、低・中等リスク患者では生活習慣の修正を開始または強化し、高リスク患者ではおおむね1か月以上の生活習慣修正にて降圧しなければ、降圧薬治療の開始を含めて、最終的に130/80mmHg未満をめざす。すでに降圧薬治療中で130-139/80-89mmHgの場合は、低・中等リスク患者では生活習慣の修正を強化し、高リスク患者では降圧薬治療の強化を含めて、最終的に130/80mmHg未満を目指す。
＊2　随時尿で0.15g/gCr以上を蛋白尿陽性とする。
＊3　併存疾患などによって一般に降圧目標が130/80mmHg未満とされる場合、75歳以上でも忍容性があれば個別に判断して130/80mmHg未満を目指す。
　　降圧目標を達成する過程ならびに達成後も過降圧の危険性に注意する。過降圧は、到達血圧のレベルだけでなく、降圧幅や降圧速度、個人の病態によっても異なるので個別に判断する。
（出典）日本高血圧学会高血圧治療ガイドライン作成委員会　編『高血圧治療ガイドライン 2019 ダイジェスト』日本高血圧学会、2019年

（3）脂質異常症

　脂質異常症とは、LDLコレステロールをはじめとする脂質の異常によって動脈硬化性疾患の発症・死亡が増加する疾患（群）である。

【症状】遺伝的な家族性高コレステロール血症（FH）を除いて特異的症状はない。ここでは生活習慣病の関連として脂質異常症を述べるにとどめる。脂質異常症は動脈硬化の進展を助長し、心血管系合併症が出現する。

【診断】令和4（2022）年7月に発表された『動脈硬化性疾患予防ガイドライン2022年版』（日本動脈硬化学会）による脂質異常症の診断基準がある。

　今回改定のガイドラインには日本人における脂質異常症に焦点を絞っている姿勢がうかがわれる。そのため、日本人におけるエビデンスレベルが弱い状況も見受けられる。そこで、いくつかの未解決の問題に対してエビデンスレベルを付記して記載している（エビデンスレベルはガイドライン参照のこと）。

　①LDLコレステロール上昇は、将来の冠動脈疾患の発症や死亡を予測する。LDLコレステロールは、脳卒中において、脳梗塞に対しては正の、出血性脳卒中に対しては負の関係が示されているが、日

本人において総コレステロールに比べて十分なエビデンスがあるとはいえない。

②non-HDLコレステロールの上昇は冠動脈疾患の発症や死亡を予測する。一方、脳卒中に関しては関連がはっきりしない。

③HDLコレステロールの低値は、将来の冠動脈疾患や脳梗塞の発症や死亡を予測する。一方、HDLコレステロールが極端に高い場合は冠動脈疾患や脳梗塞の死亡率が高いという報告がある。

④空腹時、随時にかかわらず、トリグリセライド高値は日本人の将来の冠動脈疾患や脳梗塞の発症や死亡に関連する。

⑤喫煙：喫煙は1日1本でも、冠動脈だけでなく腹部大動脈瘤や末梢動脈疾患を含む動脈硬化性疾患や脳卒中の危険因子である。喫煙には受動喫煙も含まれる。新型たばこについてはまだ十分なエビデンスがない。

⑥高血圧：正常血圧（収縮期血圧120mmHg未満かつ拡張期血圧80mmHg未満）を超えて血圧が高くなるほど、全身血管病、脳卒中、心筋梗塞、心不全、心房細動、慢性腎臓病などの罹患リスク及び死亡リスクは高くなる。

⑦耐糖能異常を含めた糖尿病では動脈硬化性疾患の高リスク状態である。特に冠動脈疾患の既往のない糖尿病患者において、家族性高コレステロール血症、心原性脳梗塞、末梢動脈疾患、細小血管症合併、喫煙、血糖コントロール不良状態の持続が、冠動脈疾患リスクを上昇させる。

⑧慢性腎臓病(CKD)は動脈硬化性心血管疾患の高リスク状態である。

⑨加齢は冠動脈疾患や脳血管障害などの動脈硬化性疾患の最も強い危険因子である。

⑩女性の急性心筋梗塞発症及び死亡リスクは男性より低いが、70歳以降で心筋梗塞死亡率が増加する。

⑪冠動脈疾患の家族歴は冠動脈疾患発症の危険因子である。

⑫多量飲酒は動脈硬化性疾患の発症や死亡を増加させる。

⑬冠動脈疾患の既往は冠動脈イベントの発症リスクが高い。

⑭アテローム硬化を有する脳梗塞及び一過性脳虚血発作（TIA）の既往患者は、脳卒中再発、冠動脈疾患の高リスク病態である。

⑮末梢動脈疾患、腹部大動脈瘤、腎動脈狭窄は冠動脈疾患や脳血管疾患発症リスクにかかわる。

このように明らかなステートメントとして記載されている。

【治療】治療には非薬物療法と薬物療法がある。

①非薬物療法：㋐禁煙、㋑多量飲酒の抑制、㋒メタボリックシンドローム対策として内臓脂肪の減少をめざす、㋓肥満者における総エネルギー摂取量の抑制、㋔脂肪エネルギー比率の適正化、などのほか、食事療法として、炭水化物摂取量を抑え、過度なエネルギー摂取を行わず、動物脂、加工肉を控え、魚、緑黄色野菜や豆類の摂取を増やし、アルコールや食塩についても過剰にならないようにすることが推奨されている。㋕1回30分以上で、週3回以上の中強度以上の有酸素運動、㋖座位時間の短縮などである。これらを保健指導の下に行うことが望ましいとされている。

②薬物療法：LDLコレステロールやトリグリセライドの管理目標を達成するために薬物療法が推奨されている。

（4）糖尿病及び耐糖能異常

　糖尿病とは、インスリン作用不足による慢性の高血糖状態を主徴とする代謝疾患群と考えられている。耐糖能異常とは、75gブドウ糖負荷試験（75gOGTT）にて糖尿病と糖代謝正常のどちらにも分類されない状態をいう。

【診断】通常診断は血糖値、HbA1cなどで決定されるが、判断できない場合には75gOGTTを行う。

　糖尿病には成因から1型と2型に分けられる。成人ではインスリン分泌低下や作用抵抗性などによって起こる2型糖尿病が主体である。

　一般に多くの成人で見られる糖尿病は2型糖尿病である。臨床診断のフローチャートを**図1－4－7**に示す。

【症状】高血糖の持続による、口喝、多飲、多尿、体重減少、易疲労感などである。そのほかには合併症などによる症状がある。微小血管合併症として糖尿病性神経障害、糖尿病網膜症、糖尿病性腎症がある。大血管合併症として、狭心症・心筋梗塞、脳梗塞、下肢動脈閉塞などの心血管系合併症がある。そのほか、乾燥、感染などの皮膚の症状、歯周病、齲歯などの口腔内症状も見られる。

　高血糖が著しい場合、意識障害を来すことがある。一方で、糖尿病治療中には、低血糖症状としても意識障害などがあり得るので、意識障害の際には高血糖性なのか、低血糖性なのかの鑑別が必要となる。

【検査】HbA1cは治療経過の指標として汎用されている。HbA1cは平均血糖値を表しているといわれ、貧血や透析などにより低めに出ること

〈図1−4−7〉糖尿病の臨床診断のフローチャート

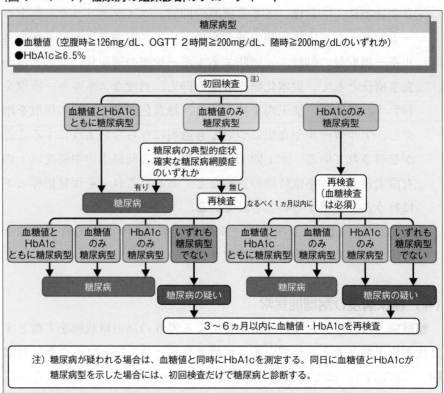

（出典）日本糖尿病学会 編著『糖尿病治療ガイド 2022-2023』文光堂、2022年、26頁

もあるが、通常の状態では血糖コントロールの指標として汎用されている。

【治療】糖尿病治療の目標は、**図1−4−8**に示すように糖尿病のない人と変わらない寿命とQOLである。

血糖コントロールの目標としてHbA1cの分類を**図1−4−9**に示す。

その他のコントロール指標として血圧、血清脂質、体重を設定している。血圧は収縮期血圧130mmHg未満、拡張期血圧80mmHg未満、脂質はLDLコレステロール120mg/dL未満、HDLコレステロール40mmHg以上、トリグリセライド早朝空腹時で150mg/dL未満、non-HDLコレステロール150mg/dL未満。体重は目標体重としてBMI（体重〔kg〕/身長〔m〕/身長〔m〕）が22〜25などである。

治療手段には非薬物療法としての食事・運動療法、薬物療法としての経口糖尿病治療薬とインスリン製剤などがある。基本的には適性カロリーを守り、炭水化物を含めたバランスの良い食事摂取、運動などがあり、それらに加えて、薬物療法を併用して、適切な血糖コントロールを行う。

〈図1－4－8〉治療目標 *47

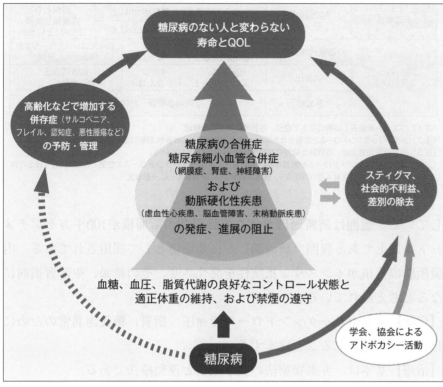

糖尿病のない人と変わらない
寿命とQOL

高齢化などで増加する
併存症（サルコペニア、
フレイル、認知症、悪性腫瘍など）
の予防・管理

糖尿病の合併症
糖尿病細小血管合併症
（網膜症、腎症、神経障害）
および
動脈硬化性疾患
（虚血性心疾患、脳血管障害、末梢動脈疾患）
の発症、進展の阻止

スティグマ、
社会的不利益、
差別の除去

血糖、血圧、脂質代謝の良好なコントロール状態と
適正体重の維持、および禁煙の遵守

糖尿病

学会、協会による
アドボカシー活動

（出典）日本糖尿病学会 編著『糖尿病治療ガイド 2022-2023』文光堂、2022年、31頁

〈図1－4－9〉血糖コントロール目標

目　標	コントロール目標値[注4]		
	血糖正常化を[注1] 目指す際の目標	合併症予防[注2] のための目標	治療強化が[注3] 困難な際の目標
HbA1c(%)	6.0未満	7.0未満	8.0未満

治療目標は年齢、罹病期間、臓器障害、低血糖の危険性、サポート体制などを考慮して個別に設定する。

注1）適切な食事療法や運動療法だけで達成可能な場合、または薬物療法中でも低血糖などの副作用なく達成可能な場合の目標とする。
注2）合併症予防の観点からHbA1cの目標値を7％未満とする。対応する血糖値としては、空腹時血糖値130mg/dL未満、食後2時間血糖値180mg/dL未満をおおよその目安とする。
注3）低血糖などの副作用、その他の理由で治療の強化が難しい場合の目標とする。
注4）いずれも成人に対しての目標値であり、また妊娠例は除くものとする。

（出典）日本糖尿病学会 編著『糖尿病治療ガイド 2022-2023』文光堂、2022年、34頁

（5）メタボリックシンドローム

【診断】診断基準を表1－4－4に示す。BMIではなく、腹囲を基準と

*47
スティグマとアドボカシー：糖尿病患者の多くがこのような気持ちを根底にもってしまっている現実と取り巻く社会状況があり、またそれらが、生活のクオリティ（QOL）を著しく低下させ、社会の健全な状態を阻害する要因となっている。
スティグマ：負の烙印。糖尿病であることによっておこる誤った知識や情報によって精神的・物理的に困難な状況に陥ることをさす。良好な血糖コントロールによって健常者と同様な生活をおくることが可能であるのに、スティグマによって必要なサービスを受けられず、糖尿病そのものを隠したりして、本人の社会的な損失ばかりでなく、適切な医療を受ける機会を失い、結果として国民全体の健康寿命の短縮、医療費の増大につながり、生産性の低下だけでなく、個人から社会全体のレベルまでさまざまな悪影響を及ぼす。
アドボカシー：糖尿病患者を取り巻くスティグマを認識して、スティグマを排除していくための活動。アドボカシーには、医師・コメディカルが糖尿病患者に対する言葉にも注意を払うようにするべきだとしている。このような考え・活動は糖尿病患者だけに限ったことではない。

第1部 第4章

〈表１－４－４〉　メタボリックシンドロームの診断基準

必須条件	内臓脂肪型肥満	ウエスト周囲長[注1]　男性85cm以上		男女とも内臓脂肪面積100㎠以上に相当
		ウエスト周囲長[注1]　女性90cm以上		
3項目のうち2項目以上	脂質代謝異常	高中性脂肪血症（150mg/dL以上）	◀かつまたは▶	低HDLコレステロール血症（40mg/dL未満）
	高血圧	収縮期血圧130mmHg以上	◀かつまたは▶	拡張期血圧85mmHg以上
	高血糖[注2]	空腹時血糖値　110mg/dL以上[注3]		

(注１)　ウエスト周囲長とは臍の高さで立位、呼気時に測定した腹囲。
(注２)　メタボリックシンドロームと診断された場合、糖負荷試験が勧められるが、診断に必須ではない。
(注３)　国際糖尿病連合は、空腹時血糖値の基準を100mg/dL以上としている。
(出典)　メタボリックシンドローム診断基準検討委員会「メタボリックシンドロームの定義と診断基準」『日本内科学会雑誌』第94巻第４号（2005年）、日本内科学会、797頁をもとに一部改変

している。腹囲は臍（へそ）断面における内臓脂肪の断面積が100平方センチメートル以上である腹囲（臍周囲）が、基準値として採用されている。内臓脂肪の蓄積がインスリン抵抗性を悪化させ、その結果、生活習慣病になると考えられている。

【症状】メタボリックシンドロームで血圧、脂質、糖代謝異常のために自覚症状が見られることはまずない。

【治療】基本は、非薬物療法の食事療法と運動療法である。

　わが国が長年にわたって培ってきた生活様式は、生活の欧米化に伴い激変した。生活の欧米化は平均寿命の改善にも大きく貢献した反面、過剰な栄養と運動不足による生活習慣病が大きな社会的問題となった。心血管系合併症は個人のQOL（生活の質）を低下させ、多大な社会資源を必要とするので、今後ますます生活習慣病をコントロールしていく治療や社会的基盤の整備が重要であろう。

4　感染症

　感染症は、微生物が引き起こす疾患であり、①感染源（病原体）、②感染（伝播（でんぱ））経路、③感受性（病原体が感染しやすい）宿主、の３つの要因がそろった場合に成立する。したがって、感染症を予防するには、これらの要因の少なくともどれか１つを排除すればよい。すなわち、患者の早期発見・隔離・治療や吐物・排泄物の適切な処理（感染源対策）、予防衣・手袋・マスクの着用、手指衛生（手洗い・手指の消毒）の励行、汚染物品の消毒・滅菌、媒介昆虫の駆除・忌避（感染経路対策）、ワクチンの接種や抗体の投与（感受性宿主対策）によって、感染症を予防することができる。感染症には、その原因が増幅する（病原体が増殖す

る）、ヒトからヒトへ伝染する（病原体が拡散し、患者を再生産する）という、他の疾患にはない特徴がある。

【病原体】肉眼では見えない微小な生物を微生物と総称する。そのうち、ヒトの感染症の原因となる微生物には、細胞の構造をもつ細菌（原核生物）、真菌及び原虫（真核生物）と、細胞の構造をもたないウイルス（核酸〔遺伝子〕をタンパク質の殻が包んだ粒子）及びプリオン（遺伝子をもたず、タンパク質のみ）が含まれる。

【感染と感染症】微生物が生体内に侵入して増殖し、何らかの生体防御反応（炎症・免疫応答）を引き起こした場合を感染という。感染の結果として、病的状態が認められた（発症した）[*48]場合が感染症である。感染しても発症しない（しかし免疫応答は起こる）場合を不顕性感染とよぶ。

【感染症の症候】感染が成立すると、生体防御反応の発現による悪寒、発熱、倦怠感、疼痛などと、病原体の毒力によるせき、くしゃみ、喀痰（かくたん）、嘔吐、下痢、神経麻痺、発疹、黄疸、ショックなど、がみられる。

【感染症の検査と診断】感染症の診断は病原体を明らかにすることである。そのための検査方法には、①病原体（抗原、遺伝子、毒素を含む）を検出する方法、②その病原体に対する免疫反応（抗体・細胞性免疫）を証明する方法、がある。

　ヒトは、呼吸をし、食物を食べ、排泄をし、性生活を営み、出産をし、あるいは医療を受け、旅行し、動物と接触して、生きている。病原体の感染源、感染経路、侵入門戸・排出部位などは、これらの日常的な生活行為と密接に関連している。以下に、感染経路から見た主要な感染症をあげる。

（1）経気道感染（飛沫感染・エアロゾル感染・飛沫核感染）[*49]

❶インフルエンザ

　インフルエンザウイルス（A〜D型の中で主にA型・B型）の飛沫感染によって起こる急性の呼吸器感染症で、急激に全身症状（悪寒、発熱、頭痛、筋肉痛、関節痛、全身倦怠感など）で発病するのが特徴で、続いて気道症状（鼻汁、咽頭痛、せきなど）が出現し、重症感が強い。特にA型インフルエンザ[*50]は、世界的大流行（パンデミック）を引き起こす動物由来感染症である。

　現行の感染症法は、鳥インフルエンザ（H5N1及びH7N9）を二類、鳥インフルエンザ（H5N1及びH7N9を除く）を四類、その他の季節性インフルエンザを五類、新型及び再興型インフルエンザを新型インフル

*48
組織学的病変や生理学的機能障害を生じ、自覚的な「症状」や他覚的な「徴候」がみられた場合である（両者を合わせて「症候」という）。

*49
経気道感染は、感染者が、せき、くしゃみ、歌唱、会話、呼吸などの際に、鼻や口から放出する、ウイルスを含む種々の大きさや性状の粒子に、周囲の感受性者が暴露されて起こる。飛沫は、水滴（しぶき）で、大きく重いので空気中を長く浮遊せず、上気道（鼻腔、咽頭）粘膜に付着する。エアロゾルは、飛沫より小さい、水分を含んだ微粒子（マイクロ飛沫）で、長い時間浮遊し、吸い込まれる。飛沫核は、飛沫が水分を失って生じる微粒子で、小さく軽いので長い時間遠くまで浮遊し、吸入されて下気道（気管支・肺胞）に到達する。

*50
A型インフルエンザウイルスの表面には2種類の糖タンパクの突起（スパイク）がある。1つは、細胞に感染する際に必要なHA（ヘマグルチニン）、もう1つは、増殖したウイルスが細胞から遊離する際に必要なNA（ノイラミニダーゼ）である。HAには1〜18の抗原型が、NAには1〜11の抗原型がある。A型ウイルスの抗原型は、HAとNAの組み合わせにより、H1N1、H2N2、H3N2、H5N1、H7N9などと表示される。

エンザ等感染症としている。

　新型インフルエンザとは、動物（トリ、ブタ）のA型インフルエンザウイルスがヒトからヒトへ伝播・感染する性質を獲得して世界的な大流行を起こしたものである。平成21（2009）年４月以降、ブタに由来するA型（H1N1pdm09）によるインフルエンザ（H1N1）2009の世界的な流行（パンデミック）が起こった。

　抗ウイルス薬による治療[*51]として、A型とB型にオセルタミビルの経口投与、ザナミビルとラニナミビルの吸入、ペラミビルの点滴静脈内注射、バロキサビル・マルボキシルの経口投与が行われる。なお、最初の３剤は患者との接触者の予防投与にも用いられる。新型と再興型には、条件付きで、ファビピラビルが経口投与されることになっている。

　発症阻止と重症化防止の目的で、A型（H1N1pdm09とH3N2）及びB型（山形系統とビクトリア系統）から成る４価ワクチンの予防接種が行われている。

❷新型コロナウイルス感染症

　新型コロナウイルス感染症（COVID-19）は、新型コロナウイルス[*52]（SARS-CoV-2）が感染して発症する新興感染症で、2019年後半に中国の武漢で集団発生した後、世界各国へ拡散した。ウイルスは次々と変異しながらパンデミック（世界的大流行）を起こしている。日本国内では、令和５（2023）年７月の時点で、感染力の増加と抗原性の変化（免疫からの逃避）が懸念される「オミクロン株」「XBB」系統の変異ウイルスが流行の主流となっている。感染症法上の位置づけは、令和５（2023）年５月８日、新型インフルエンザ等感染症（二類相当）から五類感染症に変更された。それに伴い、感染者数は、日毎の全数把握から週毎の定点把握となり、感染者は実数不明のまま発生し続けている。

　新型コロナウイルス感染症は、主に、感染者（患者及び無症状病原体保有者）がせき、くしゃみ、大声、会話、呼吸などの際に放出する、ウイルスを含んだ飛沫とエアロゾル（飛沫より小さい水分を含んだ微粒子：マイクロ飛沫）の吸入によって起こる上・下気道の感染症である。ウイルスは消化管粘膜や眼結膜へも感染し得る。なお、ウイルスが付着した器物を介する接触感染もある。

　潜伏期は、オミクロン株では、約３日を中央値として、ほとんどが10日以内に発症するとされる。症状は、発熱（37.5℃以上）、呼吸器症状（せき、息苦しい）、倦怠感（だるい）など、インフルエンザや風邪に似

*51
これら６種類の抗インフルエンザウイルス薬のうち、最初の４剤はウイルスの細胞内増殖（複製）を阻害する薬剤ではなく、細胞内で増殖したウイルスが細胞外へ遊離・放出されるのを阻害する薬剤（ノイラミニダーゼ阻害剤）である。他の２剤、バロキサビル マルボキシビルとファビピラビルは、ウイルスの増殖(複製)自体を阻害する薬剤である。

*52
ヒトに感染するコロナウイルスには、軽い風邪症状を起こす４種類のウイルスと、重い肺炎を起こすSARSコロナウイルス、MERSコロナウイルス、そして新型コロナウイルス（SARS-CoV-2）の計７種類が知られている。新型コロナウイルスに関しては、感染経路として「エアロゾル感染」（マイクロ飛沫感染）が国際的に重視されている。エアロゾル（aerozol）とは、気体中に浮遊する液体または固体の微小な粒子と周囲の気体の混合体である。エアロゾル感染の場合、ウイルスを含む粒子の内容は飛沫感染に近く、粒子の大きさは飛沫核感染に近く、粒子の浮遊距離・時間は両者の中間である。エアロゾル感染は「３密」と「大声」の環境で起こりやすい。

ている。特に、オミクロン株は上気道で増殖しやすく、鼻汁・鼻閉、咽頭痛などの風邪様症状の頻度が高い。

　感染しても無症状で経過する例が少なくなく、発症しても多くの患者は軽症のまま約７日で治癒するが、一部の患者では感染が下気道に及び、肺炎が重症化し、致命的になる。高齢者や基礎疾患がある人は重症化のリスクが高く、致命率も高い。妊婦も妊娠後半期に感染すると重症化しやすく、早産率が高くなる。

　特に、高齢者施設ではクラスター（集団感染）が多数発生しており、職員や利用者の家族などによるウイルスの持ち込みを防止する厳重な対策が求められる。

　喀痰、鼻咽頭拭い液や唾液などを検体とする核酸検出検査（PCR等）や抗原検査で現在感染しているかどうかを判定し、血液中の抗体検査で過去の感染の有無を判定する。

　薬物による治療は、発症初期の軽症〜中等症の患者には、ウイルスの細胞への侵入を阻害する中和抗体薬とウイルスの複製（増殖）を抑制する抗ウイルス薬が用いられ、発症７日前後以降の中等症〜重症患者には、抗ウイルス薬と有害な炎症反応を抑える抗炎症薬が併用される。

　発症と重症化の予防には、新しいタイプのワクチン[*53]が用いられる。五類感染症への変更後、感染対策は個人や事業者の判断に委ねられたが、感染拡大を防ぐためには、ワクチンの接種をはじめ、密閉空間、密集場所、密接場面の３密を避け、フィジカル・ディスタンス（人と人との距離）を確保し、換気を十分に行い、手指衛生（手洗い・消毒）を徹底し、マスクを着用するなど、従来の基本的な感染予防策の継続が求められる。

❸麻疹

　俗に「はしか」とよばれる急性の伝染性疾患で、全身に赤い発疹を生じ、高熱を発する。麻疹ウイルスは非常に感染力が強く[*54]、飛沫核感染（空気感染）を起こし、免疫をもたないヒトが感染すれば、まず100％発症する。肺炎や脳炎を合併することがある。麻疹は直ちに届出を要する五類感染症である。

　麻疹・風疹混合（MR）ワクチン[*55]を１歳児（１期）、小学校就学前１年以内の小児（２期）に２回定期接種することになっている。

　わが国は、平成27（2015）年３月、WHOにより、麻疹の排除状態である（土着株による感染が３年間確認されない）と認定された。しかし、その後も麻疹ウイルスの輸入感染は続いており、予防接種の励行と迅速

---

*53
SARS-CoV-2 の抗原（スパイクタンパク質）の遺伝子を体内に導入して、我われ自身の細胞に抗原を産生させて免疫を誘導する新しいタイプのワクチンであるmRNAワクチンが、発症・重症化の予防を目的として、広く接種されている（他に、ウイルスベクターワクチン、組み換えタンパク質ワクチンもある）。mRNAワクチンは、起源株（武漢株）とオミクロン株の両者に対応した２価ワクチンが接種されていたが、令和5（2023）年9月20日以降は、オミクロン株XBB.1系統対応１価ワクチンが接種されている。

*54
感受性者（免疫をもたない人）の集団で、1人の感染者が生み出す（再生産する）二次感染者の数を基本再生産数（R_0：アールノート）とよぶ。R_0は病原体の感染力の指標であり、麻疹は16〜18（1人が16〜18人に感染させる）、風疹は5〜7、インフルエンザは2〜3とされている。なお、感染症がすでに流行している集団において、感染拡大に伴い免疫獲得者が増加した後や、ワクチン接種などの感染対策がなされた後の再生産数（1人の感染者が生み出した実際の二次感染者数の平均値）を実効再生産数（Rt）といい、その数値は時間とともに変化する。実効再生産数は、実施された感染対策の評価や、感染症の発生状況把握・未来予測の指標になる。Rt＞1では感染は拡大し、Rt＜1であれば感染は収束に向かう。

第１部

第4章

87

＊55
麻疹ワクチンをすでに接種した人が、その後麻疹ウイルスに曝されず、そのためブースター効果（免疫増強効果）が得られないままに、体内の麻疹の抗体価が低下し、麻疹に罹患する事例がみられる。このような事例を二次性ワクチン不全（SVF）とよび、麻疹は発症しても軽症で非定形的な経過をとることが多く、「修飾麻疹」とよばれる。軽症でも感染源になる。

で適切な感染者対応が必要である。

❹風疹

俗に「三日ばしか」ともよばれる。風疹ウイルスが唾液などを介して飛沫感染・接触感染し、2〜3週間の潜伏期の後、発熱、発疹、リンパ節腫張を三主徴とする風疹を発症する。風疹は、発生したら、直ちに届出を要する五類感染症である。風疹ウイルスは、妊娠約20週までの妊婦に感染すると、経胎盤的に胎児に感染して、白内障、内耳性の難聴、中隔欠損などの心臓の奇形を三主徴とする先天性風疹症候群（CRS）を起こす。わが国では、平成30（2018）年以降風疹患者が急増し、先天性風疹症候群の患児も報告されている。患者は、男性が女性の約4倍で、特に30〜40代の男性が多く、女性では妊娠可能な20〜30代に多い。女性は妊娠前にワクチンを2回接種しておくことが重要である（接種後2か月は妊娠を避ける。妊娠中の接種は不可。月経中あるいは月経直後の接種が望ましい）。妊婦の周囲の者もワクチン接種が必要である[＊56]。風疹は、麻疹とともに、ワクチンで予防可能な疾患（VPD）である。

＊56
厚生労働省は、風疹の感染拡大を防止するため、昭和37（1962）年4月2日から昭和54（1979）年4月1日までの間に生まれた男性（予防接種法に基づく定期接種を受ける機会がなかった世代で、抗体保有率が女性や他の世代の男性の約90％に比べて80％と低い）を対象に、抗体検査を前提とする予防接種を第5期定期接種として実施している。その期間は令和4（2022）年4月1日から令和7（2025）年3月31日までの3年間に延長された。

❺結核

結核では、肺結核が最も多い。結核菌（抗酸菌）は極めて抵抗性が強い。感染源は患者で、せき、たんとともに排出された結核菌は、飛沫核となって空中を漂い、空気感染を起こす。吸入された結核菌は、肺のマクロファージの中で増殖する。初感染者の10％前後が発病する。既感染者は、後に、体内に潜伏した結核菌が、高齢、ヒト免疫不全ウイルス（HIV）感染、慢性疾患などによって免疫が低下すると増殖し、結核を発症する。

結核は感染症法の二類感染症（全数把握疾患）であり、全数把握対象感染症のなかで報告数が最多である。予防接種法により、生後1歳未満児に、BCG（生ワクチン）の経皮接種が行われる。施設等ではしばしば集団感染が見られる。せきやたんが2週間以上続く場合は、結核を疑い、患者を早く発見することが重要である。高齢者の結核は、せき・たんなどの呼吸器症状を示さない傾向があり、微熱・食欲低下・体重減少・倦怠感・寝汗などの全身症状に注意を要する。

感染の有無は、結核菌に対する細胞性免疫を調べる、インターフェロンγ（IFN-γ）遊離試験（IGRA：結核菌に特異的な抗原の刺激によりIFN-γを産生するTリンパ球の数を算定する方法と、産生されたIFN-γ

を定量する方法がある）によって判定する。

わが国は、令和3（2021）年に新規に登録された結核患者が1万1,519人で、人口10万人当たり9.2人となり、初めてWHOの結核低まん延国（基準は人口10万人当たり10人未満）になった。翌令和4（2022）年には、その基準は満たすものの（8.2人）、依然として1万人を超す新規感染者（10,235人）が発生している。新規患者の74％が60歳以上の高齢者である。[*57]

*57
結核予防会疫学情報センター令和4年結核年報速報。

❻肺炎

肺炎（通常、肺の感染性炎症をさす）は日本人の死亡原因の第5位（平成30〔2018〕年以降）であり、死亡者のほとんどが高齢者である。発症場所により、市中肺炎、医療・介護関連肺炎、院内肺炎に分類される。高齢者は、口腔内容物等が誤って気管へ流入し、誤嚥性肺炎を起こしやすい。

病原体は、細菌、ウイルス、真菌に分けられるが、高齢者の肺炎の起炎菌は肺炎球菌が30〜50％を占める。肺炎球菌ワクチン（23価肺炎球菌莢膜ポリサッカライドワクチン）が、高齢者を対象に定期接種されている。誤嚥性肺炎の予防には口腔ケアが有効である。

（2）経口感染（食物と水）

❶食中毒（食品媒介感染症）

通常、食品や飲料水中に含まれる生きた微生物や微生物が産生した毒素を経口摂取することによって起こる、急性の胃腸炎（嘔吐、腹痛、下痢）をさす。なお、食中毒の原因物質としては、微生物（細菌・ウイルス）のほかに、寄生虫、自然毒、化学物質がある。[*58]

細菌性食中毒は、食品とともに摂取した病原菌が腸管内で増殖して起こる感染型食中毒（増殖する際に産生した毒素によって起こる感染毒素型／生体内毒素型食中毒を含む）と、食品内で増殖した細菌が産生した毒素を摂取して起こる毒素型食中毒、に大別される。カンピロバクター、サルモネラ、ウエルシュ菌、腸管出血性大腸菌（少量の菌で感染し、重症化する）、腸炎ビブリオなどが感染型の原因菌であり、黄色ブドウ球菌（食品内で耐熱性の強力な腸管毒をつくる）、ボツリヌス菌（缶詰・瓶詰や真空パックなど酸素がない状態で強力な神経毒をつくる）などは、毒素型の原因菌である。毒素型は潜伏期が短く、感染型は長い。食品は一般に細菌の培地である。したがって、細菌性食中毒予防の原則は、細

*58
厚生労働省の「食中毒発生状況」によると、令和4（2022）年に発生した食中毒の原因物質は、事件数では寄生虫のアニサキスが1位、細菌のカンピロバクター属菌が2位、ノロウイルスが3位であった。一方、患者数では、ノロウイルスが1位、ウェルシュ菌が2位、カンピロバクターが3位であった。発生件数が最も多かった場所は飲食店、原因食は魚介類であった。アニサキスによる食中毒は、サバなどの海産魚介類に寄生しているアニサキス（線虫）の幼虫が、生きたまま摂取され、胃壁や腸壁に刺入して引き起こす寄生虫症（幼虫移行症）で、激しい腹痛を来す。1匹の幼虫で起こり、1件1患者が特徴である。一方、ノロウイルスや病原大腸菌による食中毒では、1件当たりの患者数が多く、現に給食弁当や牛乳を原因食として約2,000〜約2,500人の患者が発生した事例（令和3〔2021〕年、2件）がある。

＊59
通常慣用される「ノロ
ウイルス」という名称
は、分類学上の属名で
あり、正式なウイルス
名（種名）はノーウォ
ークウイルスである。
人に感染する「ノロウ
イルス」には多くの遺
伝子型があり、それぞ
れ抗原性が異なってい
る。

＊60
感染性胃腸炎とは、ウ
イルス、細菌、原虫な
ど、多種多様な病原体
を原因とする、下痢・
嘔吐などの胃腸炎症状
を示す感染症の総称で
ある。原因としてはノ
ロウイルスが最も多い。

＊61
直ちに石けんと流水で
手洗いができない場合
は、アルコールで手指
を消毒する。従来、ア
ルコールはノロウイル
スには無効とされてき
た。しかし最近、培養
がむずかしいヒトのノ
ロウイルスの代替ウイ
ルスとして用いられる
マウスのノロウイルス
やネコのカリシウイル
スに対して、消毒用エ
タノール（70％）が有
効であることから、ヒ
トのノロウイルスにも
有効であることが示唆
された。また、pHを酸
性に調整した特殊なア
ルコール消毒剤が有効
とされ、市販されてい
る。

菌を付けない、細菌を増やさない、細菌を加熱して殺す、である。

　ウイルス性食中毒は、ノロウイルスによるものが多く、冬期に多く発生する。生カキなど、原因食が特定できれば食中毒（食品衛生法）であるが、吐物や排泄物を介してヒトからヒトへ感染した場合は、感染性胃腸炎（感染症法の五類感染症）として扱われ、しばしば介護施設等で集団発生する。ノロウイルスによる食中毒は、調理者に手洗いを徹底させ、カキなどの二枚貝は十分に加熱（中心温度85℃〜90℃で90秒以上）して、予防する（ウイルスを付けない、殺す）。ノロウイルスは感染力が強く、汚染飲食物による経口感染のほかに、便や吐物にふれた手指を口にふれることで接触感染を起こす。さらに、突然噴出する吐物が周囲に飛散して間近な場所で飛沫感染を起こし、また、乾燥して塵埃となって空気中に舞い上がり、離れた場所で塵埃感染を起こし得る。吐物の素早い適切な処理・消毒と手洗いが重要である。

　そのほか、食物を介するウイルスの経口感染によって起こるものに、A型肝炎及びE型肝炎（イノシシ・シカ・ブタの生肉が危険）がある。変異型クロイツフェルト・ヤコブ病（vCJD）も、ウシ海綿状脳症（BSE）のプリオンの経口感染による（感染牛の脳と脊髄が危険）。

（3）性感染（性的接触）

　ヒトの異性・同性間の性的接触（性器・口腔・肛門）によって感染する疾患を、性感染症（sexually transmitted disease：STD）と総称してきた。病原体は、細菌（淋菌、梅毒トレポネーマ、クラミジアなど）、ウイルス（単純ヘルペスウイルス、A型・B型・C型肝炎ウイルス、ヒトパピローマウイルス、HIVなど）、真菌（カンジダ・アルビカンス）、原虫（膣トリコモナス）など、多種多様である。しかし性感染症は無症状のことが多いので、STI（sexually transmitted infection）とよばれるようになった。性器外感染と無症候性感染に注意が必要である。

　一般に、性器や尿路の感染症では、女性は男性より感染しやすく、男性は女性より症状が出やすい。ヒト免疫不全ウイルス（HIV）、A型・B型・C型肝炎ウイルスは、性的接触で感染しても性器には何ら症状を示さない。また、最も多い性感染症である性器クラミジア感染症（男性は尿道炎、女性は子宮頸管炎が多い）も、感染者の70％は無症状であり、感染源となっている。なお、無症状でも性器にクラミジアの感染があると、HIVの感染が10〜300倍起こりやすくなる。また、口腔・咽頭の性感染症（STI）が増加している（オーラル・セックスによる）。性感染

症は性器だけの感染症ではない。[*62]

*62
近年、梅毒が急増中であるが、性器クラミジア感染症や尖圭コンジローマなど、その他の性感染症も増加している。

❶梅毒

　梅毒トレポネーマ（らせん状の細菌）による、全身感染を起こす性感染症（感染症法の五類感染症・全数把握）である。近年、感染者が急増し、令和4（2022）年、梅毒の報告症例は12,966例に達した。令和5（2023）年の現在も、昨年を上回る増加傾向を示し、全数報告の感染症のなかで、梅毒の報告症例数は1位の結核に迫っている。患者は、男性は20〜50代、女性は20代（特に前半）が多い。

　典型的な症例では、感染の機会があってから約3週間後、感染部位（性器、肛門、口腔）にしこり（硬結）を生じ、中心部は潰瘍化する（早期梅毒1期）。感染から約3か月後には、感染は多臓器に及び、体幹部、顔面、四肢の淡紅色の発疹（バラ疹）を始め、多彩な症状を示す（早期梅毒2期）。梅毒に罹患した妊婦の場合、梅毒トレポネーマが胎盤を介して胎児に感染し、死産、早産のほか、出生児にも先天性梅毒を起こす。

　早期梅毒（感染から1年以内）の時期は、感染性が強いので、他者への感染を防ぐためにも、積極的に検査・診断・治療を行う必要がある。梅毒の診断は、症状とともに、血清中の脂質抗原（カルジオリピン）やトレポネーマ抗原に対する抗体価測定による。

　治療には、第一選択として、ペニシリン系抗菌薬であるアモキシシリンの経口投与（1日3回、4週間内服）が行われてきたが、令和3（2021）年からベンジルペニシリンの筋肉注射（初期梅毒には1回のみ、後期梅毒には週1回・3週間）が承認され、どちらかが選択される。早期の診断と治療によって完治可能であるが、治療しなければ梅毒トレポネーマは体内に残り、自然治癒はない。

❷ヒト免疫不全ウイルス（HIV）感染症／エイズ（AIDS）

　HIVは、免疫を担うマクロファージとリンパ球（CD4陽性Tリンパ球）に感染して、細胞性の免疫不全を引き起こす。この免疫不全状態に日和見感染症や腫瘍（がん）が合併して、エイズとなる。エイズと診断するためには、23のエイズ指標疾患が定められており、その1つ以上を発症した場合がエイズである。したがって、HIVをエイズウイルスとよぶのは正しくない。エイズを含めて、HIVの感染によって引き起こされる病態をまとめて、HIV感染症と総称する。エイズはHIV感染症の終末

第1部
第4章

臨床像である。通常、「HIV感染症／エイズ」と併記されることが多い。

　HIVは、感染者の血液中、CD４陽性Tリンパ球と血漿に存在する。したがって、HIVは、血液、精液、膣分泌液、母乳が主な感染源であり、性行為や血液を介し、あるいは母から子へ感染する。HIVに感染しても、エイズを発症するまでに５～10年の潜伏期がある。その間は無症候性キャリアとよばれるが、無症状者は受診しないので、HIV感染者の実数は把握できない。また、感染後、最初の10～40日間は、ウイルス核酸や抗体を検査しても感染を確認できない（この時期をウインドウ期という）。

　HIV感染症／エイズは、強力な抗HIV薬を３、４種組み合わせる抗レトロウイルス療法（ART）によって、治療可能疾患となり、致命率を低下させ得るようになった。HIV感染者は、免疫不全者として身体障害者認定を受けることができる。

❸ヒトパピローマウイルス（HPV）感染症／子宮頸がん

　毎年、日本人女性（20～40歳代）の約1.1万人が罹患して、約3,000人が死亡し、約1,000人が治療で子宮を失っている子宮頸がんは、性行為で感染するヒトパピローマウイルス[*63]（HPV）のなかの特定の遺伝子型（220種類以上あるなかで、16型、18型など13種の高リスク型HPV）の持続感染が原因で発症する。したがって、HPVの感染を予防する目的で、２価ワクチン（16・18型）と４価ワクチン（6・11・16・18型）に加えて、令和５（2023）年４月から９価ワクチン（6・11・16・18・31・33・45・52・58型）が、小学６年生～高校１年生相当の女子を対象に定期接種（３回・筋肉内注射）されている。[*64]

　HPVワクチンは、平成25（2013）年４月に定期接種が開始された後、健康被害が疑われたため、同年６月から積極的な勧奨が控えられていたが、令和４（2022）年４月、積極的な勧奨が再開された。積極的勧奨が控えられていたために接種機会を逃した約８年間の接種対象者（平成９〔1997〕年度～平成17〔2005〕年度生まれの９学年：誕生日が平成９〔1997〕年４月２日～平成18〔2006〕年４月１日の者）に対しては、公費でキャッチアップ接種が行われている（令和７〔2025〕年３月までの３年間）。

（4）ウイルス肝炎（食物感染・血液感染・性感染）

　ウイルスがもっぱら肝細胞で増殖することによって起こる、急性及び慢性の炎症を**ウイルス肝炎**といい、少なくともA型・B型・C型・D

*63
本書第１部第４章第４節17参照。

*64
HPV感染症には、子宮頸がんを始め、尖圭コンジローマや、中咽頭がん、肛門がんなどが含まれる。HPVワクチンは、ウイルスタンパクからなるウイルス様粒子（不活化ワクチン）である。４価と９価のワクチンは尖圭コンジローマ（６型と11型の感染により肛門や性器周辺に発症する鶏冠状のイボ）の予防にも有効である。４価ワクチンは、尖圭コンジローマの予防目的で男性（９歳以上）も接種可能（任意接種）となり、男女の肛門がん（6・11・16・18型に起因する）の予防も適応となった（令和２〔2020〕年12月）。

型・Ｅ型の５種類がある。

　Ａ型肝炎は、Ａ型肝炎ウイルス（肝細胞で増殖し、胆汁・胆管を経て便中に排泄される）の食物などからの経口感染及び性的接触による便口感染による急性の肝炎で、一過性で、慢性化しない。ワクチンがある。なお、男性同性愛者（MSM）を中心に、肛門を介する性感染症としても流行する。

　Ｂ型肝炎は、Ｂ型肝炎ウイルスの感染者（患者及びキャリア）を感染源とする血液感染によって起こる。すなわち、性行為、医療行為、入れ墨、麻薬注射の回し打ち、出産に際して、血液を介して感染する。急性肝炎は一過性で予後はよいが、慢性肝炎になると、肝硬変を経て肝がんへ進展する場合がある。ワクチン及び抗ウイルス薬がある。Ｂ型肝炎ワクチン（Ｂ型肝炎ウイルスの成分ワクチン）は、平成28（2016）年10月１日から、ヒトからヒトへの水平感染を防ぐ目的で定期接種化され、生後１歳までの小児を対象に３回（生後２、３、７～８か月）接種されることになった。なお、感染している妊婦からの母子感染防止目的では、生後０、１、６か月の計３回接種されるが、初回は生後12時間以内を目安に、抗体（抗HBsヒト免疫グロブリン）の筋肉内注射と合わせて、皮下に接種される。感染するリスクが高い医療従事者などには任意接種が勧められる。

　Ｃ型肝炎は、多くが慢性肝炎の経過をとり、高率で肝硬変・肝がんへ進展する。Ｃ型肝炎ウイルスは血液を介して感染するが、特に平成４（1992）年以前の輸血や血液製剤投与など、かつては医療行為による感染が多かった。日本人の感染者は150～200万人といわれる。ワクチンはないが、抗ウイルス薬による治療が可能である。

　Ｄ型肝炎は、欠陥ウイルスであるＤ型肝炎ウイルスが、ヘルパーウイルスであるＢ型肝炎ウイルスと同時感染、あるいは重複感染した場合にのみ見られる。Ｂ型肝炎ワクチンが有効である。

　Ｅ型肝炎は、急性肝炎のみで慢性化しない。国内では、Ｅ型肝炎ウイルスを保有するイノシシ・シカ・ブタの生肉を介して食物感染する、動物由来感染症である。飲食店におけるブタの生肉提供は禁止されている（平成27〔2015〕年６月以降）。ワクチンはまだない。

（5）母子感染（妊娠・出産・授乳による垂直感染）

　種々の病原微生物が、母体から胎盤、産道、母乳を介して、胎児または新生児に直接伝播されて感染する（垂直感染）。妊婦の感染によって

出生児に重篤な症状や障害を来す母子感染症を、病原体の頭文字を取ってTORCH（トーチ）症候群と総称する。Tは先天性トキソプラズマ症、Oはその他（先天性梅毒など）、Rは先天性風疹症候群、Cは先天性サイトメガロウイルス感染症、Hは新生児ヘルペスを表す。

（6）動物由来感染症・節足動物媒介感染症

　野生動物、家畜、ペットなどから種々の病原微生物が、種々の感染経路でヒトに感染し、動物由来感染症（人獣共通感染症）を引き起こす。また、節足動物が種々の病原微生物を媒介し、経皮感染が起こる（節足動物媒介感染症）。ヒトの病原体の大半は動物由来であり、特に新興・再興感染症の70％は動物由来感染症か節足動物媒介感染症である。新型コロナウイルスも動物由来（コウモリから直接あるいは野生動物を介してヒトに感染したと考えられている）であり、マダニ媒介で重症熱性血小板減少症候群（SFTS）や日本紅斑熱、ツツガムシでつつが虫病、ネッタイシマカやヒトスジシマカでデング熱やジカウイルス感染症、コガタアカイエカで日本脳炎、ハマダラカでマラリア、などがその例である。

　近年の感染症の特徴として、新興・再興感染症、国境なき感染症、動物由来感染症、薬剤耐性菌感染症があげられる。ほとんどの感染症がヒトからヒトへ伝染し、アウトブレイクを起こす。[*65]

　病原体は、肉眼では見えず、増殖し、周囲へ広がる。したがって、各施設においては、全職員の必須業務として、感染症と病原体に関する正しい知識と適切な対応による、医療関連感染の制御（予防と制圧）が求められる。無知と無視が危険である。

5 神経疾患

　福祉の実践においては、神経疾患の占める比重は極めて大きい。第一に、神経系は全身の運動及び知覚を支配し、また自律神経を介して呼吸や循環といった生存に不可欠な機能を維持し、さらには最も人間的な機能である知能や感情をもつかさどっている。したがって、神経疾患は直ちにADL（日常生活動作）、手段的ADL、知的能動性といった種々のレベルの活動能力を低下させ、また患者のQOL（生活の質）を低下させる原因となり得る。

　第二に、神経細胞は再生することがないとされており、神経細胞間のネットワークも再生は困難である。そのため、いったん疾患により障害

*65
一定の地域や集団で、一定期間内に、ある感染症が予想以上の頻度で発生（集団発生）したことをさす。また、ある地域や集団で、従来検出されなかった病原体による感染症が一例でも特定されれば、アウトブレイクとして扱う。令和4（2022）年、本来はアフリカに生息するげっ歯類を自然宿主とするとみなされていたエムポックスウイルス（旧名サル痘ウイルス）による動物由来感染症（急性発疹性疾患）であるエムポックス（旧名サル痘）が、ヒト－ヒト感染により、欧米を中心に世界各国で発生した。わが国では、エムポックスは感染症法の四類感染症であり、令和5（2023）年5月26日、旧名のサル痘からエムポックスへ名称が変更された。令和5（2023）年10月の時点で、世界112か国・地域で9万人を超す症例が報告されており、日本国内では208例が発生している。症例の多くは若年の男性同性愛者（MSM）で、病変（皮疹）は局所（会陰・肛門周囲・口腔）に集中する傾向があり、患者との性的接触による感染が示唆されている。

〈表1－4－5〉神経疾患の代表的な症状・徴候

・意識障害、せん妄、幻覚、妄想
・もの忘れ、失見当識
・ひきつけ、けいれん
・視力低下、複視（ものが二重に見える）
・構音障害（しゃべりにくい、ろれつが回らない）
・嚥下障害（むせ）
・筋力低下、まひ
・運動失調
・無動（動作が少ない）
・不随意運動（勝手に手足や身体が動いてしまう、ふるえ、など）
・頭痛、神経痛
・感覚障害（しびれ、など）
・めまい、ふらつき

（筆者作成）

が生じると、難治であり、疾患による障害が長期間持続することが多い。

　第三に、原因不明の疾患や、有効な治療法が確立されていないものが多く、現に、いわゆる難病（特定疾患）の多くが神経疾患から成っていることがあげられる。

　神経疾患は多数あり、限られたスペースで説くことは不可能であるので、本項では代表的な疾患についてあげることとする。神経疾患の代表的な症状や徴候は**表1－4－5**のとおりであり、これらが認められるが診断されていない場合は、医療従事者への相談・紹介を考慮すべきと思われる。また、神経疾患では精神疾患と同様に、認知機能にかかわる症状が出現することが多く、知覚、記憶、学習、思考、判断などがさまざまな組み合わせで障害されることがある。これを高次脳機能障害[66]といい、後述する脳血管障害や外傷で見られ、神経疾患のリハビリテーションの重要な課題となる。

*66
本書第1部第5章第3
節10参照。

（1）脳血管障害

　脳血管障害（脳卒中）は重要な疾患である。令和3（2021）年のわが国の死因では脳血管疾患は悪性新生物、心疾患についで第3位、割合としては10.7％を占めている。ここでは、脳卒中発作を来す代表的な脳血管障害である脳梗塞、脳出血、くも膜下出血について説明する。

　脳梗塞はわが国の脳卒中では最も頻繁にみられるもので、主として動脈硬化が原因で脳血管が閉塞し、その灌流域（かんりゅういき）（血流の下流）に虚血が起こり、組織が壊死することによって発生する。片側のまひ、言語障害、種々の感覚障害など障害された部位によってさまざまな症状が起こる。

閉塞の原因が血栓性である場合には、発症数時間以内であれば血栓溶解療法が有効なので早期に受診し、診断を確定することが重要である。なお、脳梗塞のなかには、一過性脳虚血発作（TIA）とよばれるものがあり、症状は脳梗塞と同様であるが24時間以内に消失する。脳梗塞の前病変と考えられている。また、脳塞栓もあり、これは脳動脈閉塞部位以外（例えば心臓）でできた血栓などが脳血管閉塞の原因となるものである。

　脳梗塞の多くは動脈硬化によってもたらされるので、高血圧、脂質異常症（高脂血症）、糖尿病、肥満、運動不足、喫煙などが原因となるため、生活習慣を改善することが発症予防・再発予防に重要である。また、前述の脳塞栓の場合は不整脈（脈の乱れ、特に心房細動）により心臓（特に心房）内に血栓ができることが多く、不整脈の治療や血栓をできにくくする抗凝固薬などの投与が必要となる。

　脳出血とくも膜下出血は脳血管が破綻する（破ける）ことによる出血であり、前者は脳実質内に、後者は脳実質を包んでいるくも膜下腔に出血が起こる。脳出血の主要な原因は高血圧であることが多く、突然の頭痛や意識障害のほかに、脳梗塞同様に片側のまひ、言語障害、種々の感覚障害を来す。くも膜下出血の主要な原因は脳動脈瘤破裂であり、必ずしも動脈硬化とは関連しないため比較的若年（40歳代～60歳代）に発症する。突然の激しい頭痛、意識消失が特徴で、急性心筋梗塞と並んで急死の重大な原因となる。致死率も他の脳卒中と比較して高い。

　これら出血性の脳卒中の急性期の治療は全身の降圧を行い、出血に伴って起こってくる脳浮腫の予防を行う。場合によっては外科手術（血腫除去、出血部位の止血など）が行われる。

　脳血管障害は慢性期になると、いずれであっても、運動障害（まひ、嚥下困難など）、感覚障害、認知機能低下などの症状を示す。近年は、失語などの高次脳機能障害が、後遺症として注目されている。

*67
本書第1部第5章第3節11参照。

　脳血管障害による^{*67}認知症は、大きな脳卒中発作を繰り返すうちに起こってくる場合と、無徴候性の小梗塞を繰り返しながら悪化する場合がある。したがって、後者では、必ずしも明らかな脳卒中の病歴がなくても発症する。脳血管障害による認知症の初期症状は、前頭葉症状が特徴的であり、感情鈍麻、やる気の低下、うつ状態（気分の落ち込み）などが目立つことが多く、記憶障害は次の（2）❶に述べるアルツハイマー病ほど顕著ではないことが多い。

（2）脱髄・変性疾患

　神経細胞の軸索を包む髄鞘（ずいしょう）が破壊される状態を脱髄といい、多発性硬化症が代表的な疾患である。主として30歳前後の若年期に初発し、再発と寛解を繰り返しながら長期にわたって全身の神経系を障害する。障害された場所によって、視覚障害、運動障害（まひ、など）、排尿障害など、多彩な症状を呈する。ステロイドにより治療を行う。

　一方、変性疾患は神経細胞の破壊が起こる状態をさし、障害される場所によってさまざまな名称がついている。ここでは、アルツハイマー病、パーキンソン病、筋萎縮性側索硬化症（ALS）を中心に代表的なもののみを紹介する。

❶認知症

*68
　認知症は前述のように脳血管障害によっても起こるが、変性疾患としての認知症は大脳皮質の神経細胞の脱落が起こるもので、アルツハイマー病が代表的である。70歳前後の高齢期に発症することが多いが、40歳以降の中年期、初老期に発症するケースもある。

　ほかに、ピック病（前頭側頭型認知症）やレビー小体病などがあり、それぞれ特徴的な症状を呈する。

❷パーキンソン病

　パーキンソン病は中脳の黒質（こくしつ）にあるドーパミン神経細胞に変性を来す疾患で、中年から老年期に多く発症し、数年をかけて徐々に進行する。振戦（ふるえ）（しんせん）は特徴的で、四肢などに主に安静の状態で出現する。筋固縮も重要な徴候で、四肢を他動的に（例えば介護者が）動かそうとすると筋の抵抗を感じる。動作緩徐（動きにくさ）が出現し、運動量が減り、歩行時の腕振りの消失、小股歩行、表情筋の無動による仮面様顔貌などを呈する。

　不足しているドーパミンあるいはドーパミン受容体を刺激する薬剤などを内服するのが代表的な治療であるが、難治の場合には外科手術も試みられる。また、長期にわたる疾患のため、理学療法や作業療法の意義も少なくない。なお、それほど頻度が高いわけではないが、上述したようなパーキンソン病の症状はほかの疾患（脳血管障害、脳炎、脳外傷、各種中毒）の後遺症としても起こることがあり、これをパーキンソン症候群という。

*68
*67に同じ。

第1部
第4章

❸運動ニューロン疾患

運動ニューロン疾患は運動をつかさどる神経細胞に変性が起こる一連の疾患をさし、上位運動ニューロン（大脳）、下位運動ニューロン（脳幹基底核や脊髄前角）が障害される。代表的な疾患は**筋萎縮性側索硬化症（ALS）**であり、徐々に進行し、病末期には人工呼吸器が必要となることが多く、その在宅ケアは福祉の重要な課題である。

❹その他の変性疾患

脊髄小脳変性症は、小脳、脊髄、脳幹などに変性が起こる一連の疾患をさし、障害された部位によりいくつかの疾患に分けられる。小脳失調、運動障害、パーキンソン症候群などを呈する。薬物療法が試みられているが、難治である。一部の症例では、遺伝的な素因が示されており、家族性に発病する。

ハンチントン病は舞踏病ともよばれ、全身の不随意運動を特徴とする疾患で、常染色体顕性の遺伝形式をとる。30歳代〜50歳代に発症し、不随意運動のためにADLが障害され、認知機能低下、抑うつを呈する。

筋ジストロフィーは筋組織の変性を来す一連の疾患である。男児に発症するデュシェンヌ型筋ジストロフィー、成人期の疾患である筋強直性ジストロフィーが代表的な疾患であり、いずれも原因遺伝子が同定されている。

（3）腫瘍・外傷・感染症

全身の組織と同様に、神経系にも腫瘍が生じる。グリオーマのような悪性のものから、髄膜腫のような良性のものまであり、外科手術により治療される。障害された部位によってその部位の神経組織の脱落症状を呈する。特殊な脳腫瘍としては、脳下垂体に生じる腫瘍があり、ホルモンの欠乏ないし過剰といった神経内分泌的な症状を呈する。

外傷後遺症も実地では多く見られる。腫瘍と同じく、障害された部位によって脱落症状を呈する。特に認知機能にかかわる部位が障害された場合には、前述した高次脳機能障害が生じ、外傷後遺症のリハビリテーションの重要な課題となる。

慢性硬膜下血腫は高齢者、飲酒者に好発し、外傷（しばしば転倒）後1か月程度で頭蓋内に生じる血腫であるが、頭痛、吐きけなど非特異的な症状を示し、早期に発見されれば外科手術により治癒し得る。

急性硬膜外血腫は強い頭部打撲の直後に生じ、若年層に多くみられる。

頭蓋骨の骨折を伴うことが多く、骨折部の近くの動脈、静脈が損傷され、脳を包む硬膜と頭蓋骨の間に血腫ができる。血腫が急激に大きくなることがあり、脳実質を圧迫する場合には意識障害を引き起こし、外科手術を要することがある。このため、頭部打撲があった場合には年齢にかかわらず速やかにCT、MRIなどの画像診断のために受診すべきである。

　感染症もさまざまであるが、急性の疾患としては髄膜炎が代表的である。頭痛、吐きけ、頸部硬直などを呈し、細菌性、ウイルス性、真菌性、結核性などがある。慢性の疾患としてはクロイツフェルト・ヤコブ病が最近注目されている。プリオン（感染性をもつタンパク）による感染症で、角膜移植、脳の硬膜移植などの手術によって医原性に感染することがある。感染後、長期間を経過してから、認知症、運動障害を発症する。

（4）その他

　免疫異常が原因となる神経疾患も多い。ギラン・バレー症候群は、先行感染を機に発症する末梢神経障害であり、重症筋無力症は、神経筋接合部のアセチルコリン受容体が障害されるものである。治療法としては、ステロイド、血漿交換、免疫抑制薬などがある。

　解剖学的な異常がなくても起こり得る疾患がある。てんかんは実地で見ることが多い疾患であり、症状により強直間代発作（きょうちょくかんだいほっさ）、欠神発作（けっしんほっさ）、脱力発作、ミオクロニー発作、部分発作などの病型に分かれる。抗てんかん薬によりよくコントロールされ、通常の社会活動を行える場合が多いが、難治の場合もある。

　神経痛はありふれた訴えである。解剖学的な異常が発見できないことも多いが、高齢者ではしばしば器質的であり、骨粗しょう症による脊椎変形により発生する場合や、急性のものとしてはウイルス感染による帯状疱疹（たいじょうほうしん）がよく見られる。頭痛もしばしば見られるが、脳腫瘍など解剖学的な異常は発見できないことが多い。

　周期性四肢まひはまれな疾患であり、しばしば血清中の低カリウムにより発生する。遺伝素因によるもの、他疾患に引き続くものがある。

6 精神疾患

　精神疾患は脳の機能的な障害や器質的な問題によって、感情や行動などに著しいかたよりが見られる状態であり、定義は幅広く、多くの病気が含まれる。現在日本で用いられている精神疾患（障害）の分類法には

ICDとDSMの２つの種類がある。

ICDはInternational Statistical Classification of Diseases and Related Health Problems（疾病及び関連保健問題の国際統計分類）であり、死因や疾病の国際的な統計基準として世界保健機関（WHO）によって公表されている。WHOに加入している国には、疾病統計の報告にICDを使用することが義務付けられているため、公式な報告や行政的な認定などにはICDが用いられる。

DSMはDiagnostic and Statistical Manual of Mental Disorders（精神障害の診断と統計の手引）であり、精神科医が患者の精神医学的問題を診断する際の指針を示すためにアメリカ精神医学会が定めた精神障害に関するガイドラインである。現在第５版が最新版として使用されている。なおDSMでは「diseaseではなくdisorderという言葉を用いる」ことになっており、分類が医学一般で用いられる「疾患」ではないことが示されている。

DSM-5では、精神疾患の診断分類を22種類に分けているが、ここでは患者数の多い、統合失調症と双極性障害及びうつ障害について解説する。

（1）統合失調症

❶概念

＊69
本書第１部第５章第3節8参照。

統合失調症の疾病概念は、1899年にドイツの精神医学者クレペリン（Kraepelin, E.）が、青年期に発病して慢性の経過をたどり、末期には特有の人格変化を来す一群に「早発性痴呆」と名付け、それを精神医学体系の中に位置付けたことに始まる。その後、スイスの精神医学者ブロイラー（Bleuler, E.）が1911年に「早発痴呆」の病態を心理学的（精神病理学的）特徴によって横断的にとらえ直し、初めてスキゾフレニア（Schizophrenie）という病名を用いて病態を解説した。DSM-5では統合失調症スペクトラム障害及び他の精神病性障害群に分類されている。

❷症状

考えや気持ち、行動などがまとまらなくなるもので、特徴的な症状として、陽性症状（悪口が聞こえる、いじめられていると思い込むなど）、陰性症状（やる気が出ない、周りに関心がなくなる、疲れやすいなど）、認知機能障害（融通がきかない、段取りよく行動できない、忘れっぽいなど）がみられる。

❸発症頻度

　発症の頻度は、全世界で推定すると0.3〜1.0％に及ぶといわれ、またわが国では0.7〜0.8％の罹病危険率を示している。発症頻度に性差は認められないが、発症のピークは、男性が10〜20歳代であるのに対し、女性は20〜30歳代前半に多いといわれる。

❹病因

　現段階では、明らかな原因と認められるものは発見されていない。脳の異常、脳内のドーパミンの過剰、遺伝、心理・環境などの要因が多次元的に結び付き、発症に至ると考えられている。

❺治療

　薬物療法が中心だが、精神療法や集団精神療法、社会生活技能訓練（SST：ソーシャルスキルトレーニング）、精神科作業療法などの心理社会療法が行われる。薬物療法では、急性期の激しい症状を和らげ、通常の生活を可能にするとともに、服薬の継続によって再発を防ぐことを目的としている。

　一方、心理社会療法は、社会機能を回復することを目標にしており、病気や治療について学ぶ心理教育や趣味活動から就労に近い作業を実際に行う作業療法、日常生活で必要なことをグループの中で実践する社会生活技能訓練（SST）などを行う。

❻経過と予後

　統合失調症の治療経過は、発症の時期、病型、早期治療の有無、リハビリテーション、生活環境の違いなどによってさまざまに変化する。また、病院の入院期間は、統合失調症の重症度、家族のケア能力、地域の特性、病院の構造及びスタッフの質・量・治療技術などの多因子によって決定される。

　統合失調症の回復過程は、精神的に混乱した状態がだんだんと整理された状態に向かっていくと考えられるが、それぞれの段階が連続的・直線的に進んでいくというよりは、段階状に進展していくか、行きつ戻りつして進むことが多い。

　予後としては、完全に回復する、軽度の人格欠陥に至る、重い人格欠陥に至る、人格荒廃に陥る人がそれぞれ4分の1ずつに分かれるという説がある。

❼再発の危険性

　心身が疲れきった状態のとき、旅立ちや新しい環境（入学、別居、就職、結婚など）に入ったとき、自分の頼りにしていた人や物を喪失したとき、感情表出の強い家族（家族が患者に対して、過干渉、過保護、支配的関係、共生的関係など感情的巻き込みがあったり、批判的あるいは攻撃的であったりする感情的な表現の激しい家族）と同居している場合などストレスが強いときに再発しやすいといわれている。

（2）双極性障害及び抑うつ障害

❶概念

*70、71
*69に同じ。

　双極性障害及び**抑うつ障害**[*70][*71]は、気分と意欲が障害される一群の精神障害のことである。DSM-Ⅳでは気分障害という一つにまとめられた概念であったが、双極性障害と抑うつ障害の異質性や、統合失調症との近縁性に関する研究の成果を受けて、DSM-5では別々のカテゴリーに分けられることになった。しかし、原因や治療等に大きな変化は見られないので、まとめて述べる。

　概念形成の歴史をみると、古くは紀元前のギリシャ時代のヒポクラテス（Hippocrates）の医書に「躁」と「うつ」に関する記載を見出すことができるが、近代では、19世紀になってフランスのファルレ（Falret, J. P.）が「躁」と「うつ」が同一の患者に反復してみられることを重視し、循環精神病という概念を提唱したことに始まる。また、クレペリンは、早発痴呆に対峙するものとして、躁うつ病を位置付け、その2つの精神疾患を内因性精神病の中心をなすものと考えた。

　現在、わが国では、必要に応じて「気分障害」という名称を用いる場合もあり、臨床では従来の「躁うつ病」という名称を使うこともある。

❷症状

　気分が高まったり落ち込んだり、躁状態とうつ状態を繰り返す。激しい躁状態とうつ状態のある双極Ⅰ型と、軽い躁的な状態（軽躁状態）とうつ状態のある双極Ⅱ型がある。抑うつ障害の症状は抑うつ気分だけでなく、他の精神症状や機能障害（例えば、集中力低下、疲労感、性欲の喪失、以前は楽しめた活動のほぼすべての事柄に関する興味または喜びの喪失、睡眠障害）を引き起こし、ときに診断及び治療が複雑になる。

❸発症頻度

　重症例を主に取り上げるのか、軽症例を含めて基準を広く設定するか
など、基準の定め方で数値が異なるため、報告によってかなりの違いが
あり、双極性障害と抑うつ障害を合わせた発症頻度は一般人口全体の１
％以下とするものから、5.4〜6.0％とするものまでさまざまである。

　最近の動向としては、軽症抑うつ障害の増加に注目が集まっており、
総合病院の内科外来患者の５〜10％、総合病院の精神科外来患者の20％
は抑うつ障害であるとの報告がある。また、発症の平均年齢は40歳と比
較的高く、女性に多いとされている。

❹病因

　発病のメカニズムとしては、遺伝や脳内神経伝達物質代謝系の脆弱性
（主としてセロトニン）など生物学的な素因がもとにあり、生育環境と
の関連の中で要因としての性格特性が形成され、その性格特性が、発病
を引き起こす要因として水面下で持続的な影響を及ぼす。そこに、心理
的・社会的なストレスや身体疾患などの誘因が作用して、発病に至るの
であろうと考えられている。

❺治療

　治療は、うつ病相と躁病相に大きく分けられるが、いずれにしても薬
物療法を中心として、精神療法を併用するのが最も一般的である。

❻経過と予後

　病相の種類やその持続期間、初発年齢、間欠期（病相と病相の間の平
静な期間）の長さなど、種々の要素により異なる。

　抑うつ障害の場合、未治療でも３か月〜１年ほど、治療を受ければ数
週間〜３か月で収束するが、約50％が再発するといわれ、重症例では約
80％が再発するとの報告がある。再発を繰り返すごとに病相期が長くな
り、間欠期が短くなる。また、慢性化すると、無気力、心気的傾向が強
まり過度に依存的になる場合があるといわれる。

　双極性障害では、約90％に再発がみられ、再発を繰り返すごとに病相
期が長くなり、間欠期が短くなる傾向は、抑うつ障害の場合よりも強い。
また、病相反復の頻度が増加し、１年に４〜５回以上、病相を反復する
症例があり（ラピッドサイクラー）、慢性化すると、病相期以外にも易
怒性、軽率行動がみられるようになったり、アルコール使用障害に陥る

第1部
第4章

こともあるとされる。

7 運動器疾患・外傷

　ヒトの成長発達・加齢を考慮して、小児期（18歳未満）、成年期（18歳以上65歳未満）、老年期（65歳以上）の３つの時期に大別して、それぞれの時期における運動器の特徴と特有の疾患、頻度の高い外傷について述べる。

（1）小児期

　誕生から乳児期（１歳前後）にかけての第一成長加速期と小学生高学年から中学生にかけての第二成長加速期とよばれる体格の向上が著しい時期がある。幼児期（１歳～６歳ごろ）の前半では、姿勢保持能や歩行能力の獲得といった神経系の発達が著しく、思春期以降では、筋骨格系を中心とした体力の向上が見られる。ここでは、小児期を新生児期～乳児期（１歳前後まで）、幼児期～学童期（12歳前後まで）、思春期以降の３期に分けて、それぞれの時期に特有の疾患や外傷について概説する。

❶新生児期～乳児期

　この時期は、先天性疾患への対応が重要である。先天性股関節脱臼や先天性内反足が、主なものである。適切な時期に治療介入が行えるように、保護者へのていねいな説明を行い、協力を得る。緊急対応の必要な疾患としては、化膿性関節炎があげられる。

❷幼児期～学童期

　歩行可能となっても、立位歩行バランスが十分に身に付いておらず、転倒しやすい。この際に、頭部を保護するための防御伸展反応により手を着くことから、橈骨遠位端骨折など上肢の骨折の頻度が高い。最近では、転倒の際の防御伸展反応の発現が不十分で頭部を打撲する事例が目立っている。高所からの転落や交通事故による、頭部外傷・脊椎外傷による中枢神経損傷もみられる。

　ダウン症候群では、環軸椎の不安定症が数％の児で見られる。転倒による脊髄損傷が起こり得るので、頸椎のレントゲンチェックを要する。

　股関節疾患では、ペルテス病や大腿骨頭すべり症などが男子に多く見られる。治療が遅れると、成人になって遺残骨頭変形による二次性変形

性股関節症を起こすことから、早期発見・早期治療を要する。

❸思春期以降

　思春期特発性側弯症は女子に多く、コブ角（**図１－４－10**）50度以上の高度な変形になると容姿上の問題だけではなく、腰背痛や心肺機能の低下を来すことがある。脊椎は前額面での弯曲だけではなく、横断面（水平面）での椎体の回旋を伴っており、結果として肋骨の変形を生じる。体幹を前屈させる前屈試験（**図１－４－11**）では肋骨変形が明らか

〈図１－４－10〉**コブ角の計測法**　　〈図１－４－11〉**側弯の診察法**

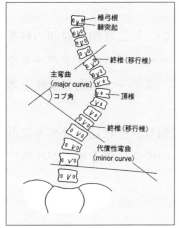

（出典）柳迫康夫「小児の骨・関節疾患」林　奉史 編著『よくわかる整形外科看護ハンドブック 改訂２版』メディカ出版、2003年、320頁

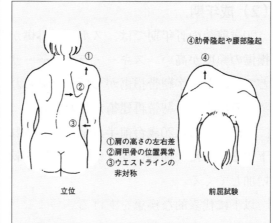

（出典）柳迫康夫「小児の骨・関節疾患」林　奉史 編著『よくわかる整形外科看護ハンドブック 改訂２版』メディカ出版、2003年、320頁

〈写真１－４－１〉**側弯症に対する脊椎矯正固定術後の全脊椎正面像**

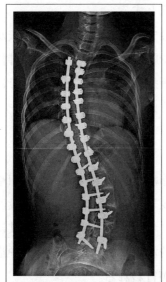

（筆者撮影）

となり、診断的価値がある。治療は、装具治療が中心であるが、コブ角50度以上の高度な変形で進行傾向があれば、脊椎変形矯正固定術（**写真1－4－1**）の適応となる。

この時期は、男女ともにスポーツ活動への参加機会が増加するが、成長期の骨が成長軟骨などを有しているために、筋肉・腱などの軟部組織に比較して相対的に脆弱であることから、肘関節周囲の野球肘（関節軟骨の障害）、オスグッド・シュラッター病（膝蓋腱付着部の骨軟骨障害）などのスポーツ障害が見られる。トレーニングの方法や量に問題があることが多く、スポーツ指導者への啓発も重要である。

（2）成年期

20歳前後の青年期では、スポーツ外傷が多い。特に膝関節周囲の靭帯損傷の頻度が高い。スキー・ラグビー・サッカー・バスケットボールなどでは、前十字靭帯損傷がしばしば見られる。スポーツ活動の継続を希望する場合は、靭帯再建術が行われる。

一般に体力は20歳台前半がピークとされており、それ以後は徐々に低下する。また、加齢に伴う椎間板や関節軟骨の変性に伴う疾患が次第に増加してくる。

以下に代表的な疾患をあげる。

❶腰椎椎間板ヘルニア

腰痛の原因となる代表的な疾患である。後方（背側）に脱出した椎間板（髄核）によって、神経根が刺激圧迫されるために生じる腰痛や下肢のしびれや痛みなどを主症状とする。

装具療法、薬物療法、神経ブロックなどの保存療法がまず行われるが、保存療法の効果がない場合や膀胱直腸障害（排尿・排便を制御する神経の障害）を伴う場合には手術療法が行われる。近年では、小皮切による最小侵襲手術も広く行われるようになってきている。

❷変形性股関節症

日本では、小児期の股関節疾患（先天性股関節脱臼や前述の股関節疾患）の後遺症である二次性変形性股関節症が多い。股関節痛と股関節の可動域制限が主症状であり、歩行障害を来す。まず杖による免荷歩行や消炎鎮痛剤投与などの保存的治療が行われる。変形や症状が進行した場合には、人工股関節置換術が行われる。

❸変形性膝関節症

　変形性関節症の中では最も頻度が高い。日本においては、O脚変形などの関節アラインメント異常や、半月板損傷、関節軟骨変性などが原因であって、膝関節痛や腫脹、可動域制限が主症状である。正座が困難になる、歩行困難などの症状が見られる。初期の治療は、大腿四頭筋の筋力強化訓練が有効であるとされる。その他、消炎鎮痛剤の内服やヒアルロン酸の関節内注射なども、よく用いられる。疼痛が高度になると、高位脛骨骨切り術や人工膝関節置換術が実施される。

（3）老年期

　世界保健機関（WHO）の定義では、65歳以上の人を高齢者としている。日本における高齢者の人口は、令和3（2021）年には日本の総人口の28.9％に達した。しかも、健康保険制度をはじめとする社会保障制度の中で「後期高齢者」とされる75歳以上の人口は、日本の総人口の14.9％を占めており、65〜74歳のいわゆる「前期高齢者」が占める14.0％を上回っている。[72]

　日本人の平均寿命は令和4（2022）年には男性81.05歳、女性87.09歳と、前年と比較して男性は0.42年、女性は0.49年下回った。一方、介護を必要とせず、健康的に日常生活を送ることのできる期間を示す「健康寿命」は、令和元（2019）年では、男性72.68歳、女性75.38歳であり、[73]「健康寿命」を延ばして、平均寿命に近づけて要介護期間を短縮することが大きな課題となっている。

　日本整形外科学会では、ロコモティブシンドローム（locomotive syndrome）（以下、「ロコモ」）という概念を提唱し、加齢に伴う運動機能の低下や運動器疾患により、歩行や立ち座りなどの移動機能が低下し、要介護のリスクが高くなった状態の予防と改善をめざして啓発運動を行っている。以下、「ロコモ」の主な原因となっている頸髄症・脊髄損傷、骨粗しょう症、腰部脊柱管狭窄症について述べる。

❶頸髄症・脊髄損傷

　頸椎の椎間板変性や骨棘形成により、脊柱管が狭くなる結果、頸髄が圧迫され、四肢まひ、しびれ、疼痛などを生ずる状態を頸髄症という。高齢者では、長い年月をかけて徐々に頸髄が圧迫されており、転倒や長時間上を見上げて頸椎伸展位が維持されたなどの軽微な外力で急速にまひが生ずる場合（急性頸髄損傷）がある。20世紀後半には、急性の頸髄

*72
内閣府『令和4年版高齢社会白書』。

*73
*72に同じ。

損傷の主原因は、交通外傷や労働災害であったが、社会の高齢化に伴い、転倒などの軽微な外力によるものが主となってきている。

①症状・診断

頸髄が損傷を受けると、損傷レベル以下に運動まひ、感覚障害、膀胱直腸障害、自律神経障害（体温や血圧の調節障害）が生じる。重症度は、損傷レベルとまひの程度（完全か不完全か）で決まる。転倒した高齢者に発生するのは、中心性頸髄損傷と呼ばれるタイプが多く、下肢に比べて上肢の障害が強いことが特徴的である。

脊髄の損傷状況や脊柱管の圧迫状況を確認するにはMRIが有効である。

②治療

急性期は損傷部位の局所安静を図りながら、できるだけ早期からの関節可動域訓練や、残存筋力の維持・強化などのリハビリテーション介入が行われる。呼吸筋まひを伴うため、呼吸理学療法も重要である。

第3頸髄以上のレベルでは、四肢のまひのほか、自発呼吸の著しい障害のために人工呼吸管理を要する。経過中のまひの進行があれば、手術の適応がある。

❷骨粗しょう症

骨は、コラーゲンなどのタンパク質を主体とする骨基質にミネラル成分（カルシウムやリン）である骨塩が沈着して形成される。正常骨組織では、骨吸収と骨形成のバランスが保たれることにより、骨量が一定に保たれる。何らかの原因により、骨吸収の亢進あるいは骨形成の低下を生じることにより、骨量が減少して、骨がもろくなる状態が骨粗しょう症である。

①症状

転倒など軽微な外力での骨折（脆弱性骨折）を生じて、**骨粗しょう症**があることが判明することが多い。脆弱性骨折は、脊椎圧迫骨折、大腿骨近位部骨折、橈骨遠位端骨折、上腕骨外科頸骨折などが多く見られる。

②診断

日本骨代謝学会が原発性骨粗しょう症の診断基準を**表1-4-6**のように定めている。

脆弱性骨折の診断では、ごく軽微な骨折の場合、単純X線検査で見出すことが困難なことがあり、MRIなどが有効となる場合がある。ま

〈表1－4－6〉原発性骨粗しょう症の診断基準

低骨量を来す骨粗しょう症以外の疾患または続発性骨粗しょう症を認めず、骨評価の結果が下記の条件を満たす場合、原発性骨粗しょう症と診断する。脆弱性骨折のない場合、骨粗しょう症の骨密度のカットオフ値（g/cm²）はYAMの70%または－2.5SDであり、骨密度が－2.5SDより大きく－1.0未満の場合を骨量減少とする。

Ⅰ．脆弱性骨折 (注1) あり
　1．椎体骨折 (注2) または大腿骨近位部骨折あり
　2．その他の脆弱性骨折 (注3) があり、骨密度 (注4) がYAMの80%未満

Ⅱ．脆弱性骨折なし
　骨密度 (注4) がYAMの70%以下または－2.5SD以下

YAM：若年成人平均値（腰椎では20～44歳、大腿骨近位部では20～29歳）
（注1）軽微な外力によって発生した非外傷性骨折。軽微な外力とは、立った姿勢からの転倒か、それ以下の外力をさす。
（注2）形態椎体骨折のうち、3分の2は無症候性であることに留意するとともに、鑑別診断の観点からも脊椎X線像を確認することが望ましい。
（注3）その他の脆弱性骨折：軽微な外力によって発生した非外傷性骨折で、骨折部位は肋骨、骨盤（恥骨、坐骨、仙骨を含む）、上腕骨近位部、橈骨遠位端、下腿骨。
（注4）骨密度は原則として腰椎または大腿骨近位部骨密度とする。また、複数部位で測定した場合にはより低い%値またはSD値を採用することとする。腰椎においてはL1～L4またはL2～L4を基準値とする。ただし、高齢者において、脊椎変形などのために腰椎骨密度の測定が困難な場合には大腿骨近位部骨密度とする。大腿骨近位部骨密度には頸部またはtotal hip（total proximal femur）を用いる。これらの測定が困難な場合は橈骨、第二中手骨の骨密度とするが、この場合は%のみ使用する。
（出典）日本骨代謝学会「原発性骨粗鬆症の診断基準」（2012年度改訂版）をもとに一部改変

〈図1－4－12〉大腿骨近位部骨折の治療

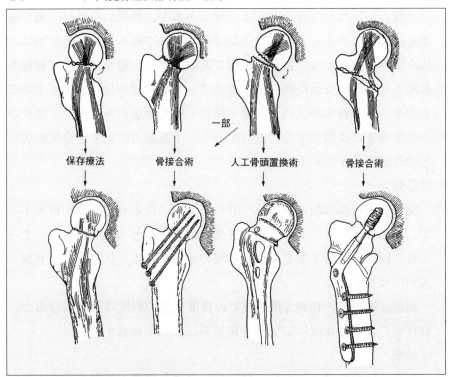

保存療法　　骨接合術　　人工骨頭置換術　　骨接合術

一部

（出典）林　泰史「よくみられる骨折の観血療法」林　泰史 編著『よくわかる整形外科看護ハンドブック 改訂2版』
　　　メディカ出版、2003年、150頁より一部抜粋

た、骨折が次第に転位して明らかになる場合もあるので、一定期間の経過観察が望ましい。

③治療

　薬物療法では、ビスフォスフォネート製剤を中心に、カルシウム剤、活性型ビタミンD製剤、ビタミンK製剤などが用いられる。しかし、最も重要なのは適度な運動療法と食事療法（タンパク質、ビタミンD、ビタミンCなど）である。食物より摂取したビタミンDの活性化には紫外線が必要なことから、日光浴も推奨されている。

　大腿骨頸部骨折は、保存的加療では長期臥床から、肺炎、尿路感染症、褥瘡（じょくそう）などの合併症によって生命予後を悪化させるので、準緊急手術として積極的に対応されることが多くなっている。手術に用いられる内固定材料や人工骨頭も年々改良が加えられている（**図1－4－12**）。

❸腰部脊柱管狭窄症

　頸髄症と同様に、椎間板変性や骨棘形成などの脊椎の加齢性変化により発症する。

①症状

　下肢のしびれ・疼痛などが主症状であるが、特徴的なのは、長い距離を連続して歩くと大腿部や下腿部にしびれや痛みを生じるために、休み休みの歩行となる間歇性跛行（かんけつせいはこう）である。また、腰を反らせて腰椎を伸展させた姿勢で長時間立位をとっていても同様の症状が出現することがある。これらの症状は、腰を屈めて腰椎を屈曲させたり、腰かけると改善または消失する。進行すると、下肢筋力の低下や排尿障害などの神経症状が生じる。

②診断

　間歇性跛行の再現や、立位で脊柱を後方に反らせて症状が再現するか、などをチェックする。閉塞性動脈硬化症などの血管性疾患によっても、間歇性跛行を生じるが、姿勢の変化による症状の改善の有無が鑑別のヒントになる。

　画像診断では、単純X線検査での腰椎変性の程度は参考になるが、脊柱管の狭窄の状況はMRIや脊髄造影によって確認する。

③治療

　保存的治療では、やや短い杖の使用により腰椎の伸展を抑えるという対応が有効である。運動療法としては、自転車のペダル漕ぎ運動は、

脊柱を屈曲させた姿勢で行うので、痛みしびれを生じにくく推奨される。

　姿勢の変換による症状の改善や、下肢筋力低下、排尿障害などが進行すれば、脊柱管拡大術による神経圧迫の解除なども検討される。近年では、小皮切による最小侵襲手術も広く行われるようになってきている。

これら3つの疾患は互いに密接に関係し合っている。

腰部脊柱管狭窄症の症状を改善するために立位歩行時に腰を屈める姿勢が増強すると、代償的に頸椎が伸展される結果、頸髄症の発症リスクが高まる。また、重心が前方に偏る姿勢となるために、バランスが崩れ転倒しやすくなる。転倒の恐怖から運動・歩行量が減少すると、骨粗しょう症がさらに進行して骨折リスクが高まる。

　単一の疾患に個々に対応するのではなく、総合的な「ロコモ」対策が必要とされるゆえんである。

8 循環器疾患

（1）心不全

　心不全とは、心臓に戻る血液が滞ること（うっ血）による四肢の浮腫、肺静脈のうっ血による息切れ、低心拍出量症状による倦怠感を主症状とする症候群である。そして、その原因となる心疾患が存在する。原因の主なものとして、左室収縮障害では心筋梗塞後や拡張型心筋症が考えられる。また、種々の弁膜症により心不全を呈することもある。速い不整脈が持続することでも心筋障害を来し、心不全となり得る。左室収縮機能が良好にもかかわらず拡張障害がその原因と考えられる心不全も存在する。

　内科的治療としては減塩、安静に加えて、利尿剤、ACE阻害薬、アンギオテンシン受容体拮抗薬、ベータ遮断剤が使用される。最近では、糖尿病治療薬の一つであるSGLT$_2$阻害剤も利尿剤として使われている。感染症、貧血や一時的な腎機能低下は、心不全の悪化因子として重要である。

　原因が冠動脈（本節8（2）参照）の動脈硬化による虚血性心疾患なら、内科的療法に加えて、心筋血流をできるだけ確保することが重要な治療である。方法として、一つはカテーテルを用いた血管拡張療法であり、もう一つは大動脈–冠動脈バイパス手術である。

左室収縮不全例で、左脚ブロックにより心筋内収縮のずれがあり加え
て PQ 時間[*74]が長ければ、ペースメーカーによる心臓再同期療法により左
室収縮能の改善を期待できる。

iPS 細胞からの人工心筋組織はまだ臨床応用には至らないが、心筋再
生療法として自己の骨格筋を培養してシート状にしたものを心筋患部に
貼り付けるという治療法が保険診療可能となり、効果を上げている。

弁膜症では、弁置換術や弁形成術を施行することにより、心不全の改
善が期待できる。近年、高齢化が進み、高齢者の大動脈弁狭窄による心
不全例が増加している。本疾患では、内科的治療にはほとんど期待を望
めないが、たとえ80歳以上であっても、大動脈弁置換術による劇的な症
状の改善を期待できる。

体外循環を用いないカテーテルによる大動脈弁移植術が保険収載され
た。同様にカテーテルによる僧帽弁置換術も施行されている。しかし、
その適応につき、個人や社会における死生観の議論が必要にはなる。

広汎な心筋障害により心不全から改善できないとき、患者が若ければ
心臓移植は一つの治療方法である。平成9（1997）年に移植法が成立し、
平成22（2010）年に改正臓器移植法が施行され、心臓移植の数は増加し、
令和4（2022）年度は108例に及ぶが、まだドナー不足の状態である。
そのため、心臓移植ではなく、植え込み型補助人工心臓を選択し、生活
が可能になっている人たちもいる。

現在ではほとんど行われていないドール手術やバチスタ手術は、機能
低下した心筋を広汎に切除して左室を縮小させる手術であり、効果があ
る例もあった。

（2）冠動脈疾患

心臓には、絶え間なく収縮する筋肉を養う栄養血管としての冠動脈が
存在する。それに動脈硬化が生じてくれば狭心症や心筋梗塞となる。狭
心症と心筋梗塞を合わせて虚血性心疾患という。診断には、病歴が極め
て重要である。

病歴、心電図や心エコー図により狭心症を疑ったとき、現在では観血
的な心臓カテーテル検査に代わり、心臓 CT により、おおよその動脈硬
化病変を見つけることができる（**写真1-4-2**）。次いで、カテーテ
ル検査により狭い部位を明確にしてカテーテル治療を行う。

治療は、ベータ遮断剤、抗血小板剤、カルシウム拮抗剤、ニトロ製剤、
等の内科的な治療と、細くなった部分を広げる、カテーテルによる血管

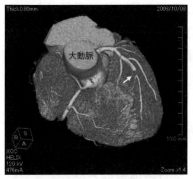

〈写真１－４－２〉

心臓CTから得られた、大動脈から出
ている冠動脈の三次元像で前下降枝が
完全閉塞（矢印）している。
（筆者撮影）

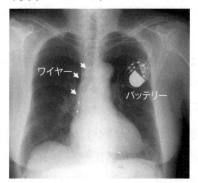

〈写真１－４－３〉

胸部レントゲン正面像で、ペースメー
カーバッテリーとワイヤーが見られる。
（筆者撮影）

拡張療法、また患者自身の内胸動脈か、大伏在静脈、小伏在静脈を用い
ての大動脈－冠動脈バイパス手術が行われる。径３ミリメートルの人工
血管はまだ作製できないので、バイパスグラフトとしては自己の血管し
か用いることができない。静脈グラフトは10年たてば、閉塞しているこ
とが多く、長期の開存という点では問題がある。近年では、動脈グラフ
トのみを使用する傾向にある。風船による血管拡張療法のみでは再 狭
窄を来しやすいので、再狭窄を防止する目的で金属ステントが同時に用
いられている。ステントには再狭窄予防のため、表面に薬剤をコートし
たものを使用することが多い。

　欧米人にはほとんど見られないが、日本人には、朝の一定時刻の運動
により誘発される血管攣 縮 性狭心症例が比較的多い。このような例で
は動脈硬化病変の程度は軽度である。カルシウム拮抗剤が著効を示し、
薬を規則正しく服用することで良好な予後が得られる。

　喫煙、糖尿病、高血圧、脂質異常症が、この疾患に対する大きな危険
因子で、遺伝歴、肥満、運動不足がそれに加わる。薬物療法、手術療法
に加えて、危険因子をいかに少なくするかが、治療の重要なポイントで
ある。

（3）不整脈

　正常の心臓では、心房と心室がお互い順序よく交互に収縮と拡張を繰
り返す。**不整脈**はこのメカニズムが壊れた病態の総称である。

　よく遭遇する不整脈として、心房性や心室性の期外収縮があり、患者
は「脈が抜ける動悸」を感じる。発作性心房細動や発作性上室性頻拍症

では、急に心拍が速くなる動悸として感じる。多くの場合、詳しい問診により診断が可能である。24時間に及ぶ心電図を持続的に記録できるホルター心電図や、発作時に30秒くらい記録できる携帯型心電計により、診断はより明確になる。[*75]　どの薬物を選択するかは、基礎心疾患があるかどうかにより異なる。スマートウォッチにより個人が自分の心電図を記録できる時代となった。

薬物抵抗性の速い不整脈に対しては、異常な回路をカテーテルにより焼却する治療（アブレーション）がある。過去15年間、この分野の発達はめざましく、発作性上室性頻拍症に対しては標準治療となってきている。心拍数が減少して息ぎれや意識消失等の症状が出現すれば、ペースメーカーというバッテリーと電線を鎖骨下静脈から挿入する（**写真1－4－3**）。リードレス電極も使用されだした。

心房細動は、高齢者になればなるほどその頻度が高く、心不全や脳梗塞の危険因子の一つである。心房収縮が消失し、拡大した心房に生じた血栓による脳塞栓の予防と、頻脈をできるだけ抑えることが治療の目標である。従来広く使われていたワーファリンに代わる、新しい抗凝固薬が登場した。これらはワーファリンと異なり、トロンビン合成やfactor Xのみの阻害物質であるがゆえ、ワーファリンに比して副作用である脳出血などが軽減する。しかし、薬価はワーファリンの10倍以上であり、すべての高齢心房細動例で使用するなら医療経済学的な議論も必要となるであろう。心房細動に対するアブレーションの安全性、有効性については、近年著明に改善したので、令和5（2023）年現在では、初回の発作性心房細動例でも、甲状腺機能亢進症などの原因がないものであれば、アブレーションもその選択肢の一つとなっている。

⁹ 呼吸器疾患

呼吸器疾患は、加齢の影響はもとより、生活環境や生活習慣と密接に結び付いている。またヒトの呼吸機能は加齢とともに低下するので、患者数が増加しており、重要性が増している。さらにQOLに及ぼす影響も極めて大きい。

（1）肺炎

肺炎の年齢別死亡率では、65歳以上の高齢者が90%以上を占めている。高齢者の肺炎の特徴として、さまざまな基礎疾患があるために重症化し

*75
最近では、原因不明の失神患者に対して長時間心電図をモニター可能な皮下への植え込み型機器も使用できる。

〈表1－4－7〉肺炎の診断

症　　状：咳嗽、喀痰、発熱など
画像所見：胸部単純X線写真で新たな浸潤影の出現
検査所見：白血球増多、炎症反応上昇

（筆者作成）

やすいこと、誤嚥性肺炎（ごえんせい）の関与が大きいことなどがあげられる。特に誤嚥の予防が重要で、口腔ケア、食事中・後の体位の工夫などが重要である。

高齢者に多い誤嚥性肺炎や院内感染による肺炎ではなく、病院外で一般社会生活を送っている人に見られる肺炎を市中肺炎という。原因微生物としては、肺炎球菌、次いでインフルエンザ菌の頻度が高い。マイコプラズマ、クラミジア・ニューモニエなどの非定型病原体の頻度も高い。

肺炎の診断を表1－4－7に示す。軽症例は外来治療が中心となるが、中等症は入院治療も検討する。意識障害や脱水を合併した重症例では、原則入院治療が望ましい。

治療は病原微生物が特定できれば特異的な抗菌薬選択が可能になるが、菌の培養結果が判明するまでに数日かかる上、起因菌が同定できない場合もある。また肺炎は急速に悪化する場合があるので、直ちに治療を開始する必要がある。したがって、起因菌の同定を待たずに、患者背景や重症度などから抗菌薬の選択を行う、いわゆるエンピリック治療[*76]をせざるを得ないことが多くなる。その際、細菌性肺炎と非定型肺炎の鑑別が重要である。

（2）肺結核

令和4（2022）年のわが国の結核罹患率は人口10万対8.1であり、令和3（2021）年に続けて結核低まん延国となった。[*77]

結核は、結核菌を経気道的に、飛沫核を吸引し感染する空気感染であるが、感染者すべてが発病するのではなく、発病率は約10〜20％である。最近問題になっている、多剤耐性結核の割合は約2％と報告されている。症状は、咳嗽（がいそう）（せき）、喀痰（かくたん）、発熱、全身倦怠感などである。特に2週間以上続く咳嗽がある場合は、胸部X線撮影が望ましい。

診断は、喀痰塗抹・培養検査及びPCR検査[*78]などによる結核菌の証明である。入院基準を表1－4－8に示す。治療は、患者の結核菌に有効な抗結核薬の多剤併用療法（3剤以上）を、最短でも6か月間継続して行

*76
エンピリックとは経験・検討をさす言葉であり、エンピリック治療とは、原因微生物が決定される前に治療を行うことである。肺炎の治療は起因菌を特定し、その菌に効果をもつことが明らかな抗菌薬の投与が原則となるが、通常、肺炎の初期治療は多くの場合、エンピリック（過去の経験から判断）に行われる。まず一般的な抗菌薬が投与され、その後、喀痰（かくたん）の培養結果や抗菌薬の感受性をもとに、有効な抗菌薬に変更する。このような治療の流れのことをいう。

*77
結核研究所疫学情報センター「結核登録者情報調査月報報告－2022年12月概況－」2022年。

*78
結核菌の菌体内にある微量なDNAを増幅することで、菌の有無を判別する検査。

〈表1-4-8〉肺結核の入院基準

①	結核としての感染性が高い状態
②	現時点の感染性は特に高くないが、入院治療でなければ近い将来感染性、特に薬剤耐性結核となる可能性が高い
③	結核治療のための適切かつ確実な医療提供が外来で困難

（筆者作成）

う。

（3）慢性閉塞性肺疾患（COPD）

慢性閉塞性肺疾患（Chronic Obstructive Pulmonary Disease：COPD）は進行性の[*79]気流閉塞を呈する疾患であり、喫煙などの有毒粒子やガスの曝露による慢性的な炎症反応のために、末梢気道の狭窄化や肺胞壁の破壊が生じる。その結果、呼気時の気流閉塞や肺の過膨張がもたらされて、労作時の呼吸困難が生じる。わが国には530万人の潜在患者がいるとされるが、受療者数はわずか26.1万人であり、未診断・未治療患者が多く、重症化して初めて受診することが多いため、COPDに対する認知度を高め、早期診断・早期治療を行うことが重要である。

診断には[*80]スパイロメトリーが必要であり、気管支拡張薬吸入後の1秒率（FEV1/FVC）が70％未満であることを確認した上で、気管支喘息などのほかの気流閉塞を来し得る疾患を除外する必要がある。

治療は、すべての患者に禁煙指導を行った上で、重症度に応じて治療法を考慮する。治療法には、気管支拡張薬を中心とした薬物療法と、呼吸リハビリテーション、酸素療法、換気補助療法、栄養療法などの非薬物療法がある。増悪予防のために、インフルエンザワクチン、肺炎球菌ワクチンの接種も重要である。

10 消化器疾患

消化・吸収を行うためのさまざまな臓器が関与し、人間は生命を維持している。[*81]ふだんは自律神経によって恒常的な調整がなされている臓器であっても、そのバランスが崩れるとさまざまな症状が出現する。

軽微な症状は一過性に自然治癒することが多い反面、早期の診断・治療が予後を左右することもある。[*82]ていねいな問診、触診、聴診に加えて、血液・尿・画像検査によって診断が確定される。近年進歩の著しい分野である。

---

*79
肺への空気の流れが悪くなる状態。

*80
肺機能検査。肺から出入りする空気の量を測定し、肺の容量や空気の流れの状態を評価する検査。

*81
本書第1部第2章第2節3消化器系図1-2-8参照。

*82
病気の見通しという意味のほかに、余命という意味で使う場合もある。

平成31（2019）年のがん罹患数１位は大腸、２位が肺で、令和３（2021）年の死亡数は２位に大腸、３位に胃が入る[83]。女性に限れば大腸が１位となる[84]。AI（人工知能）に画像所見を繰り返し学習させ（ディープラーニング）、食道、胃、大腸内視鏡検査実施時に同時進行で超早期がん病変の的確な診断を支援するシステムが近く実用化される予定である。

*83
国立がん研究センターがん情報サービス「がん統計」（全国がん登録）。

*84
国立がん研究センターがん情報サービス「がん統計」（厚生労働省「人口動態統計」）。

（1）上部消化管疾患

①食道は咽頭と胃を連絡し両端に括約筋を有する蠕動性（ぜんどう）の管である。主な疾患として、胃内容物が逆流することで起こる逆流性食道炎、下部食道部の弛緩不全のため食道から胃への食物の流れがスムーズに行われない食道アカラシア、そして高齢者に多い食道がんがある。

②急性胃炎は、急激な胃粘膜病変で、アスピリンなどの消炎鎮痛剤服用、高濃度のアルコール摂取、精神的ストレスなどが原因となる。誘因除去と薬物療法が治療となる。

③慢性胃炎では、しばしば粘膜萎縮がみられ、ヘリコバクターピロリ菌検査陽性例に対しては除菌療法を実施し、上部消化管内視鏡検査での経過観察が必要である。

④胃・十二指腸潰瘍は、非ステロイド性抗炎症薬や喫煙、ストレス、ピロリ菌などが原因となる。胃潰瘍好発年齢は50歳台、十二指腸潰瘍は40歳台とされる。治療法は誘因除去、ピロリ菌除菌療法、薬物療法が主となる。

⑤胃がんは、自覚症状に乏しいことが多く、健康診断での便潜血陽性反応、貧血、体重減少などから診断されることが多い。内視鏡的切除術や腹腔鏡手術の普及で、手術侵襲が大幅に改善されている。

（2）下部消化管疾患

①大腸の急性炎症には、虫垂炎、憩室炎[85]、偽膜性大腸炎、虚血性大腸炎、ウイルスによる感染性腸炎などがある。

②大腸の慢性炎症性疾患の主なものには、国内の罹患者14万人の潰瘍性大腸炎、３万５千人のクローン病がある。アメリカ合衆国における両疾患の合計100万人との比較では少ないが、日本を含むアジアで増加傾向がみられる。生物学的製剤、多くは抗体製剤での治療の進歩で予後が改善してきている。

③イレウス（腸閉塞）は、腸管内容物の通過障害から腹痛、嘔吐等の

*85
憩室とは消化管壁が管の外側に風船状に突出している状態で、壁の比較的薄い大腸に多い。ときに炎症や出血が腹痛や下血の原因となる。

症状がみられる。機械的イレウスと機能的（まひ性）イレウスに区別され、原因に応じた治療が必要となる。

④大腸がんは、自覚症状のないことも多く、便潜血陽性や下血で発見されることが多い。自覚症状がなくても中年以降は定期的な大腸内視鏡検査受診が勧められる。

（3）肝臓・胆囊（たんのう）・膵臓疾患

①肝炎は、ウイルス性（A型〜C型）、薬剤性、アルコール性、自己免疫性、非アルコール性脂肪肝炎（NASH）に分類されることが多い。

A型肝炎ウイルスは経口で感染し、しばしば黄疸（おうだん）を伴う肝障害の原因となるが、通常は慢性化しない肝炎である。数週から数か月間の安静と輸液で軽快する。

B型肝炎は、血液を介してB型肝炎ウイルスに感染することで、急性期に劇症化し1〜2週間で死に至るケースがある。また慢性化した後に急性肝炎に転化することもある。B型肝炎ワクチンが予防手段として有効である。

C型肝炎ウイルスは血液感染から慢性肝炎を起こし、数十年かけて肝細胞を線維化し、肝硬変から肝臓がんになる場合がある。

最新研究では、肝硬変は従来考えられてきたような不可逆性でなく、また線維化も可逆性とされる。直接作用型抗ウイルス薬（DAA）が登場し、多くの患者の予後改善に寄与している。肝硬変では血液が肝臓へ流入しづらくなり、違うルートを流れることがある。胃や食道の表面の血管を通ることが多くなると、そうした血管が太く、もろくなり、静脈瘤とよばれる。胃・食道静脈瘤が放置されることで致命的な大量吐血となる前に、内視鏡的硬化療法[*86]が予防手段となる。

肝臓がんには手術療法、肝動脈塞栓術やラジオ波焼却療法などさまざまな治療法がある。治療法は、肝機能の状態、がんの数と大きさで決定される。

②胆道系の疾患には、胆囊炎、胆管炎、胆石症、胆囊ポリープ、胆囊がん、胆管がんなどがある。急性胆囊炎には胆石が関連していることが多い。

胆管炎は、胆管の閉塞や狭窄によって胆汁が鬱滞（うったい）し、細菌感染により炎症が起こる。治療は抗生剤や輸液が第一選択となる。胆石症の症状は無症状から疼痛発作・発熱・黄疸など多彩である。脂肪を

*86
内視鏡下で静脈瘤に針を刺し、硬化剤を注入し、血流を止める。

多く含む食事の摂取後にしばしば急激に発症する。

　　胆嚢がんや胆管がんは、黄疸の症状が出る前に診断されることはまれであるが、多種検査にて浸潤や転移の範囲を決定・考慮し手術[*87]等が行われる。

③急性膵炎は、アルコールや胆石が原因となり、それを繰り返すことで慢性膵炎となる。膵臓がんは、初期症状がほとんどないため早期発見が困難なことが多く、予後が悪い。

*87
肝臓、胆嚢、膵臓の検査方法には、超音波、CT、MRI、胆膵内視鏡、PET-CTがある。

11 腎・泌尿器疾患

（1）腎疾患

　腎疾患の多くは無症状で、症状が見られるときには病状が進行していることが多い。主な症状としては、むくみや血圧上昇などで、腎不全が進行すると、貧血症状や食欲低下、頭痛、意識障害、骨痛、骨折、かゆみなどの症状も見られる。

　代表的な疾患をあげる。

❶急性腎炎症候群

　溶連菌感染後急性糸球体腎炎は若い人や子どもに多く見られ、溶連菌の感染1～3週間後に血尿、蛋白尿、むくみ、高血圧などの症状が出る。治療としては安静や食事療法、薬物療法などで、多くは症状のピークを過ぎると自然に回復する。

❷慢性腎炎症候群

　IgA腎症は日本人に多く、糸球体にIgAという免疫物質が沈着して炎症を起こす疾患である。検診などで血尿・蛋白尿を指摘され、偶然発見されることが多い。進行すると、徐々に腎機能が低下する。治療は、扁桃摘出を行った上でステロイド療法を組み合わせた治療を行う。

❸全身性疾患に伴う腎病変

　糖尿病性腎症では、高血糖が長期間続くことで糸球体の毛細血管が傷害され、機能が低下してくる。腎硬化症は高血圧が続くことで腎臓の細い血管が動脈硬化となり、血液障害を来し次第に糸球体が硬化し、腎機能が低下する。膠原病の一つである全身性エリテマトーデスに合併する腎炎をループス腎炎といい、腎不全に進行し透析を必要とする状態に至

ることも多い。

　その他、多発性嚢胞腎などの遺伝性腎疾患もある。

❹慢性腎臓病

　慢性腎臓病（Chronic Kidney Disease：CKD）とは、慢性的に腎機能に障害が起きている状態が持続している疾患すべてをいう。進行して透析治療となる患者数も増えている。わが国では、成人の約13％（約1,330万人）がCKDといわれている。

　原因は、糖尿病性腎症、慢性腎炎、腎硬化症などさまざまで、生活習慣病から進展し、発症することが多い。肥満、運動不足、過食、過度の飲酒、喫煙、ストレスなどの生活習慣の乱れは、CKDの原因や増悪因子にもなるといわれている。

　多くは自覚症状に乏しいが、血液・尿検査で診断が可能である。健診などで早期に診断し、生活習慣の是正を含む適切な治療を行うことで重症化を防ぎ、心血管疾患の発症の抑制を図る。

（2）泌尿器科疾患

　腎臓、尿路（腎盂、尿管、膀胱、尿道）などから発生する病気と、精巣、精巣上体、精管、精嚢、前立腺、陰茎などの男性生殖器から発生するものがある。また、副腎から発生する疾患も泌尿器科で扱うことが多い。疾患分類としては、がん、感染症、先天異常、排尿障害、尿路結石などがある。**図1−4−13**に臓器別の主な泌尿器科疾患をあげた。

❶がん

　泌尿器科のがんには腎細胞がん（腎がん）、尿路上皮がん（腎盂がん、尿管がん、膀胱がん）、前立腺がん、精巣がんなどがある。この中で最も多いのが前立腺がんである。

　前立腺がんは増加しており、患者数は男性のがんの中で１位となっている。増加の原因として、高齢化、生活習慣（特に食習慣）の欧米化、がん発見法の進歩などがあげられる。最近は検診などで前立腺特異抗原（PSA）という前立腺がんの腫瘍マーカーが測定されるようになり、早期発見に役立っている。他の検査として直腸内指診、経直腸的超音波検査、MRI検査などがある。確定診断のためには前立腺生検を行う。前立腺がんは進行が緩徐であり、予後も比較的良好である。がんが前立腺内にとどまっている場合には手術や放射線療法などでの根治治療が可能で

〈図１－４－13〉 主な泌尿器疾患

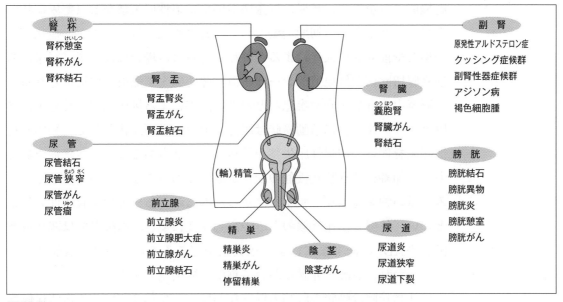

腎杯
腎杯憩室
腎杯がん
腎杯結石

腎盂
腎盂腎炎
腎盂がん
腎盂結石

尿管
尿管結石
尿管狭窄
尿管がん
尿管瘤

前立腺
前立腺炎
前立腺肥大症
前立腺がん
前立腺結石

精巣
精巣炎
精巣がん
停留精巣

（輪）精管

陰茎
陰茎がん

尿道
尿道炎
尿道狭窄
尿道下裂

副腎
原発性アルドステロン症
クッシング症候群
副腎性器症候群
アジソン病
褐色細胞腫

腎臓
嚢胞腎
腎臓がん
腎結石

膀胱
膀胱結石
膀胱異物
膀胱炎
膀胱憩室
膀胱がん

（筆者作成）

ある。最近では低侵襲のロボット支援手術や腹腔鏡手術がよく行われるようになった。また、前立腺がんは骨に転移することが多く、進行がんには抗男性ホルモン療法を行う。また抗がん剤による治療が選択されることもある。

腎がんは検診などでの超音波検査やCT検査で発見されることが多い。早期がんは、手術治療により完治する可能性が高い。小径のがんに対しては腎部分切除術が行われる。転移のあるがんに対しての抗がん剤や放射線療法の有効性は少なく、最近は分子標的薬を中心とした薬物治療を行う。

膀胱がんの多くは筋層非浸潤性がんであり、内視鏡による経尿道的切除術を行う。上皮内がんではBCG膀胱内注入療法が行われる。筋層浸潤がんでは膀胱を摘出することがあり、尿の排泄のために回腸導管などの消化管を用いた尿の排泄路を確保する。消化管で新膀胱を作成することがあり、この場合自排尿が可能となる。

精巣がんは20〜30代に多く、人口10万人当たり１〜２人に発症するまれな疾患である。

❷排尿障害

代表的な疾患の一つは前立腺肥大症である。前立腺は男性特有の臓器であり、加齢とともに腫大してくる。腫大前立腺や尿道の緊張が高まる

*88
精巣が硬く腫れて見つかることが多い。ほとんどの場合、まず腫大した精巣を手術で摘出する。腫瘍マーカーの上昇が見られることが多い。転移があってもがん化学療法により治癒が可能である。

ことで尿道が閉塞し、尿の出が悪くなる（排尿症状）。肥大前立腺は膀胱機能にも影響し、頻尿、尿意切迫感や切迫性尿失禁など（蓄尿症状）を来すことが多い。初期治療としては薬物療法が行われるが、症状が強い場合や前立腺肥大症による合併症が見られる場合には手術（経尿道的前立腺切除術や経尿道的レーザー前立腺切除・蒸散術）が選択される。

脳卒中や脊髄・脊椎疾患などの神経障害による排尿障害を神経因性膀胱という。また、過活動膀胱は尿意切迫感を必須症状として、頻尿や夜間頻尿を伴い、切迫性尿失禁が見られることもあるような症状症候群である。加齢に伴う膀胱機能の変化が原因であることが多い。咳やくしゃみ、重い物を持つなど腹圧がかかった際に起こる尿失禁を腹圧性尿失禁といい、妊娠・出産経験のある中高齢女性に多い。高齢者では認知機能障害やADLの低下などにより尿失禁が起こることもあり、機能性尿失禁といわれ、看護・介護において重要な尿失禁である。

低活動膀胱は膀胱の収縮力低下などによって起こってくる症状症候群であり、排尿症状や残尿増加を来す。治療薬は少なく、残尿が多い場合には間欠導尿や尿道留置カテーテルを行う。

夜間頻尿は生活の質に悪影響を及ぼし、睡眠障害の原因にもなる。要因は多岐にわたるが、夜間多尿[*89]が原因のことが多く、水分や塩分の過剰摂取の抑制などの生活習慣の是正や運動により改善することがある。

❸感染症

尿路感染症の代表は急性膀胱炎と急性腎盂腎炎である。いずれも女性に多く、原因が不明のことも多い。急性膀胱炎では頻尿、排尿（終末時）痛、膿尿が見られ、急性腎盂腎炎では高熱、腰部痛、膿尿が見られることが多い。ほとんどは抗菌薬の投与により改善する。複雑性尿路感染症は何らかの原因（尿路結石、前立腺肥大症、がん、糖尿病など）による尿路感染症であり、重篤化・遷延化することもある。抗菌療法のみならず、原疾患に対する治療も必要である。

男性では急性前立腺炎及び急性精巣上体炎[*90]、男性の尿道炎[*91]などがある。

❹尿路結石

結石のある部位によって、腎結石、尿管結石、膀胱結石、尿道結石とよばれる。小さい結石は、尿とともに排泄されることがあるが、そうでない場合には手術などにより治療する必要がある。結石の原因としては、体質、代謝異常、内分泌疾患や、そのほかにも食生活などの生活習慣や

肥満などがあげられる。尿路結石の多くはシュウ酸カルシウムからなる。高尿酸血症に伴う尿酸結石も見られる。結石があっても無症状のことも多いが、結石の位置や大きさによっては痛みや血尿を来す。特に尿管結石では腰背部に激しい痛み（疼痛発作）が起こることがある。腎結石に対しては体外衝撃波などによる治療が行われ、尿管結石や膀胱結石に対しては経尿道的結石破砕術などが行われる。尿路結石の再発率は高い。

❺先天異常

　尿路や性器は先天異常が発生しやすい部位である。膀胱尿管逆流症や[*92]停留精巣[*93]などがある。

12 先天性疾患、脳性まひ

　先天性疾患とは、出産以前の原因で、形態または機能の異常を生じる疾患をさす。出産以前とは、受精、着床から胎児期までの通常約39週前後の期間である。疾患の原因は、遺伝要因と環境要因に大きく二分されるが、実際には両者がさまざまな時期にさまざまな程度でかかわっている（**図1－4－14**）。

　遺伝要因が100%を占めると考えられる疾患は「単一遺伝子病」であり、環境要因が100%を占めると考えられる疾患は、さまざまな「外傷」が考えられる。出産は胎児が子宮内環境から外部環境へ一気に移行する

*92
膀胱に達した尿が尿管に逆流する現象であり、小児の尿路感染や腎機能低下に関与する。自然治癒することも多いが、重症例では手術が必要である。

*93
精巣は発生の過程で胎児期に腹腔内を下降して、生下時には陰嚢へ降りてきているが、その下降状態が不十分なものをいう。精巣を陰嚢内に固定する手術が行われる。

〈図1－4－14〉遺伝要因と環境要因

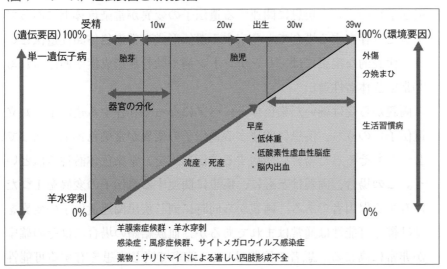

（筆者作成）

激変があるため、「周産期」として特別な位置付けがなされている。

（1）遺伝要因が大きいもの

遺伝要因の大きい先天性疾患には、遺伝病と染色体異常症がある。

❶遺伝病

生物の最小構成単位は細胞であり、通常1つの細胞は1つの核を有する。核内には、二重らせん構造をもつデオキシリボ核酸（DNA）があり、アデニン、グアニン、シトシン、チミンの4つの塩基（AGCT）の配列順序としてコードされた遺伝情報が格納されている。受精の際には、両親からそれぞれ1組ずつDNAを受け継ぐ。細胞内のDNAはいくつかの染色体に分かれて存在する。ヒトでは、通常22対の常染色体と1対の性染色体の合計46個の染色体がある。

DNA上で、ある特定のタンパク質をつくるための一定の領域を遺伝子といい、DNAの塩基配列の異常（変異）による疾患を遺伝病とよぶ。このうちで、ただ一つの遺伝子の変異が関与している遺伝子病（単一遺伝子病）の場合、以下の3つの遺伝形式により、親から子に疾患が遺伝する。なお、日本医学会では、令和4（2022）年に遺伝形式の用語として従来使用されてきた「優性遺伝」「劣性遺伝」に代わり、それぞれ「顕性遺伝」「潜性遺伝」の用語を推奨することを発表した（英語表記は、それぞれdominantとrecessiveで変更はない）。

①常染色体顕性遺伝

両親から受け継いだ染色体上にペアになって存在する遺伝子（対立遺伝子）のうち、疾患に関連する遺伝子の変異が常染色体上にあって、1つだけ存在する場合でも発病する遺伝形式を常染色体顕性遺伝という。代表的な疾患には、ハンチントン病や軟骨無形成症があげられる。

②常染色体潜性遺伝

両親から受け継いだ染色体上にペアになって存在する遺伝子（対立遺伝子）のうち、疾患に関連する遺伝子の変異が常染色体上にあって、2つともそろった場合に発病する遺伝形式を、常染色体潜性遺伝という。この場合、両親はともに、疾患に関連する遺伝子の変異を1つだけ有する保因者である。両親から同時に同じ疾患関連遺伝子の変異を受け継ぐ可能性は通常はまれであるが、血族結婚の場合にはその確率が非常に高まる。患者の同胞は1/4の確率で同じ疾患を有する可能性があり、1/2の確率で保因者となり得る。フェニルケトン尿症など、

物質代謝に必要な酵素が欠損している先天性代謝異常症では、多くの場合この遺伝形式による。

③X連鎖遺伝（伴性遺伝）

　X染色体上に疾患関連遺伝子があり（X連鎖）、その遺伝形式が潜性である場合、女性は２つのX染色体をもつため、その片方に疾患関連遺伝子変異があっても保因者にはなるが、発病はしない。一方、男性ではX染色体を１本しかもたないために、発病することになる。このような遺伝形式をとる疾患としては、血友病A・B、デュシェンヌ型筋ジストロフィーなどがある。

❷染色体異常症

染色体異常症には染色体の数的異常と構造異常がある。

①数的異常

　先述のようにヒトでは通常22対の常染色体と１対の性染色体の合計46個の染色体がある。常染色体はその大きさ、すなわち塩基の数の順に１番から22番まで命名されている。配偶子が形成される減数分裂の際にそれぞれの染色体は２つに分離するが、分離に失敗すると染色体が１本多いものと少ないものが形成される。

　各々の常染色体上に存在する遺伝子の数は染色体の大きさの順とは必ずしも一致せず、ヒトでは少ない順に21番染色体（塩基数4,500、遺伝子数337）、18番染色体（塩基数8,600、遺伝子数400）、13番染色体（塩基数11,800、遺伝子数496）となっており、最も多いのは１番染色体（塩基数27,900、遺伝子数2,610）である。ヒト常染色体の数的異常で出生後も生存可能なのは、21番または18番または13番染色体が３本ある状態に限られており、それぞれ21トリソミー（**ダウン症候群**）、18トリソミー、13トリソミーと称される。

　性染色体の数的異常では、女性でX染色体が１本欠失しているターナー症候群、男性でX染色体が１〜３本多いクラインフェルター症候群などがある。

②構造異常

　染色体の構造異常とは、細胞分裂の際に染色体が切れて、他の部分とつながる状態をさし、染色体の欠失、転座、逆位などがある。

　代表的な疾患として、常染色体の構造異常では、５番染色体短腕の部分欠失による5p欠失症候群がある。性染色体の構造異常では、X染色体の長腕末端部が異常に伸びる脆弱X症候群がある。

（2）環境要因が大きいもの

受精後2週目くらいまでを受精卵期、3週目〜7週目くらいまでを胎芽期、8週目以降を胎児期という。

❶胎芽病

受精後3週目に神経系や心臓の分化が始まり、4週目に眼、耳、手足が分化する。受精後8週目までに分化は終わり、各器官のもとになる原基が出来上がる。この時期までは、外来因子による各器官の形成異常が発生しやすく、胎芽病と称される。

母親が妊娠初期に服用したサリドマイドによる著しい四肢の形成不全・形成異常や、妊娠初期に罹患した風疹による先天性白内障・小眼球症・先天性心疾患・小頭症・発育異常を伴う先天性風疹症候群などがある。

ヒトの正常発生では胎生期4週ごろに起きる神経管の閉鎖が障害されて生じる二分脊椎も胎芽病の一種ととらえることができる。

❷胎児病

受精後8週以降に起こる疾患の総称である。各器官はほぼ形成されているが、絞扼輪症候群では、胎児期早期に破裂した羊膜が器官にからみついて、四肢などの器官形成異常を生じる。また、先天性サイトメガロウイルス感染症は、妊娠後期の母の感染症によって引き起こされる胎児病である。

（3）周産期障害－特に脳性まひ－

周産期とは、出産時を含む出産周辺の時期をさす。公衆衛生分野では、妊娠22週以降から生後7日未満の新生児期までをさす。

脳性まひ（Cerebral Palsy：CP）の定義では、「受胎から新生児期（生後4週以内）に生じる、脳の非進行性病変に基づく、永続的なしかし変化しうる運動及び姿勢の異常」（厚生省脳性麻痺研究班：昭和43年）とされている。

❶脳性まひの診断

CPの危険因子は多岐にわたるが、なかでも早産・低体重出生が増加している。CPの発生率は、出生1,000当たり2前後で以前と比較して増加しているわけではないが、重度・重複障害児は増加傾向にある。

CPの臨床診断は、必ずしも1回の診察でなされるとは限らず、運動発達の経過を一定程度追跡することを要する場合がある。

画像診断では、MRIによる脳病変の解明が進んでいるが、必ずしも画像診断にて異常所見を認めるとは限らない。出生体重1,000～1,500gの早産児においては、脳室周囲白質軟化症（Peri-ventricular Leukomalacia：PVL）が代表的な脳病変とされる。

❷脳性まひの治療

運動機能の改善という見地からは、神経発達学的アプローチに基づく機能訓練が中心となる。随伴して生じてくる関節変形・拘縮に対しては、装具療法も合わせて行われる。後述する機能の重症度分類から見た予後予測を参考にしながら、必要となる装具、移動補助装置（歩行器や車いすなど）、姿勢保持装置（座位保持装置など）を適切に選択することが重要である。

関節周囲の筋腱の緊張亢進や短縮によって、関節拘縮や変形・脱臼などが生じる、または生じる恐れがあるときには、整形外科的手術が行われる。

また、持続的な筋緊張亢進に対して、脳外科的手術として、選択的脊髄後根切断術（SDR）やバクロフェン持続髄腔内注入療法（ITB）が行われる。ボツリヌス毒素（A型）を痙性の強い筋に注射するボツリヌス療法も、有力な治療の選択肢である。

❸脳性まひの療育

CPは、あくまでも運動と姿勢の異常に着目した病態であり、CPの原因となっている脳病変は、同時に知的障害や発達障害、てんかん性疾患などを引き起こし得る。すなわち、「運動機能の改善」という観点だけで、CPの治療を進めるのではなく、知的発達やコミュニケーション能力の発達を加味しながら、保育士など教育・知育面を担当する職種も含めた多職種が協力して、CP児の総合的な発達をめざす療育というアプローチが必要になる。

①重症度分類と予後予測

CPの治療・療育の方針は、その重症度によって異なる。現在、CPの重症度は粗大運動能力分類システム（Gross Motor Function Classification System：GMFCS）によって5段階に分類することが一般的になっている。これにより、個々のCP児の運動能力の最終到達

段階が予測可能となった。最重度のレベルVでは、自力移動不能・自力座位保持困難なため、早期からの介助による立位・座位の姿勢保持訓練や股関節脱臼・脊柱側弯症の発生予防対策が重視される。

②重症心身障害児・医療的ケア児

　最重度のレベルVのCP児は、同時に最重度の知的障害を合併することが多いが、このような重度の肢体不自由と重度の知的障害を合併する状態を重症心身障害と定義し、このような障害状態にある子どもを重症心身障害児とよぶ。大島の分類による狭義の重症心身障害は、運動機能が寝たきりまたは座位保持可能レベルで、かつ知的障害ではIQ35以下の区分1〜4に属するグループとされる。

　新生児医学の進歩により、周産期の無酸素性脳症や低酸素性脳症の救命率が高まったことから、重症心身障害児の増加傾向が指摘されている。さらに在宅医療のシステムが進み、在宅の重症心身障害児も増加している。

　また、日常生活において経管栄養や頻回な痰の吸引、気管切開、24時間人工呼吸管理などの医療処置（医療的ケア）[94]を要する児も知的障害の合併の有無に関係なく増加しており、彼らをサポートする在宅医療システムの充実や保育園、学校などでの安全な生活のために看護師の配置などの体制整備が進んでいる。

③産科医療補償制度

　産科医療補償制度は、分娩に関連して発症した自力座位保持や独歩の困難な重度脳性まひ児に対する補償とその原因分析・再発防止策の策定を目的として平成21（2009）年1月に発足した。医療側に過失が認められなくても補償金を支払う無過失補償制度を日本の医療界に導入した最初のケースである。

　補償適用条件が厳格に決められており、平成27（2015）年1月以降令和3（2021）年12月までに出生した子の場合、在胎週数32週以上かつ出生体重1,400g以上、または在胎週数28週以上で低酸素状況を示す所定の要件を満たして出生したことが条件となっている。令和4（2022）年1月以降に出生した子の場合、在胎週数28週以上であることと条件が緩和されている。

　28週未満の早産児や重度の運動発達障害を主症状とするような染色体異常・代謝異常などは除外されている。また、脳性まひと診断されても運動障害が軽度（独歩が可能程度）であれば補償の対象外である。

　制度の詳細については今後改定もあり得るとされている。このよう

[94]
令和3（2021）年に医療的ケア児及びその家族に対する支援に関する法律（医療的ケア児支援法）が制定された。

な背景から、無用の混乱を避けるためにも、担当医からきちんと病名を告知されていない患児の家族に対して軽率に「脳性まひ」の病名を述べることは以前にも増して厳に慎まねばならない。担当医と密接な情報交換を行うことが肝要である。[95]

＊95
詳細については、産科医療補償制度のウェブサイト（sanka-hp.jcqhc.or.jp）を参照されたい。

13 皮膚疾患

（1）皮膚疾患への対応

　母斑症・先天性水疱症・先天性代謝異常症などでは、皮膚症状と知能や身体機能の障害が、あわせて起こる。それぞれの病態や障害が起こる機序を理解し、介護や支援の到達目標を考えて対応する。

　また、皮膚疾患での受診介助の機会も多い。その際に念頭に置くべき皮膚疾患の診療の流れを示す（**図１－４－15**）。

　多くの皮膚疾患は、適切な診断と外用薬治療が行われれば、おおむね２週間以内に納得がいく結果が得られるはずである。遷延する、全身に皮疹が散在する、随伴する症状があるなどの場合は、その理由を追究・検討すべきである。

　外用薬は、適切な医学的判断のないままに、漫然と連用してはいけない。手元にある外用薬をほかの患者に転用することは、医療法に触れる。

〈図１－４－15〉**皮膚疾患診療の流れ（診療の流れのモデル）**

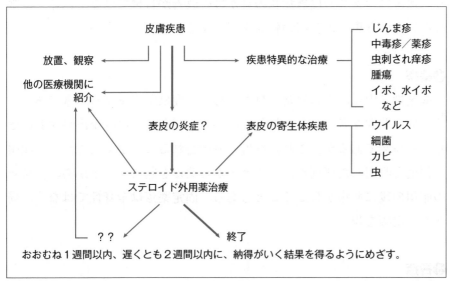

（筆者作成）

（2）よく遭遇する皮膚疾患

❶湿疹

「湿疹」とは、表皮の炎症が表す皮疹に、原因を特定しない段階で与える疾患名である。皮膚の異状をすべて「湿疹」としてはいけない。寄生体が起こす表皮の炎症にステロイド外用薬を塗布すると増悪する。湿疹は、適切な外用薬治療で2週間以内に納得がいく結果を得られる。遷延する経過や汎発する分布では、漫然とステロイド外用薬治療を続けてはいけない。

❷疥癬

疥癬は、ヒゼンダニの人体表皮への寄生による疾患である。ヒトからヒトへ感染し、施設内集団発生の事例が多い。微細な虫の表皮角層への侵襲に生体が反応した微細な皮疹が、全身に対称性に密にあるいは疎に散在する。夜間に瘙痒が激しい。

手掌では、雌虫が産卵のために厚い角層を掘り進み、いわゆる疥癬トンネルを作る。幅1ミリメートル弱、長さ10ミリメートル弱の蛇行する、空気を含んで白く隆起したスジである。これを欠く例も多く、見逃される。

❸皮膚瘙痒症

特別な皮疹を示さずに全身皮膚の瘙痒を訴える。糖尿病・肝硬変・腎不全や、加齢による皮脂欠乏などが想定される。原因の特定と治療を行う。保湿外用薬での皮膚症状の見かけの改善が目標ではなく、痒くて眠れないという患者の苦痛の軽減を工夫する。

❹薬疹

薬剤投与中に皮膚の異常を見たなら、一度は薬疹を疑うべきである。感作成立期間を考えると、投与開始から2週間後に皮疹が出現するのはむしろ当然であるが、これが存外に看過されることが少なくない。頓服で何度も服用した薬剤が、あるときから薬疹を起こすことがある。数年の服用の後に薬疹が起こることもある。固定薬疹は全身性ではなく、局在性に皮疹を現す。

*96
ヒトの免疫系は、初めて暴露された物質に対して、認識し、準備し、反応する。準備ができた状態を感作が成立したという。それに必要な時間を感作成立期間という。10〜14日程度である。

❺褥瘡

褥瘡は圧迫による局所疎血が原因である。これを除くために、2時

間ごとの体位変換や除圧マットやエアマットの使用など、介助・用具・器材によるケアが基本である。全身的な栄養の改善を図るとともに、壊死組織・過剰滲出・不良肉芽・感染など局所の遷延・改善阻止・増悪の因子を把握し、それぞれにいかに対応するかを考える。

❻鶏眼

鶏眼とは俗にいうウオノメである。足底の骨の突起に合致した、内側に尖った角層の肥厚である。疣贅（イボ）と混同されることが少なくない。加重により痛み、歩行が苦痛となる。それをかばって歩くことで膝痛や腰痛が起こる。中心の角質の除去で歩行が際立って改善する。

14 耳鼻・咽喉疾患

耳鼻咽喉科診療において主に対応する障害としては、聴覚障害、平衡機能障害、音声言語機能障害、そしゃく（嚥下）機能障害の４つがあげられる。聴覚障害の原因疾患は耳鼻咽喉科領域の疾患でほぼ網羅されるが、残りの３障害は他領域の疾患によっても生じる障害である。

疾患の知識に関する整理は、一般的にはその解剖学的位置と疾患の分類（奇形、炎症、腫瘍など）によって整理されて述べられることが多いが、本書は社会福祉を学ぶ方々が利用するという特性を考え、障害ごとに分類して疾患を解説する。

（1）聴覚障害

空気中で生活している人間に、音は空気の振動として到達する。音は外耳道を通り鼓膜を振動させる。その振動は耳小骨に伝えられ、そこで増幅され内耳へと伝達される。その振動を受け、内耳の蝸牛内に満たされた液体の外リンパが振動する。これが蝸牛内の有毛細胞を振動させ、有毛細胞はこの振動刺激を電気信号に変換する。内耳で電気信号に変換された音刺激は、内耳神経を経由して延髄の蝸牛神経核に到達する。そこから聴覚伝導路を経由し、最終的には大脳の側頭葉へと投射される（図１－２－18）。以上のような経路とはたらきで人間は音を感知し、言葉や環境音を聞き分けて生活しているが、この流れやはたらきのどこかで問題が生じたときに難聴が起きる。

難聴は大きく**伝音難聴**と**感音難聴**に分類できる。外耳から中耳（耳小骨）までの音振動を内耳に伝えるまでに生じるのが伝音難聴、一方、蝸

＊97
本書第１部第２章第２節10（2）参照。

牛内や内耳神経、聴覚伝導路などで問題が生じるのが感音難聴である。これらが両方混在する場合は混合難聴とよばれる。

❶伝音難聴を生じる疾患

　主に外耳、中耳での病態を原因とする疾患で、伝音難聴が生じる。伝音難聴の場合、音の伝達効率が落ちるために聴力レベルは低下するが、音を認識する能力は低下していないため、適切な音量、音質に入力音を調整できれば補聴器の効果は高い。また原因疾患によっては手術などで治療が可能な場合もある。

　外耳疾患では、耳介奇形を伴うことが多い先天性外耳道閉鎖症、耳垢栓塞、角化物が蓄積して外耳道骨壁などを破壊する外耳道真珠腫、外耳道腫瘍などが伝音難聴の原因としてあげられる。中耳疾患では炎症性の液体が中耳に貯留する滲出性中耳炎、鼓膜の穿孔や癒着、また反復する耳漏などを伴う慢性中耳炎、角化物が蓄積して進行すると耳小骨や中耳腔内の顔面神経や鼓索神経、頭蓋底などを破壊してさまざまな合併症を生じる真珠腫性中耳炎、先天性耳小骨奇形、外傷性耳小骨離断、耳硬化症、中耳腫瘍などが伝音難聴の原因としてあげられる。

❷感音難聴を生じる疾患

　先に述べたとおり、内耳から聴覚中枢までの間に生じる病態を原因とする疾患で感音難聴が生じる。感音難聴の場合、聴力レベルが低下するのみではなく、言葉の聞き分け能力が低下する場合が多い。また内耳性難聴においては、大きな音が正常聴力者と比較して余計に響いて聞こえる補充現象という症状も認められる。またごく一部の中枢性難聴においては、聴力レベルはあまり低下せず、音は聞こえるが言葉が認識できない症状を来す疾患もある。感音難聴に対しての補聴器の効果は限界がある。これは、音は入力されても語音弁別能[*98]が改善しないことが大きな要因である。高度難聴で語音聴取の悪いものや重度難聴の場合は人工内耳手術が必要となる場合がある。また感音難聴を生じる疾患には合わせて平衡機能障害が生じるものもある。

　内耳性難聴の原因疾患としては、突発性難聴、加齢性難聴、騒音性難聴、ムンプス（おたふくかぜ）や帯状疱疹ウイルス、サイトメガロウイルスなどによるウイルス性難聴、アミノグリコシド系抗菌薬や白金製の抗がん薬などによる薬剤性難聴、遺伝性難聴、何らかの原因で蝸牛内の外リンパが中耳腔内に漏出して生じる外リンパ瘻、メニエール病、難病

指定されている若年発症型両側性感音難聴や同じく難病指定されている重度難聴が以前から存在し、長期の時間が経過した後に同側または反対側の耳に進行性の感音難聴が生じ、めまいを伴うことも多い遅発性内リンパ水腫などがあげられる。聴覚障害（感音難聴）と視覚障害（網膜色素変性）を伴うアッシャー症候群も注目すべき症候群である。後迷路性・中枢性疾患としては聴神経腫瘍、聴皮質・聴放線障害などがある。

（2）平衡機能障害

平衡機能は、主として運動反射及び姿勢反射を基盤とした中枢制御によって保たれている。これらの反射は前庭平衡覚、視覚、四肢体幹の深部知覚からの情報をもとに、錐体路、錐体外路系のアウトプットにより、さまざまな筋運動が引き起こされる。耳鼻咽喉科領域ではこの中で前庭系の機能と障害の診療を行っている。

内耳は蝸牛と前庭で形成されており、前庭は耳石器と半規管で構成されている。耳石器には卵形嚢と球形嚢があり、この2つは互いに直角の位置にある。これらは主に直線加速度、重力、遠心力などを感受している。一方、半規管は外側半規管、前半規管、後半規管の3つがあり、それぞれがほぼ垂直に位置し、それぞれの方向の回転加速度を感受している。これらの障害で平衡機能障害が生じる。

前庭系の障害で**平衡機能障害**が生じる疾患としては、メニエール病、先に説明した遅発性内リンパ水腫、頭位変換によるめまい発作が生じる良性発作性頭位めまい症などがある。実際の臨床現場では中枢性めまいとの鑑別も必要である。回転性めまい発作を訴えて受診した患者では、前庭神経炎や椎骨・脳底動脈血流不全、小脳梗塞、ワレンベルグ（延髄外側）症候群なども見逃さないように慎重に診断することが必要となる。

（3）音声言語機能障害

人間の言語コミュニケーションにおいて、特に話し言葉に関する障害である。音声言語は主に喉頭で発する音声と、中枢で聴取した内容を理解し、発する言葉を構築した上で、口腔咽頭などの構音器官で形作られる言語の2つの要素で構成されている。

音声障害は、発声器官のどこかに器質的もしくは機能的に障害が生じた場合に起きる。声の変化は高さ、強さ、音質、持続で評価される。音声障害を来す器質性疾患としては、急性咽頭喉頭炎、急性喉頭蓋炎、声帯ポリープ、声帯結節、ポリープ様声帯、声帯溝症、声帯萎縮、喉頭肉

芽腫、喉頭嚢胞（のうほう）、声帯白板症、喉頭がん、中・下咽頭がんなどがあげられる。多くの疾患は治療が可能で音声障害は回復が望めるが、病態によっては永続的に音声障害を生じる場合もある。特に喉頭がんや中・下咽頭がんなどの悪性腫瘍は、治療によって喉頭が温存できたとしても声帯やその周囲組織に瘢痕が生じた場合は音声障害が持続する。さらに手術により喉頭が摘出された場合は不可逆的な音声障害が生じ、電気喉頭やプロテーゼなどの代用音声を含む何らかの対策が必要となる。また主に喉頭の神経にまひが生じた場合にも音声障害が発症する。中枢性麻痺としては核上性麻痺や核性麻痺、末梢性麻痺としては上喉頭神経麻痺や反回神経麻痺があげられる。一方、機能性音声障害としては性ホルモン異常に伴う音声障害や痙攣性発声障害[*99]、心因性失声症などがあげられる。

　言語障害は多くの場合、中枢性疾患が原因となっていることが多い。脳血管障害に伴う運動障害性失語や感覚失語などの失語症、同じく中枢神経系が原因となる運動障害性構音障害などがその例である。一方、口腔周囲が原因となる器質的構音障害としては、口唇口蓋裂や舌がんなどの口腔がんの術後に生じる場合がある。また、形態異常やまひなどの器質的異常がなくても、異常構音や子音の置換などを伴う機能性構音障害が生じる場合があり、言語訓練の対象となる。その他、注目されるべき言語障害として、吃音症や早口症など言語の流暢性障害があげられる。現在、適切な対応ができる訓練施設が少ないため、全国的な課題となっている。

（4）そしゃく・嚥下機能障害

　人間は摂食、飲水を行って生命を維持している。まずそしゃくして食べ物を砕き、唾液と混合して、嚥下しやすい適度な形態に整えることを行う。次にこれを嚥下して咽頭から食道を経て胃に送り込んでいる。これらの一連の流れがうまくいかなくなる状況がそしゃく・嚥下機能障害である。この障害が生じると、脱水症や栄養不良が生じる。また**誤嚥**によって肺炎も誘発される。主な流れを見ると、まず食事を五感で認知する認知期、続いて口に取り込む捕食、続いてそしゃくする口腔準備期、次に食塊を口腔から咽頭へ送り込む口腔期、さらに食物を咽頭から食道へ一瞬で送り込む咽頭期、最後に食道から主に蠕動運動で胃まで運ぶ食道期に分けられる。これらの一連の流れをスムーズに行うには中枢系の制御と口腔、咽頭、食道の末梢器官のはたらきがスムーズにマッチすることが必要となる。つまり、これらのどこに障害が生じても症状が現れ

*99
特に痙攣性発声障害は日常、音声をよく使用する教員や歌手、車掌などに多くみられること、一見、喉頭所見は正常に見えることから正確に診断されていない場合もあり、日常生活上で苦労する患者がしばしば認められる。

ることになる。

　そしゃく嚥下障害の原因疾患は、主に口腔・咽頭・食道を原因とする器質性障害と、主に中枢神経系を原因とする機能性障害の2つに分類できる。器質性障害の原因疾患としては、口唇・口蓋裂、咬合異常、咽頭喉頭炎や扁桃周囲膿瘍などの重度の炎症、口腔や咽頭の腫瘍、頸椎症などによる外部からの咽頭圧迫、食道炎、食道腫瘍、食道憩室などがあげられる。炎症性疾患は治療により対応は可能で、永続的な嚥下障害に至らない場合が多い。また、口腔や咽頭の形態が正常とは大きく異なる奇形や、特に悪性腫瘍などのように手術により大きな組織欠損が生じ筋皮弁などの代替組織による再建が必要となるような疾患は、永続的な障害を生じる場合が多い。一方、機能性障害を生じる疾患は脳血管障害、筋萎縮性側索硬化症やパーキンソン病、重症筋無力症や筋炎、強皮症、食道アカラシアなど多岐にわたり、永続的な嚥下障害が生じ、嚥下リハビリテーションや、場合により嚥下改善手術、誤嚥防止手術が必要となるケースも認められる。

15 眼疾患

　視覚障害の原因となる眼疾患は、根本的には治らないものである。医療の手を尽くしてもせいぜい現状維持で、多くは徐々に悪くなる。一般的に視力が落ちると読み書きに、視野が狭くなると移動に、それぞれ支障を来すといわれている。

　前側の透明な壁が角膜、茶目の部分を虹彩、虹彩の隙間が瞳孔で、虹彩の後ろに水晶体がある。中は硝子体とよばれる透明なゼリー状の物質があり、後ろに網膜という光を感じる部分がある。網膜に光があたると電気信号になって、視神経を通って脳に信号が届くことによってものが見える（**図1-4-16**）。

（1）緑内障

　眼圧の高さと視神経の強さの押し合いで、徐々に視神経が負けて視野が欠けていく。日本の中途失明の原因の第1位である。視力は比較的保たれることが多いが、末期には全盲に至るものもある。治療は眼圧を下げることによる進行抑制が目的で、評価は視野検査等で行う。眼圧は房水の水圧なので、房水の産生を抑制し、また流出を促進することで眼圧を下げる。まずは点眼薬を使い、必要に応じて手術及びレーザー手術を

*100
盲（Blindness）とは、WHOの定義ではよいほうの眼の視力が0.05未満である。身体障害者手帳は0.01以下で1級となり、生命保険では0.02以下で高度障害の扱いとなる。失明は盲とほぼ同義であるが、字義どおりに解釈すると一時期までは見えていたが見えなくなったものをさし、先天盲の対義語となる。ただし、先天盲は一般的に乳幼児期の失明を含む。また、中途失明とは視機能が完成した後の失明をさし、一般的には15歳以降の失明をさすことが多い。

*101
眼の中の水を房水という。虹彩の後ろにある毛様体で産生され、瞳孔を通り、虹彩と角膜の間である隅角にあるシュレム管という排水溝から出ていく。

〈図1−4−16〉眼の解剖

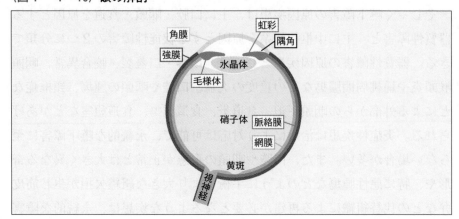

(筆者作成)

施行する。定期的に眼科を受診し、眼圧測定や視野検査を受け、主治医の指示どおりに点眼薬を続けることが重要である。風邪薬、睡眠薬、アレルギー薬、抗不安薬や内視鏡検査などで「緑内障には禁忌」[102]とされている薬があるが、多くは自律神経に作用し副次的に瞳孔を広げる効果（抗コリン作用）のある薬であり、閉塞隅角緑内障に対する急性緑内障発作を危惧した注意事項である。隅角が狭くないのであればこれらの薬も禁忌ではないため、緑内障患者は主治医に確認しておくとよい。レーザーで虹彩にバイパスをつくり、または白内障手術により空間にゆとりが生まれれば、発作はまず起こらなくなる。

（2）糖尿病網膜症

糖尿病網膜症は、以前は中途失明原因の第1位であったが、糖尿病治療の進歩に伴い、緑内障が1位となっている。糖尿病は血管が弱るため細い血管で血の巡りが悪くなり、さまざまな細胞で酸素や栄養が不足する。眼では酸欠になった細胞からの信号で本来血管がない場所に新生血管[103]が生え、網膜や硝子体に出血を起こしたり、隅角を埋めて眼圧を上げたりする。とにかく糖尿病をよくコントロールすることが重要である。治療として、レーザー手術、硝子体手術、硝子体注射などが行われる。

（3）網膜色素変性

網膜色素変性は、網膜の視細胞が徐々に機能しなくなる疾患である。一つの病名であるが原因とされる遺伝子も次々に報告され、また同じ遺伝子異常でも症状の進行には個人差が大きく、原因が不明であることも

[102] 令和元（2019）年6月18日付け厚生労働省通知で抗コリン作用を有する薬剤の添付文書を「閉塞隅角緑内障には禁忌、開放隅角緑内障には慎重投与」とするよう指示が発出されている。お薬手帳を見るだけではどちらかわからないので、緑内障患者は自身の病型がどちらであるか認識しておくべきである。

[103] 酸欠の細胞から出される血管内皮増殖因子という物質が信号となり、突貫工事でつくられる脆い血管である。本来あるべきでない場所にも生え、また脆いので容易に破れて出血する。

多い。一般的には周辺の視野が欠ける求心性視野狭窄を起こし、視力は早期に低下するものから晩年まで保たれるものまである。有効な治療法は確立されていない。

（4）加齢黄斑変性

網膜の中でものを見る真ん中の部分を黄斑とよぶ。黄斑は解像度を上げるため薄く繊細にできているが、光が集まる部分でもあり新生血管を生じることがある。黄斑に出血を起こすと中心暗点となり視力が落ちる。治療は硝子体注射が主体となっているが、1〜数か月に1回の注射を継続する必要がある症例もあり、通院や治療費の負担も軽くなく、またそれでも徐々に増悪することもある。

（5）角膜疾患

角膜潰瘍は細菌、ウイルス、アメーバなどの感染や自己免疫疾患で起こり、症状が重いものでは治癒後に混濁を残す。円錐角膜は角膜の形状の異常であり、どこにもピントの合わない状態になる。ある程度ならハードコンタクトレンズで矯正可能だが、進行したものは角膜移植を要する。角膜ジストロフィは非炎症性の角膜混濁で、遺伝性のものもある。

（6）病的近視

単純な強度近視では、眼鏡やコンタクトレンズの度数が強くなるが矯正可能である一方、中には病的変化を伴うものがあり、これを病的近視という。強度近視眼は一般的に眼球の前後径が大きく、壁は伸展され薄くなる。そのため、脈絡膜萎縮を生じたり、そこから網膜内に新生血管を生じたり、網膜剥離や黄斑円孔を起こしたりする。これらは網膜機能を障害し、不可逆的な視機能の低下をもたらす。

（7）視神経症（レーベル病など）

さまざまな要因により眼と脳をつなぐ視神経が障害されたもの。多くは真ん中の視野が欠ける中心暗点を来すため、視力も落ちる。自然経過や薬物治療により改善するものもあるが、福祉の現場に来たものは改善しなかった症例と考えられる。周辺の視野が比較的保たれれば、移動の支障は訴えないことが多い。

（8）治療可能なロービジョン

　世界全体の視覚障害の原因は、屈折異常と白内障で約半数といわれている。屈折異常とは近視、遠視、乱視のことで、広義には調節力の低下である老視も含まれ、視界がぼやける。白内障は水晶体の混濁で、単に加齢のみでも進行し、視界がかすむ。自身で身の回りのことができず要介護度が高かったが、白内障手術をして眼鏡を合わせたところ、要介護度が劇的に改善した症例はしばしば報告される。主病名が何であれ、屈折矯正や白内障手術の要否は検討すべきである。

16 歯科・口腔疾患

　口腔疾患と全身疾患は密接な関係がある。特に高齢者の歯・口腔の健康を維持することは全身の健康を保つことにつながる。QOLの維持向上のため、本項では高齢者の歯科・口腔疾患の中から理解すべき代表的な項目について解説する。

（1）歯科から見た高齢者の現状

　平成25（2013）年からの健康日本21（第二次）[104]の基本方針は、健康寿命の延伸や健康格差の縮小などであり、8020運動に代表される歯・口腔の健康についても目標が定められた[105]。

　令和4年調査[106]によると、8020達成者の割合は51.6%と推計されており、目標値であった50%が達成された。このように健康寿命の延伸とともに歯の寿命も延伸している。

（2）オーラルフレイル

　「老化に伴う様々な口腔の状態（歯数・口腔衛生・口腔機能など）の変化に、口腔健康への関心の低下や心身の予備能力低下も重なり、口腔の脆弱性が増加し、食べる機能障害へ陥り、さらにはフレイル[107]に影響を与え、心身の機能低下にまで繋がる一連の現象及び過程」と定義される[5]。口腔機能の低下を経由して、全身の機能低下が進行する概念は4つのレベルで示されている。

　オーラルフレイルは、レベルの移行に伴いフレイルに対する影響度が増大するため、口に関するささいな「衰え」を軽視せず対応していくことが健康寿命の延伸に重要である（**図1-4-17**）。

*104 令和6（2024）年からの健康日本21（第三次）については、本書第1部第7章第2節参照。

*105 世界保健機関（WHO）によって提唱された新しい健康指標で平均寿命から寝たきりや認知症など介護状態の期間を差し引いた自立して生活ができる生存期間。

*106 厚生労働省による令和4年歯科疾患実態調査（結果の概要）。5年ごとに実施される（平成23〔2011〕年までは6年ごとに実施）。わが国の歯科保健状況を把握し、歯科口腔保健の推進に関する基本的事項及び健康日本21（第二次）において設定した目標の評価等、今後の歯科保健医療対策を推進するための基礎資料を得ることを目的とした調査である。

*107 加齢に伴うさまざまな心身機能の低下によって、虚弱に陥っている状態。また、介護などが必要な状態と健常な状態の中間にあり、介入することで健常な状態に戻る「可逆的」な状態。

〈図１−４−17〉オーラルフレイル概念図

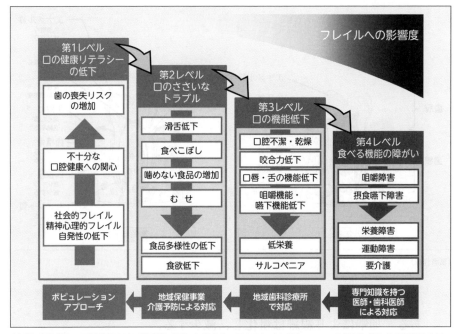

（出典）飯島勝矢・平野浩彦 ほか『歯科診療所におけるオーラルフレイル対応マニュアル2019年版』公益社団法人日本歯科医師会、12頁

（３）加齢・老化による主な口腔の変化

❶歯

　歯はエナメル質、象牙質とよばれる硬組織と歯髄、いわゆる歯の神経とよばれる軟組織から構成される（**図１−４−18**）。加齢により、

①エナメル質：色調が暗くなり、すり減りによって形態が変化する。

②象牙質：経年的な刺激により内側に向かい徐々に厚くなり、歯髄が存在する歯髄腔という空間も徐々に狭くなる。

③歯髄：さまざまな変性が起こり、疼痛閾値[108]が上昇することで痛み[109]を感じにくくなる。

❷歯周組織

　歯周組織とは歯肉、セメント質、歯根膜、歯槽骨の総称である（**図１−４−18**）。

　加齢により、

①歯肉：薄くなり弾力が失われ、退縮していくため健康な状態のときには歯肉に覆われていた歯根が露出する。

②セメント質：加齢に伴い、厚みを増していく。

③歯根膜：歯と歯槽骨の間に存在する線維。かむ力を緩衝する役割が[110]

*108
細胞や組織に正常では存在しない物質が沈着あるいは正常でも沈着量や場所が異常なもの。

*109
痛みを感じる最低のライン。

*110
かむ力の調整を行うクッションのような役割。

〈図1−4−18〉歯・歯周組織

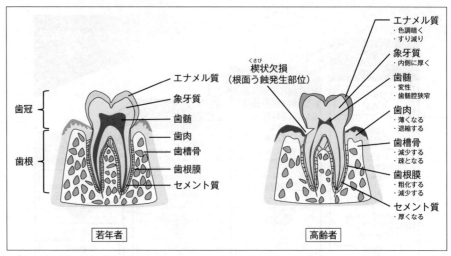

（著者作成）

ある。加齢により線維は粗化し、減少する。

④歯槽骨：歯を支えている骨。加齢に伴い、減少して疎となる。

　口腔粘膜（歯肉、舌、口蓋、唇など）は加齢による唾液分泌量低下の影響を受けやすく組織損傷や易感染性[*111]につながる。

*111
免疫や防御する力が弱くなり、感染しやすい状態。

（4）高齢者に見られる主な口腔疾患

❶根面う蝕（むし歯）

　唾液分泌量の低下、歯肉退縮による露出した歯根面はエナメル質よりもう蝕になりやすい。また、歯と歯肉の境目にあたる部分が発生部位となるため放置しておくと歯の破折を招き咀嚼障害の原因となる（**図1−4−18**）。

❷トゥース・ウェア（Tooth wear）

　摩耗（歯とそれ以外のものによる欠損）、咬耗（歯と歯による欠損）、酸蝕（胃食道逆流症による胃酸の曝露や酸性の食物による欠損）、楔状欠損（かむ力により歯と歯肉の境目に生じる欠損）（**図1−4−18**）など、これらのう蝕以外の欠損をトゥース・ウェア（Tooth wear）という。

❸歯周病

　歯周病とは、歯の周りの歯周組織（歯肉・歯根膜・歯槽骨・セメント

質）に炎症が起こっている病気の総称である。炎症が歯肉だけにとどまっている状態を「歯肉炎」といい、炎症が歯槽骨や歯根膜にまで広がっている状態を「歯周炎」という。歯周病の特徴は、痛みがなく静かに進行していくことである。進行すると歯を支える歯槽骨が吸収し、歯が揺れはじめて食物がかめなくなり、最終的に歯が脱落してしまう可能性がある。

❹歯の喪失

　加齢とともにう蝕や歯周病によって歯の喪失は増加していく傾向がある。今後、平均寿命・健康寿命が延伸していくと予測される日本人において義歯（入れ歯）やブリッジ（連結された修復物）、インプラントなど適切な治療を行い、口腔機能の維持・回復することで全身の健康の維持、そしてQOLの確保につながる。

（5）高齢者に対する口腔健康管理

　世界保健機関（WHO）や健康日本21で提言されている健康寿命を延ばすためには、医師や看護師、歯科医師や歯科衛生士とともに薬剤師、管理栄養士、理学療法士、作業療法士、言語聴覚士、介護支援専門員、社会福祉士、介護福祉士など医療・介護・福祉の多職種連携が必要不可欠となる。

　口腔健康管理とは、口腔機能管理、口腔衛生管理及び口腔ケアを合わせた概念である。口腔機能管理と口腔衛生管理については、歯科医療行為として歯科医師、歯科衛生士が行うプロフェッショナルケアとされる。口腔ケアとは、口腔内の清掃をはじめとする日常のケアを他職種と協働して行うものである。

❶代表的な有病高齢者の口腔ケア

①悪性新生物（がん）

　悪性新生物の治療は手術、放射線治療、化学療法の3つが基本となる。各治療法の口腔ケアは、

・周術期（特に口腔に見られる悪性腫瘍）：口腔内細菌のレベルを少なく保ち、創部（創傷ができた部分）感染の予防や術後肺炎の予防を目的とする。

・放射線治療：口腔乾燥症や口腔粘膜炎、顎骨壊死などが見られる場合があり専門的な口腔管理が必要となる。

・化学療法：抗がん剤による口腔粘膜炎や免疫機能低下による二次的な感染に注意しなければならない。

②心疾患

心疾患を有する高齢者の口腔ケアは、口腔内細菌が血流に侵入し引き起こされる感染性心内膜炎（infective endocarditis：IE）の予防が重要となる。

③脳血管疾患（障害）

脳血管疾患（障害）では発症後の後遺症が口腔ケアに関して問題となる。まひによる運動・感覚障害、構音・嚥下障害、高次脳機能障害によるコミュニケーション困難により口腔清掃状態が著しく悪化するため日常の口腔ケアが非常に重要となる。

④肺炎（誤嚥性肺炎）

肺炎は、高齢者に多い代表的な感染症である。また、高齢者の肺炎の多くは誤嚥が関連している。特に、要介護高齢者は、口腔清掃状況の不良により口腔内の細菌を不顕性誤嚥[112]している場合が多い。

水平な状態（仰臥位[113]）では誤嚥する可能性が高いため側臥位[114]あるいは半坐位（ファーラー位・セミファーラー位）で口腔内の清掃を行うのが望ましい（**図1−4−19**）。

⑤認知症

重度の認知症の場合、コミュニケーション困難となり口腔ケアへの拒否が見られる場合がある。認知症の人とのコミュニケーションでは、その人らしさを大切にするとともに、認知症の特性をふまえたかかわり方や配慮が求められる。

⑥高血圧症

〈図1−4−19〉半坐位（ファーラー位）

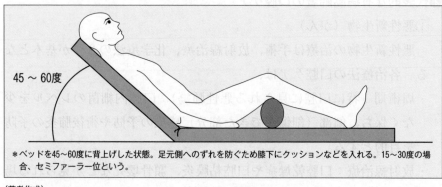

45〜60度

＊ベッドを45〜60度に背上げした状態。足元側へのずれを防ぐため膝下にクッションなどを入れる。15〜30度の場合、セミファーラー位という。

（著者作成）

*112
気付かず誤嚥している状態。

*113
仰向けに寝た状態。安定し、筋肉の緊張も少ない。

*114
横向きに寝た状態。患側を下にしない。

高血圧症の口腔ケアはケアを行う前、行っている最中に必要に応じて血圧測定を行うことが望ましい。急に立ち上がったときに起立性低血圧を起こす場合があるので注意が必要である。また、服用している薬（カルシウム拮抗薬：ニフェジピン、ニカルジピン塩酸塩）により歯肉増殖が見られる場合がある。定期的な観察とブラッシング指導を行うが、重度の場合は専門的な処置を必要とすることがある。

⑦糖尿病

糖尿病により歯周病の進行が促進されること、また、進行した歯周病が糖尿病に悪影響を及ぼすことが明らかになっている。一方で歯周病の管理を行うことで糖尿病の改善が認められるケースが報告されているため、日常の口腔ケアの徹底やプロフェッショナルケアの実施が重要となる。

⑧眼疾患（白内障、緑内障、黄斑変性症、糖尿病性網膜症）

眼疾患によって視覚障害のある人は、鏡で口の中の状態を把握することがむずかしく磨き残し、出血やう蝕の見落としがあるため定期的な観察が必要である。

❷要介護者の口腔ケア

高齢者の中でも、特に要介護者はさまざまな全身疾患によりADLの低下が見られる。ADLの低下により口腔ケアに必要な動作が困難となり、口腔機能も比例して低下していくため、口腔健康管理が重要である。

①経口摂取患者の口腔ケア

要介護者の多くは、口腔機能の低下により食物残渣の停滞が顕著であるため口腔内が劣悪な環境となっていることが多い。口腔ケアは、口腔機能の維持を目的としたマッサージやストレッチを加え、口腔内を清潔に保つことが重要である。

②非経口摂取患者の口腔ケア

非経口摂取患者の場合、食事や会話で口を動かす機会が減少するため、唾液の分泌が低下し、口腔内は乾燥した状態になる。さらに運動性の低下により口腔周囲の筋肉が萎縮する。口腔ケアは、ブラッシングを行う前に唾液分泌を促すマッサージと筋力の低下を予防するためのストレッチを行うことが重要である。

（6）摂食嚥下障害

摂食嚥下障害は、脳性まひなどの先天性疾患や脳血管障害などの全身

疾患の後遺症により正常な栄養や水分の摂取が困難になった状態である。

（7）構音障害

　構音障害は、口腔がんの術後や脳血管障害の後遺症により、音を作る器官や動きに問題が生じて発音がうまくできない状態である。

17 女性の疾患（生殖医療を含む）

（1）生殖生理の基礎知識

❶染色体と雌雄の違い

　ヒトの染色体は46本で、2本は性染色体（「X」と「Y」）とよばれ、男性は46XY、女性は46XXと表記する。Y染色体はX染色体より小さいが、胎生初期の原始生殖腺を「精巣」に分化させる「SRY遺伝子[*115]」がある。また初期胎児では、将来男性及び女性の生殖器に分化するウォルフ管とミューラー管が同時に発生する。男性では、精巣からの男性ホルモンと抗ミューラー管ホルモン[*116]（AMH）の作用で、ウォルフ管のみが成長し、精巣上体・精管・前立腺などが形成されるが、ミューラー管は消滅する。一方、女性はミューラー管が発達して子宮・卵管・膣の一部となるが、ウォルフ管は消滅せずに遺残し、成人後にモルガニー嚢胞・副卵巣嚢腫・ガルトナー嚢胞などが発生することがある。

❷排卵周期とホルモン制御（乳腺も含む）

　思春期に近い女子では、徐々に中枢神経系と卵巣との内分泌的な関係が現れ、11歳前後で「初潮」が始まり、周期的な排卵と月経に移行する。この性周期（排卵周期）は、視床下部のGnRH[*117]が下垂体前葉からのFSH[*118]及びLH分泌[*119]を刺激し、FSHは卵胞発育とエストラジオール（E_2）[*120]の分泌を、LHは排卵刺激（LHサージ）と排卵後の黄体から産生されるプロゲステロン（P_4）[*121]に関与する。

❸成長期と骨量の影響

　卵巣ホルモンは、子宮、乳腺、骨格などにも関係する。成長期の骨密度（BMD）[*122]の増加率は、女子では13〜15歳がピークとされ、それ以後は下降する。したがって、極端なダイエットや心理的ストレスによる長期的な無月経（体重減少性無月経）は骨密度の増加に影響し、その後に体重増加や月経が再開しても、十分に骨量が回復しない可能性が指摘さ

*115
Y染色体性決定領域（Sex-determining region Y）

*116
抗ミューラー管ホルモン（Anti-Müllerian Hormone）

*117
ゴナドトロピン放出ホルモン（Gonadotropin Releasing Hormone）：視床下部

*118
卵胞刺激ホルモン（Follicle Stimulating Hormone）

*119
黄体形成ホルモン（Luteinizing Hormone）

*120
エストラジオール（Estradiol＝卵胞ホルモン〔女性ホルモン〕）

*121
プロゲステロン（progesterone＝黄体ホルモン）

*122
骨密度（Bone Mineral Density）

れている。こうした思春期女子の体重減少と、その後の生殖機能や骨形成における問題点は、一般女子のみならず、最近では女性アスリートの過度な体重コントロールの弊害として関心が高い。一方、男子のBMD増加率のピークは15〜17歳と、女子よりも約２年遅れるパターンを示す。

（2）婦人科腫瘍

❶子宮

①良性腫瘍

㋐子宮筋腫

　婦人科の良性腫瘍の中で最も頻度が高く、30歳以上の約20〜30％にみられる。また約１％に悪性化（平滑筋肉腫）がある。

　症状は、①月経困難症、②過多月経、③鉄欠乏性貧血、④圧迫症状、などで、また不妊症や流産の原因にもなる。薬物治療には、低E_2状態を誘導する「偽閉経療法」があるが、骨密度低下や脂質代謝への影響等から６か月以内の治療期間となっている。手術療法では、子宮全摘術と妊孕性を温存する筋腫核出術があり、最近ではともに腹腔鏡下手術が普及している。

㋑子宮腺筋症：（子宮内膜症〔本節17（2）❹〕も参照）

　子宮内膜症の病変が子宮筋層に発生・進展し、月経困難症・過多月経・子宮腫大を呈する。臨床症状は子宮筋腫に類似し、発育にはE_2が関連するので、治療方針は子宮筋腫及び子宮内膜症に準じる。

②悪性腫瘍

㋐子宮頸がん[123]

　子宮頸部に発生するがんで、ヒト乳頭腫ウイルス（HPV）[124]感染が原因とされ、比較的若年者も発症する。近年、子宮頸がんの予防策としてHPVワクチンが開発され、その予防効果が実証され、世界保健機関（WHO）はさらなる普及を推奨している。種類は、４価と、さらに９価ワクチンが開発されている。わが国では平成25（2013）年からＡ類定期接種として接種が開始されたが、接種後の副反応（複合性局所疼痛症候群：CRPS）等の報告を受けて、積極的勧奨が一時中止された。その後の検討で、副反応の頻度が他のワクチンと同レベルであることから、令和4（2022）年4月に接種の勧奨が再開された。

㋑子宮体がん

　子宮内膜より発生するがんで、従来は閉経前後に多かったが、最

＊123
本書第１部第４章第４節４（3）❸参照。

＊124
Human Papilloma Virus の略。

近では30歳代でもみられ、背景には肥満・糖尿病など生活習慣病との関係が指摘されている。治療は、筋層浸潤が進んだ場合や組織型がハイリスクの場合は、準広汎子宮全摘術＋左右付属器切除＋後腹膜リンパ節郭清術が行われ、進行がんでは化学療法も併用する。一方、生殖年齢の初期がんではホルモン療法による妊孕性の温存も可能である。

ⓦ子宮肉腫

子宮体部に発生する比較的まれな悪性腫瘍であり、子宮筋腫の悪性変化も含まれる。血行性転移が多く、上皮性悪性腫瘍の「がん」と比較して化学療法や放射線治療の有効性が低い。

❷卵巣

卵巣腫瘍が他の腫瘍と異なる特徴は、発生する元の組織別に、①表層上皮性・間質性腫瘍、②性索間質性腫瘍（顆粒膜細胞腫などのホルモン産生腫瘍）、③胚細胞性腫瘍（奇形腫、未分化胚細胞腫など）と多岐にわたることである。また、一般的な「悪性・良性」の病理学的区分に加えて、「境界悪性（低悪性度）」とよばれる独自のカテゴリーが存在する。

①良性腫瘍

ⓐ表層上皮性・間質性腫瘍

従来、卵巣内部から発生すると考えられたが、最近は排卵後のくぼみを覆う上皮細胞や卵管内から遊離した細胞が、何らかの機序で腫瘍化するとされている。

ⓑ性索間質性腫瘍

卵細胞を取り囲む顆粒膜細胞や莢膜細胞は、エストロゲンなどのホルモンを産生し、これらが本腫瘍の母体となる。顆粒膜細胞腫の発症年齢は、小児と中高年齢に多く、前者では思春期早発症が、後者では不正性器出血などがみられる。

ⓦ胚細胞性腫瘍

本来、排卵前には分裂をしない卵細胞が単為発生し、各種の生体組織に分化した腫瘍である。成熟嚢胞性奇形腫（デルモイド腫瘍）が多く、皮膚・毛髪・歯牙・骨などの組織がみられる。中年以降ではがん化（扁平上皮がんなど）することもある。

ⓓ子宮内膜症性嚢胞

子宮内膜症が卵巣内に発生し、周期的な出血によって卵巣嚢腫様に腫大する。貯留内容液は古い血液の褐色調であり「チョコレート

囊胞」と称され、厳密な腫瘍ではなく「類腫瘍」に区分される。保存的治療は、「低用量ピル・LEP製剤」や、「偽閉経療法（前述）」[*125]等のホルモン療法が選択される。約１％で卵巣がんが発生するので、注意する。

②悪性腫瘍（卵巣がん）

組織分類は良性卵巣腫瘍と同じく、多彩な腫瘍が存在する。また臨床症状の発現が遅く、進行がんで発見されることが多い。最近、家族性に乳がんと卵巣がんが発症する「遺伝性乳がん卵巣がん症候群（HBOC）」という疾患概念が確立し、原因遺伝子として*BRCA1*・*BRCA2*の変異を認め、わが国では乳がんの約３～５％、卵巣がんの約10％が相当する。また、大腸がんを中心とした遺伝性がん疾患であるリンチ（Lynch）症候群でも、卵巣がんや子宮体がんの発生率が高いことが知られている。

㋐上皮性腫瘍

種類は、(a)漿液性囊胞腺がん、(b)類内膜腺がん、(c)明細胞腺がん、(d)粘液性腺がん、胚細胞性腫瘍などがあり、(a)が約40％を占め、(c)の頻度は低い。一方、子宮内膜症からの卵巣がんでは明細胞腺がんが約50％と逆に多く、両者間のがん発生機序の違いに高い関心が寄せられている。

㋑胚細胞性腫瘍

本腫瘍は、全卵巣悪性腫瘍の約８％と比較的まれで、組織型では未分化胚細胞腫、卵黄囊腫瘍（内胚葉洞腫瘍）、胎児性がん、未熟奇形腫などがある。

❸外陰・膣

①尖圭コンジローマ

前述のHPV6・11型の感染による外陰・膣粘膜の乳頭状の腫瘤で、HPVワクチンの効果が期待される。治療はイミキモド含有クリーム（皮膚の免疫細胞を活性化して感染細胞を除去する）の使用が有効で、ときに外科的切除と併用する。

②外陰部腫瘍

主に中高齢女性に多く、外陰がんの前駆病変として外陰白斑症があり、アポクリン腺からは外陰ページェット腫瘍が知られている。

[*125]
低用量ピル（低用量OC：Oral Contraceptives）、LEP（低用量エストロゲン・プロゲスチン配合薬）：ともに薬剤の含有量によって、避妊用OCと名称区分されている。

第1部
第4章

❹子宮内膜症（内膜症）

　子宮内膜に類似した組織が、子宮内腔以外の子宮筋層内、卵巣、腹膜などに発生して、出血と増殖を来す疾患である。発症機序としては、①月経血の逆流説：月経時に剥離した子宮内膜組織が卵管内を逆流して腹腔内に入り生着する、②組織の化生説：腹膜や体腔内上皮の前駆細胞がホルモンや組織因子の影響を受けて子宮内膜に類似した組織に変化する、が示唆されている。主な病型は、前述の①子宮腺筋症、②卵巣子宮内膜症性嚢胞がある。臨床症状は、①月経困難症、②過多月経、③不妊症などで、特殊例として泌尿器（血尿）・下部腸管（下血・腸閉塞）や胸膜（月経随伴性気胸）などがある。治療は、前述したホルモン療法と、外科的切除がある。不妊症の術後妊娠率は、１年で約30％、２年で約60％とされる。

（3）生殖内分泌と生殖医療

❶無月経の分類

　無月経の分類は、①原発性無月経（18歳以降も月経がない状態）、②続発性無月経（月経が３か月以上停止した状態）に鑑別され、①原発性にはターナー症候群（染色体45XO）、アンドロゲン不応症、ロキタンスキー症候群（子宮・膣の欠損）、コールマン症候群（視床下部GnRH神経系の障害と嗅覚障害）などの先天性疾患が多い。したがって、プライバシーや未成年者に対する十分な配慮が必要で、染色体や遺伝子の検査では、遺伝専門医や遺伝カウンセラーの支援が求められる。一方、②続発性では、種々の原因の排卵障害が含まれる。診断は、プロゲステロン製剤投与で消退性出血（月経）が生ずる「第１度無月経」と、エストロゲン＋プロゲステロン製剤投与で消退性出血がみられる「第２度無月経」に分類され、第２度無月経は治療難易度が高い。

❷排卵障害

　①中枢性（視床下部性、下垂体性）

　　排卵障害の原因は多岐にわたり、中枢経系に器質的な問題がなければ、多くは一過性のことが多く、体重減少例では、適切な栄養指導と正常排卵周期に類似したホルモン療法（エストロゲン・プロゲスチン療法）が適応となる。精神的な背景が強い神経性無食欲症では、精神科診療が主体となる。

　②多嚢胞性卵巣症候群（PCOS）[*126]

月経不順と卵巣内に多数の小囊胞を示し、一部に肥満と男性化兆候を示す症候群である。検査では、血中LHがFSHより高く、GnRH負荷試験にて血中LHの急上昇がみられる。原因はインスリン抵抗性が想定されている。また安易な排卵誘発は、卵巣が過剰に腫大化し、腹水貯留や血栓症を来す「卵巣過剰刺激症候群」のリスクがある。

③高プロラクチン（PRL）血症

産後の授乳に関与するPRLが、非妊娠時に高値になると、無月経と乳汁分泌が生じる。PRLは脳内のドーパミンによる負の制御を受けており、血中PRLを下げるにはドーパミン作動薬が有効性を示す。原因は、①下垂体腫瘍（PRL産生腫瘍）、②薬剤性高PRL血症などがあり、前者で神経症状のある場合は手術等が行われ、微小の際は薬物療法が選択される。また胃潰瘍や一部の精神疾患の治療薬には、血中PRLを増加させる種類があり、後者の知識も重要である。

❸不妊症と生殖補助医療（ART）

正常夫婦が１年以上妊娠しない場合を「不妊症」と称し、最近では男性因子も増加している。難治性の不妊では、①体外受精‐胚移植[127]（IVF-ET）、②顕微授精[128]（精子を卵細胞に注入：ICSI）、③凍結胚移植[129]（FET）、などが行われ、こうした先進的治療を生殖補助医療（ART）とよぶ。わが国における令和２（2020）年の出生数に占めるART出生数は、全体の14％（1/13.9人）と、先進国の中でトップクラスに高く、FETも全体の約48％を占めている。また少子化対策の一環として、ARTの多くが令和４（2022年）年から保険適応となった。一方、先進的治療には生命・医療倫理の課題も指摘される。例として、①着床前遺伝子検査[130]（PGT）、②卵子提供の不妊治療、③代理出産、④出自の情報提供、などが議論されている。

❹がん治療と生殖医療の接点

ARTの発展・応用として、卵巣の組織凍結・保存と体外における卵細胞成熟技術[131]（IVM）が進展している。特に若年者の白血病などの悪性腫瘍で、抗がん剤治療前に生殖細胞を凍結保存し、治癒後に必要に応じてIVMやARTによって妊孕性の回復を試みる研究が進んでいる。現在、「国際妊孕性温存学会（ISFP）[132]」が発足し、わが国でも「日本がん・生殖医療学会（JSFP)[133]」が活動している。

*127
In Vitro Fertilization and Embryo Transferの略。

*128
Intra-Cytoplasmic Sperm Injectionの略。

*129
Frozen Embryo Transferの略。

*130
Preimplantation Genetic Testingの略。

*131
In Vitro Maturationの略。

*132
International Society for Fertility Preservationの略。

*133
Japan Society for Fertility Preservationの略。

❺少子化対策と子育て支援

　ARTは、若い年齢からの治療開始が、職場の労働効率や本人のキャリア形成に有益とされる。また、妊娠・子育て支援に向けた国家予算を、各国の対GDP比で比較すると、フランス・英国・スウェーデンはいずれも3.0％以上の予算であるのに対し、日本はわずか1.04％と約1/3にすぎず、今後はさらに重点的な予算配分が求められる。

❻経口妊娠中絶薬の承認

　近年、わが国の人工妊娠中絶は経口避妊薬や性教育の普及によって減少傾向にあるが、実施は手術法が主体であり、ときに医療事故や術後の妊孕性の低下が指摘されてきた。一方、海外における経口妊娠中絶薬の普及をふまえ、令和5（2023）年4月より、わが国でも使用が認可された。本法は、2種類の薬剤①黄体ホルモン受容体拮抗薬、②子宮収縮薬を一式として使用する。適応は、妊娠9週0日（妊娠63日）以内で、最初に①薬を内服し、36〜48時間後に②薬を口腔内で一定時間溶解・吸収させ、残りは内服する。その有効性は高いが、約10％は不完全な経過を示し、手術が必要となる場合も報告されている。したがって、実施においては、専門医（母体保護法指定医）と認定医療機関に限定されている。[*134]

*134
厚生労働省ホームページ「いわゆる経口中絶薬「メフィーゴパック」の適正使用等について」参照。

（4）中高年齢の女性医療Women's Health Care

❶更年期障害

　正常女性の平均的な閉経年齢は50歳前後で、その前後5年間を更年期とよび、卵巣機能の低下による心悸亢進・異常発汗や気分不安定などが現れる。これにはホルモン補充療法（HRT）が有効であるが、副作用として、肝機能障害や血栓症などに注意を払うとともに、乳がんや子宮体がんの検診も忘れてはならない。

❷性器脱及び排尿障害

　女性の骨盤内臓器（子宮・膀胱・直腸）は、多くの組織や靭帯で支持されており、加齢に伴う組織の脆弱性や分娩時の影響から、主に子宮・膀胱などの下垂・脱出が生じる。分類は、①子宮脱、②膀胱瘤、③直腸瘤と、その合併例で、①②③すべてが脱出する高度性器脱も存在する。下垂・脱出の評価は、国際的なPOP-Q法[*135]で評価し、治療選択や予後を客観的に検討する。本疾患は婦人科・泌尿器科・下部消化器外科の境界領域にあり、専門性の高い「女性骨盤底医学」とよばれる。保存的治療

*135
Pelvic Organ Prolapse Quantificationの略。

は、各種サイズの合成樹脂製の膣内ペッサリーを挿入し、2～3か月ごとに交換する。同時に肛門を締めて膣周囲の筋力を補強する「骨盤底筋群トレーニング」も推奨される。また欧米では、日中のペッサリー挿入と夜間抜去・消毒を行う自己管理が普及しており、今後はわが国の看護職や介護職への理解と啓発が望まれる。手術療法では、対象が高齢者で他の合併疾患が多いことから、低侵襲かつ膣式の手術が一般的である。また、最近では腹腔鏡やロボット支援の術式も増えている。

18 難病

　難病とは、一般に病気の原因が不明であり、治療法が確立しておらず、希少な疾病であって、経過が長期にわたる疾病である。障害者総合支援法では、①治療法が確立していない、②長期療養を必要とする、③客観的な診断基準（またはそれに準ずるもの）が定まっている、の3条件を満たす疾病を難病と定義し、令和3（2021）年11月より、366疾病が対象となっている。[*136]

　平成27（2015）年より施行された「難病の患者に対する医療等に関する法律（難病法）」では、難病医療費助成制度の対象とする疾病を指定難病とし、上記3条件に加え、④発病の機構が明らかでない、⑤患者数がわが国において一定の人数（人口の約0.1%程度）に達しない、の2条件を必要とし、現在338疾病が対象となっている。[*137] 難病の定義を**表1－4－9**に示す。このように障害者総合支援法の対象疾病は、指定難病より対象範囲が広くなっており、また異なる疾病名を用いているものもあり注意が必要である。[*138]

*136
厚生労働省ホームページ「障害者総合支援法の対象疾病（難病等）の見直しについて」。

*137
難病情報センターホームページ、指定難病一覧。

*138
厚生労働省ホームページ「指定難病と障害者総合支援法対象疾病の疾病名の相違」。

〈表1－4－9〉　「難病」の定義

○　障害福祉サービス対象
①　治療法が確立していない
②　長期療養を必要とする
③　客観的な診断基準が定まっている
令和3年11月より366疾病が障害者総合支援法の対象
○　難病医療費助成対象（指定難病）
上記3条件に加え、 ④　発病の機構が明らかでない ⑤　患者数が本邦において一定の人数（人口の約0.1%程度）に達しない 令和3年11月より338疾病が指定難病として医療費助成の対象

（出典）厚生労働省「障害者総合支援法の対象疾病の要件」をもとに筆者作成

＊139
厚生労働省ホームペー
ジ「障害者総合支援法
における障害支援区分
難病患者等に対する認
定マニュアル」令和元
(2019) 年7月。

　障害者総合支援法の対象疾病であれば、障害者手帳を取得できない場合でも、障害支援区分の判定を受け、必要と認められた障害福祉サービスが受けられる[139]。しかし、いまだに十分活用されていないのが実情である。これは福祉サービス従事者のみならず医療従事者、当事者に制度の周知が不十分であることが一因と考えられる。

　難病のある人は、その経過中に身体障害（肢体、視覚、聴覚、言語、内部）や精神障害（高次脳機能障害など）が出現し、知的障害を併発することもある。こういった従来の機能障害に加え、「症状の変化」「機能障害にはとらえにくい疲れやすさなど」が見られることが難病の特徴である。

　「症状の変化」には「進行性の症状を有する」「大きな周期でよくなったり（寛解）、悪くなったり（再発）する」といった年単位の変化から、「日によって症状が変化する」「1日の中で症状の変化がある」といった日単位の変化もある。そのため、「障害者総合支援法における障害支援区分　難病患者等に対する認定マニュアル」では、「できたりできなかったりする場合におけるできない状況（最も支援が必要な状態）」を想定して審査判定をするよう明記されている。

　障害者総合支援法の対象となる難病の疾患群を**表1−4−10**に示した。

〈表1−4−10〉 **障害者総合支援法の対象となる難病**

神経・筋疾患	パーキンソン病、脊髄小脳変性症、多発性硬化症／視神経脊髄炎、重症筋無力症など
代謝系疾患	全身性アミロイドーシス、ミトコンドリア病など
皮膚・結合組織疾患	全身性強皮症、神経線維腫症など
免疫系疾患	全身性エリテマトーデス、関節リウマチ、シェーグレン症候群など
循環器系疾患	特発性拡張型心筋症、肥大型心筋症など
血液系疾患	再生不良性貧血、自己免疫性溶血性貧血、特発性血小板減少性紫斑病など
腎・泌尿器系疾患	IgA腎症、多発性嚢胞腎、一次性ネフローゼ症候群など
骨・関節系疾患	後縦靭帯骨化症、特発性大腿骨頭壊死症、軟骨無形成症など
内分泌系疾患	クッシング病、下垂体前葉機能低下症、アジソン病など
呼吸器系疾患	サルコイドーシス、特発性間質性肺炎、肺動脈性肺高血圧症など
視覚系疾患	網膜色素変性、黄斑ジストロフィーなど
聴覚・平衡機能系疾患	突発性難聴など
消化器系疾患	原発性硬化性胆管炎、クローン病、潰瘍性大腸炎など
染色体または遺伝子に変化を伴う症候群	ルビンシュタイン・テイビ症候群など
耳鼻科系疾患	アッシャー症候群など
スモン	スモン

（筆者作成）

各疾病の解説については難病情報センターのホームページに詳しいので参照されたい。

引用文献

1）Ohta, M.（2009）Management of Anemia in the Elderly. *JMAJ* Vol. 52, pp. 219-222.

2）Löwenberg, B. et al（2009）High-dose daunorubicin in older patients with acute myeloid leukemia. *N Engl J Med*. Vol. 361, pp. 1235-1248.

3）Habermann, T. M. et al（2006）Rituximab-CHOP versus CHOP alone or with maintenance rituximab in older patients with diffuse large B-Cell lymphoma. *J Clin Oncol*, Vol. 24, pp. 3121-3127.

4）O'Brien, SG. et al（2003）Imatinib compared with interferon and low-dose cytarabine for newly diagnosed chronic-phase chronic myeloid leukemia. N Engl J Med Vol. 348, pp. 994-1004.

5）飯島勝矢・平野浩彦 ほか『歯科診療所におけるオーラルフレイル対応マニュアル2019年版』公益社団法人日本歯科医師会、2019年、10～12頁

参考文献

● 髙橋三郎・大野　裕 監訳・日本精神神経学会 監修『DSM-5精神疾患の診断・統計マニュアル』医学書院、2014年

● 松下正明「心の病（精神障害）」竹内　正 監修『医療原論−医の人間学−』弘文堂、1996年

● 厚生労働科学研究費補助金難治性疾患等政策研究事業（難治性疾患政策研究事業）難治性腎障害に関する調査研究班 編『エビデンスに基づくIgA腎症診療ガイドライン2020』東京医学社、2020年

● 日本腎臓学会 編『エビデンスに基づくCKD診療ガイドライン2023』東京医学社、2023年

● 血尿診断ガイドライン改訂委員会 編『血尿診断ガイドライン2023』ライフサイエンス出版、2023年

● 日本排尿機能学会・日本泌尿器科学会 編『過活動膀胱診療ガイドライン［第3版］』リッチヒルメディカル、2022年

● 日本排尿機能学会・日本泌尿器科学会 編『夜間頻尿診療ガイドライン［第2版］』リッチヒルメディカル、2020年

● 植田耕一郎ほか『最新歯科衛生士教本　高齢者歯科　第2版』医歯薬出版、2013年

● 大泉恵美・蒲島桂子・蒲島弘之・森崎市治郎『介護に役立つ口腔ケアの実際　用具選びからケアのポイントまで』中央法規出版、2016年

● 佐藤裕二・植田耕一郎・菊谷　武 ほか『よくわかる高齢者歯科学』永末書店、2018年

● 平成29−30年度厚生労働科学研究「難病のある人に対する就労支援における合理的配慮を推進するための研究　報告書」

● 平成30年度厚生労働科学研究「就労系福祉サービス事業所における難病のある人への合理的配慮マニュアル」令和元年7月、厚生労働省

● 野村恭也 監修・加我君孝 編『新耳鼻咽喉科学 改訂12版』南山堂、2022年

● 「産婦人科専門医のための必修知識2022年度版」日本産科婦人科学会、2022年

● 「産婦人科診療ガイドライン　婦人科外来編2020」日本産科婦人科学会、2020年

第 **5** 章
人間の行動と生活機能、障害の成り立ち

学習のねらい

　我われの健康状態は、身体や心に深くかかわっており、日々の生活は健康状態の影響下にある。病気やけが（傷病）は、身体の構造・はたらき、精神のはたらきを低下させ（機能障害）、動作や活動が制限され、生活に困難（障害）を生じる。このように障害は、健康状態、心身の機能、動作・行動の制限、生活上の困難または不自由さが複雑にからみ合った状態である。個人の経験する障害の重さは、性、年齢、生活歴のような個人要因によっても、そして、居住環境、生活環境、法制度などの環境要因によっても強く影響を受けている。

　障害のとらえ方は、障害を傷病の結果ととらえる国際障害分類（ICIDH）から、健康状態、心身機能・身体構造、活動、参加、個人因子、環境因子の相互作用ととらえる国際生活機能分類（ICF）へと変わってきた。ICFでは、障害のある人は障害のない人に比べて劣った存在であるというとらえ方を排除している。今日の福祉国家がめざしているノーマライゼーション原理の実体化、共生社会の構築という目標の基盤となる障害のとらえ方として、ICFについて学習する。

　さらに、日本の法制度における障害種別にそった各障害の特性について学習する。

第 1 節　人間行動のとらえ方

　人間の行動を観察、評価するには、行動を構成する要素とその階層性を理解しておく必要がある。人が行動する際には、何らかの意図や意味をもつ場合が多く、これを「行為（action）」とよぶ。行為をするには「動作（motion）」が必要であり、これは課題を達成するための仕事ととらえることもできる。動作が行われるには、身体の各体節の空間的位置の時間的変化が必要であり、これを「運動（movement）」とよぶ。何らかの行為を行おうとする場合、その意図や意味にそった運動プランが計画・決定され、これが無意識に運動プログラムに変換され動作が実行される。行為や動作が意図したとおりに行われるためには、運動の途中にさまざまなフィードバックを利用した調整が行われる。

　人間の行動には、さまざまなレベルが存在する。ロートン（Lawton, M. P.）は高齢者の生活能力に関するモデルを提示している（**図1-5-1**）。これは、生命維持、機能的健康度、知覚-認知、身体的自立、手段的自立、状況対応、社会的役割の7段階から成るもので、生命維持が最も単純で低次な活動能力で、社会的役割に近づくにつれて複雑で高次な生活能力となる。この中で、身体的自立から社会的役割までは生活機能であり、機能的健康度や知覚-認知はこれらの生活機能を支える基盤となっている。人は発達するにつれ、より高次な活動能力を備えてい

〈図1-5-1〉高齢者の生活能力に関するモデル

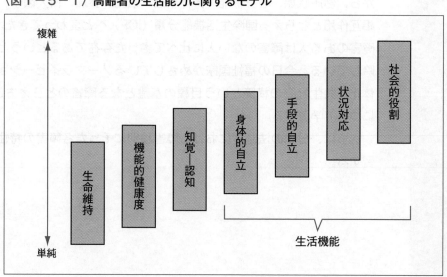

（筆者作成）

くと考えられる。一方、特に加齢に伴い機能が衰える際には、より高次
な活動能力から低下していく。

　人間の行動の中で、日常的に行われる活動を、日常生活活動または日
常生活動作（Activities of Daily Living：**ADL**）とよんでおり、「一人の
人間が独立して生活するために行う基本的な、しかも各人ともに共通に
毎日繰り返される一連の身体的動作群」と定義されている。ADLは大
きく、基本的ADL（Basic ADL）と手段的ADL（Instrumental ADL：
IADL）に分けられ、前者はロートンのモデルにおける身体的自立、後
者は手段的自立と関連する（**表1－5－1**）。

　代表的なADL評価法を**表1－5－2**に示す。基本的ADLの評価には、
Barthel Index（Barthel指数）とFIM（Functional Independence Mea-
sure：機能的自立度評価法）が広く使われている。手段的ADLの評価
法にはFAI（Frenchay Activity Index：Frenchay拡大ADL尺度）や老
研式活動能力指標があるが、現状では標準的な指標として確立されてい
るものはない。

〈表1－5－1〉 **ADLに含まれる活動の例**

基本的ADL	手段的ADL
起居動作	調理
屋内移動	洗濯
トイレ	整理整頓
食事摂取	電話使用
衣服着脱	服薬
入浴	近隣への外出
コミュニケーション	自動車の運転

（筆者作成）

〈表1－5－2〉 **代表的なADL評価法**

基本的ADL	手段的ADL
Barthel Index FIM（Functional Independence Measure） Katz Index	FAI（Frenchay Activity Index） 老研式活動能力指標

（筆者作成）

第2節　国際生活機能分類（ICF）

1　国際生活機能分類の概要

　国際生活機能分類（International Classification of Functioning, Disability, and Health：**ICF**）とは、世界保健機関（WHO）が人間の生活機能と障害の分類法として2001年に採択したものである（**図1−5−2**）。健康状態は身体、個人、社会の観点から、「心身機能・身体構造」「活動」「参加」の各要素で記述される。ここで「生活機能（functioning）」とは、心身機能・身体構造、活動、参加のすべてを包括する肯定的側面の用語であり、「障害（disability）」は機能障害（構造障害を含む）、活動制限、参加制約の包括する否定的側面の用語である。また、「生活機能」「障害」の背景因子として、「環境因子」「個人因子」があげられている。

　ICFは生活機能の経験を形成する医療と健康関連の領域をもれなくカバーしているという点で網羅的であるが、1,424に及ぶ評価項目を有することから、日常臨床では煩雑で使用しにくいという批判がある。それに対し、さまざまな医療背景（急性期、亜急性期、長期）や疾患群を特定し、ICF全体の中から科学的な構造開発の過程を経て複数のカテゴリーを選択したコアセットが設けられている。ICFコアセットには包括

〈図1−5−2〉国際生活機能分類（ICF）の構成要素間の相互作用

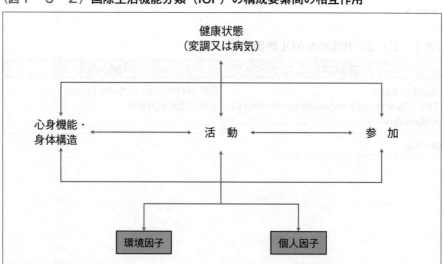

（資料）厚生労働省

〈表１−５−３〉　一般ICFセットを構成する７つのカテゴリー

心身機能	活力と欲動の機能（energy and drive functions） 情動機能（emotional functions） 痛みの感覚（sensation of pain）
活動と参加	日課の遂行（carrying out daily routine） 歩行（walking） 移動（moving around） 報酬を伴う仕事（remunerative employment）

（出典）Cieza, A, et al. Towards a minimal generic set of domains of functioning and health. *BMC Public Health* 14,（2014）. p.218を参考に筆者作成

〈表１−５−４〉　脳卒中のための短縮ICFコアセット

心身機能	意識機能（consciousness functions） 見当識機能（orientation functions） 筋力の機能（muscle power functions） 言語に関する精神機能（mental functions of language） 注意機能（attention functions） 記憶機能（memory functions）
身体構造	脳の構造（structure of brain） 上肢の構造（structure of upper extremity）
活動と参加	歩行（walking） 話すこと（speaking） 排泄（toileting） 食べること（eating） 自分の身体を洗うこと（washing oneself） 更衣（dressing） 話し言葉の理解（communicating with - receiving - spoken messages）
環境因子	家族（immediate family） 保健の専門職（health professionals） 保健サービス・制度・政策（health services, systems and policies）

（出典）Geyh S, et al. ICF Core Sets for stroke. *J Rehabil Med*. 2004 Jul;（44 Suppl）,p.139, Table Vを参考に筆者作成

ICFコアセット、短縮ICFコアセット、一般セットの３種類がある。包括ICFコアセットは特定の健康問題または特定の医療分野の患者が直面している代表的な問題を反映する広い範囲のカテゴリーを含み、ある健康状態にある個人の生活機能を多職種が連携して徹底的に評価することを可能とする。短縮ICFコアセットは包括的コアセットに基づいてつくられ、生活機能と障害に対する個人の経験の最重要点を明らかにするために、簡潔な評価に用いられる最小限の項目で構成されている。利用者は同一の包括ICFコアセットからカテゴリーを選択し、それを短縮ICFコアセットに追加することができ、これを「拡大短縮版」とよぶ。一般コアセットは、健康と機能に関係する項目を横断的に評価するもので、

7つのカテゴリーで構成され、公衆衛生や保健統計などに用いられる（**表1-5-3**）。

　例えば脳卒中では、130項目からなる包括ICFコアセットと18項目からなる短縮ICFコアセット（**表1-5-4**）が考案されている。さらに急性期病院と亜急性期リハビリテーション施設における患者や慢性期の患者の利用を考慮したコアセットもつくられている。このようにコアセットには多くの種類があり、患者の疾患や医療背景と利用者の目的に合わせて選択する必要があり、さらに短縮ICFコアセットに包括ICFコアセットからのカテゴリーを追加するなど柔軟な利用が推奨される。

2 心身機能と身体構造、活動、参加の概念

　「**心身機能**（body functions）」は「身体系の生理的機能」、「**身体構造**（body structures）」は「器官・肢体とその構成部分などの、身体の解剖学的部分」と定義される。身体には脳やその機能である心も含まれるため、精神的・心理的機能は心身機能に含まれる。これら2つの肯定的側面は「機能的・構造的統合性」であり、否定的側面は「**機能障害**（impairments）」である。

　機能障害（構造障害を含む）は、「著しい変異や喪失などといった、心身機能または身体構造上の問題」と定義され、その病因や発生過程には依存しない。例えば一下肢の欠損は、先天性、外傷性、血流障害によるもの、にかかわらず「下肢欠損」という構造障害になる。また機能障害には、一時的なもの、恒久的なもの、進行するもの、回復していくもの、不変のもの、さらに断続的なもの、連続的なもの、があり得る。

　「**活動**（activity）」は「課題や行為の個人による遂行」と定義され、生活機能の個人的な観点を表す。「**参加**（participation）」は「生活・人生場面へのかかわり」と定義され、生活機能の社会的な観点を表す。活動と参加を明確に区別することは困難であり、これらを評価するための領域として、①学習と知識の応用（注視、思考など）、②一般的な課題と要求（複数課題の遂行、責任への対処など）、③コミュニケーション（会話など）、④運動・移動（自宅内の移動など）、⑤セルフケア（歯の手入れ、食べることなど）、⑥家庭生活（調理、清掃など）、⑦対人関係（対人関係の形成、恋愛関係など）、⑧主要な生活領域（学校教育、仕事の継続など）、⑨コミュニティライフ・社会生活・市民生活（趣味、社交など）の9つがあげられている（**表1-5-5**）。

これらの否定的側面として、「活動制限（activity limitations）」と「参加制約（participation restrictions）」とがある。前者は個人が活動を行うときに生じるむずかしさであり、後者は個人が何らかの生活・人生場面にかかわるときに経験するむずかしさである。個人に機能障害がない場合でも「参加制約」が生じることがある。例えば何らかの遺伝的素因を有する人が、発病していないにもかかわらず差別・偏見のために働くことができないような場合である。

3 環境因子と個人因子、健康状態と生活機能低下の概念

　「**環境因子**（environmental factors）」は、「人々が生活し、人生を送っている物的な環境や社会的環境、人々の社会的な態度による環境を構成する因子」と定義される。「環境因子」は個人の外部に位置し、心身機能・身体構造、活動、参加といった構成要素と相互作用する。

　「環境因子」を評価するための領域として、①生産品と用具（個人的な屋内外の移動と交通のための生産品と用具、文化・レクリエーション・スポーツ用の生産品と用具など）、②自然環境と人間がもたらした環境変化（人口・住民、気候など）、③支援と関係（親族、保健の専門職など）、④態度（友人の態度、社会的規範・慣行・イデオロギーなど）、⑤サービス・制度・政策（交通サービス・制度・政策、社会保障サービス・制度・政策など）の5つがあげられている（**表1-5-5**）。

　「**個人因子**（personal factors）」とは、個人の人生や生活の特別な背景であり、健康状態や健康状態以外のその人の特徴から成る。これには、年齢、性別、教育歴、性格などが含まれる。個人因子はICFに分類としては含まれていないが、その関与を示すために、構成要素間の相互作用の図（**図1-5-2**）には含まれている。

　健康状態とは、病気、変調、傷害、外傷の包括的用語であり、妊娠、加齢、遺伝的素質なども含まれる。健康状態は、WHOの国際分類では病因論的な枠組みに立って、ICD-11（国際疾病分類第11版）により分類される。健康状態に関連する生活機能はICFにより分類され、心身機能・身体構造、活動、参加のすべてを包括する肯定的側面の用語である。

　生活機能は、健康状態と背景因子（環境因子と個人因子）との間の、相互作用あるいは複合的な関係とみなされるため、健康状態あるいは背景因子の変化は生活機能の低下をもたらすことがある。

第1部
第5章

〈表1-5-5〉ICFの構成要素と下位領域

構成要素	領域とカテゴリー	
	第1レベル	第2レベルの主要項目
心身機能	精神機能	全般的精神機能 個別的精神機能
	感覚機能と痛み	視覚および関連機能 聴覚と前庭の機能 その他の感覚機能 痛み
	音声と発話の機能	
	心血管系・血液系・免疫系・呼吸器系の機能	心血管系の機能 血液系と免疫系の機能 呼吸器系の機能 心血管系と呼吸器系の付加的機能と感覚
	消化器系・代謝系・内分泌系の機能	消化器系に関連する機能 代謝と内分泌系に関連する機能
	尿路・性・生殖の機能	尿路機能 性と生殖の機能
	神経筋骨格と運動に関連する機能	関節と骨の機能 筋の機能 運動機能
	皮膚および関連する構造の機能	皮膚の機能 毛と爪の機能
身体構造	神経系の構造	
	目・耳および関連部位の構造	
	音声と発話に関わる構造	
	心血管系・免疫系・呼吸器系の構造	
	消化器系・代謝系・内分泌系に関連した構造	
	尿路性器系および生殖系に関連した構造	
	運動に関連した構造	
	皮膚および関連部位の構造	
活動と参加	学習と知識の応用	目的を持った感覚的経験 基礎的学習 知識の応用
	一般的な課題と要求	
	コミュニケーション	コミュニケーションの理解 コミュニケーションの表出 会話並びにコミュニケーション用具および技法の利用
	運動・移動	姿勢の変換と保持 物の運搬・移動・操作 歩行と移動 交通機関や手段を利用しての移動
	セルフケア	
	家庭生活	必需品の入手 家事 家庭用品の管理および他者への援助
	対人関係	一般的な対人関係 特別な対人関係
	主要な生活領域	教育 仕事と雇用 経済生活
	コミュニティライフ・社会生活・市民生活	
環境因子	生産品と用具	
	自然環境と人間がもたらした環境変化	
	支援と関係	
	態度	
	サービス・制度・政策	
個人因子		

（出典）岩谷　力「運動障害を持つ人（肢体不自由者）の操作的定義」岩谷　力、飛松好子 編『障害と活動の測定・評価ハンドブック 改訂第2版』南江堂、2015年、5頁

参考文献

● 障害者福祉研究会　編『国際生活機能分類（ICF）－国際障害分類改定版－』中央法規
　出版、2002年
● 日本リハビリテーション医学会　監訳『ICFコアセット－臨床実践のためのマニュア
　ル』医歯薬出版、2015年
● 近藤和泉・伊藤直樹・向野雅彦「脳卒中リハビリテーションにおけるコアセットの活
　用」『The Japanese Journal of Rehabilitation Medicine』第53巻第9号（2016年）、日本
　リハビリテーション医学会、681〜685頁

第3節　障害の概要

1　障害者とは

　国連の障害者権利条約では、「障害者には、長期的な身体的、精神的、知的又は感覚的な障害を有する者であって、様々な障壁との相互作用により他の者と平等に社会に完全かつ効果的に参加することを妨げられることのあるものを含む。」とされ、障害は、生物としての個体の特性のみならず社会環境による障壁との相互作用によって生じると定義されている。日本の障害者基本法においては、「身体障害、知的障害、精神障害（発達障害を含む。）その他の心身の機能の障害（以下「障害」と総称する。）がある者であって、障害及び社会的障壁により継続的に日常生活又は社会生活に相当な制限を受ける状態にあるものをいう。」と定義されており、ともに「社会的障壁」の影響を含んでいる。

　この節においては、日本の法制度における障害種別にそった各障害の特性について解説する。

2　視覚障害

　見え方の程度は、基本的に視力と視野の結果で検討される。近視、遠視、乱視のことを屈折異常というが、**視覚障害**を考えるときにも常に考慮が必要である。屈折異常がない場合には、眼鏡やコンタクトレンズでの矯正は不要なので、視覚障害があるか否かの判定には、裸眼視力を用いる。屈折異常がある場合には、眼鏡を装用した最良矯正視力を用いる。

（1）日本の視覚障害

　身体障害者福祉法に基づき、**視力障害**と**視野障害**が規定されている。視力障害は1級〜6級、視野障害は2級〜5級に等級が分かれている。視覚障害の認定基準は、平成30（2018）年7月に大幅な改正が加えられた。最重度の視力障害1級は、「よいほうの眼の視力が0.01以下」であり、最軽度の視力障害6級は、「よいほうの眼の視力が0.3以上0.6以下かつ他方の眼の視力が0.02以下」となる。視覚障害者で白杖を使用していると光も感じない全盲のイメージが強いが、決してそんなことはない。視力障害1級であっても全盲でない場合も多い。視覚障害者全体を考え

〈表１－５－６〉視覚障害のWHO／ICD-11分類（遠見視力）

カテゴリー	視力の範囲	日本の視力障害等級
視覚障害なし No vision impairment	視力＞0.6	
軽度の視覚障害 Mild vision impairment	0.6≧視力≧0.3	視力6級（反対眼の視力0.02以下に限る）
中度の視覚障害 Moderate vision impairment	0.3＞視力≧0.1	視力5級、視力4級
重度の視覚障害 Severe vision impairment	0.1＞視力≧0.05	視力4級、視力3級
盲 Blindness	0.05＞視力≧0.02	視力3級、視力2級
盲 Blindness	0.02＞視力≧光覚弁	視力1級
盲 Blindness	光覚弁なし	視力1級

（筆者作成）

ると、部分的には見えている状態のほうが大多数である。

（2）世界の視覚障害

　世界保健機関（WHO）が出している「疾病及び関連保健問題の国際統計分類（ICD）」が国際的基準となる。2018年6月に、第11回改訂版（ICD-11）が公表された。**表１－５－６**の中度〜重度の視覚障害に相当する範囲、すなわち0.05以上0.3未満がロービジョンと定義されている。現行の日本の基準と対比すると、軽度の視覚障害の一部は日本の視力障害6級に相当しないことがわかる。

（3）疫学と原因疾患

　厚生労働省の「平成28年生活のしづらさなどに関する調査」によれば、視覚障害の身体障害者手帳（以下、手帳）を有している人は31.2万人（推計値）であり、手帳所有者の中では最少の障害という位置付けになっている。しかし、平成19（2007）年に日本眼科医会が調査した結果では、国内の視覚障害者数は約164万人という推定値を出している。手帳基準に該当していても実際には取得していない視覚障害者が相当数存在するということも念頭に置いておく必要がある。

　日本の視覚障害の原因疾患は上位から、緑内障、網膜色素変性、糖尿病網膜症、黄斑変性である[1]。以前は糖尿病網膜症が首位だったが、医学の進歩とともに順位が下がり、難病である網膜色素変性が2位に上がっ

た。

　WHOは、2019年10月に、世界には少なくとも22億人に視覚障害があると報告をした[2]。このうち、半数は屈折異常、白内障等があるが、適切な眼鏡処方や手術治療が提供されていないことが原因だった。つまり、救える視機能であるにもかかわらず、約10億人は社会インフラが原因で視覚障害の状態であることが推測される。

（4）早期リハビリテーション

　視覚障害は、読み書き困難の原因となる視力障害を優先的に考えることが多いが、移動困難の原因となる視野障害も考慮が必要である。多くの視覚障害者はその両者を合わせもっている。

　"見えること"を前提とした現代社会では、できるだけ早期の視覚リハビリテーション（ロービジョンケア）を提供していく必要がある。適時適切なケア導入は、視覚障害者の不必要な心的ストレスを軽減できる効果も期待できる。

3 聴覚・音声言語障害

（1）聴覚の障害

　聴覚受容器（聴器）は、外耳（耳介と外耳道）、中耳（鼓膜、鼓室、耳小骨等）、内耳（蝸牛）からなる。外耳と中耳は音の物理的振動を効率よく内耳に伝える役割（伝音）があり、内耳では振動が神経の活動に変換され（感音）、聴覚情報が蝸牛神経を通して中枢神経に伝えられる。難聴は原因部位に対応して**伝音難聴**と**感音難聴**に分け、両者の合併を混合難聴という。伝音難聴は音の伝わり方が悪くなるもので、気導計測で70dB程度以下の難聴を生じる。したがって、70dB以上の難聴は、感音難聴か混合難聴である。感音難聴は、感度の低下だけでなく、何らかの音質の低下を伴い、同程度の伝音難聴より言葉の聞き取りの困難が大きい。

　WHOの定義では、平均聴力レベルが25dB以上40dB未満が軽度難聴である。40dB以上70dB未満は中等度難聴とされ、通常の大きさの音声の聞き取りに困難が生じ、補聴器が必要なことが多い。70dB以上は高度難聴で、補聴器を使用しても聴覚補償が十分でないことが多い。90dB以上は重度難聴とされ、補聴器は単独では（話し手の口の動きが見えないと）ほとんど言語聴取の役に立たず、人工内耳を必要とするこ

とが多い。

　身体障害者福祉法における聴覚障害は、両耳の平均聴力レベルが70dB以上、または良聴耳が50dB以上、悪聴耳が90dB以上で、それらが永続すると判断される場合に認定される。また、言葉の聞き取り（語音明瞭度）がよいほうの耳で50％以下の場合も、聴力レベルにかかわらず認定される。厚生労働省「平成28年生活のしづらさなどに関する調査」による聴覚障害者の推計は29万7,000人と報告されている。なお、労働者災害補償保険法（労災）による障害の判定基準は、前記とは異なる。

　難聴には耳鳴りが伴うことがあり、騒音難聴や加齢性難聴で特に多い。耳鳴りのつらさによって日常生活に支障を来す場合もある。あまり大きくない音や特定の音をつらく感じたり、気分不快等を生じる聴覚過敏が発達障害のある人に多いことがわかり、近年注目されている。また、難聴が労災によるものであれば、それに伴う耳鳴りも労災の障害と認定される場合があるが、身体障害者福祉法の障害には耳鳴りは含まれない。聴覚過敏はいずれにも含まれない。

（2）聴覚障害を起こす疾患

　伝音難聴の原因としては、先天性には中耳や外耳の形成異常がある。後天性には感染症や外傷による伝音機構の阻害、外耳道塞栓（そくせん）等がある。先天異常の手術治療は、ある程度の成長を待ってから行うことが多い。手術までや、術後でも聞こえの改善が不十分な場合は補聴器を使う。外耳の変形のために気導補聴器の装用が困難な場合は、骨導補聴器等が使われる。

　感音難聴の原因としては、先天性には遺伝子変異や風疹ウイルス、サイトメガロウイルス等の胎内感染があるが、原因不明のものもある。既知の難聴遺伝子の関与がわかれば、遺伝子変異の種類から難聴の程度や予後が予測できることがある。原因が先天性（胎内）でも、難聴の出現が生後になるものもある。新生児の0.2％弱に難聴が発見され、その半数程度は聴覚補償が必要である。難聴が重度であるなどの適応基準に該当すれば、人工内耳手術も選択肢になる。音声言語の良好な発達のためには、聴覚補償を早期に開始するほうがよいので、新生児聴覚スクリーニングが推奨される。

　後天性感音難聴の原因には、加齢性難聴、音響外傷（職業性、強大音楽聴取）、突発性難聴、外傷、メニエール病、薬物副作用、髄膜炎、おたふくかぜ、その他の感染症の内耳への波及、聴神経腫瘍等がある。感

音難聴のほとんどは治療法がないので、公衆衛生やワクチン等による予防が重要である。聞き取りの改善には補聴器や人工内耳が使われるが、語音明瞭度（語音聴取の能力）の改善には限界があり、静かな環境の提供や他の保障手段（筆談、要約筆記、ノートテイク、字幕、手話通訳等）の併用が必要なことも多い。

（3）音声言語の障害

　話し言葉には声（発声）の要素と言葉（発話）の要素がある。音声言語は、音声を使って言語を表出・理解することである。手話が表出・理解できても、音声でコミュニケーションができない場合は音声言語障害となる。音声障害は、声を出すことができないか、かすれたり濁った声（嗄声）になることである。言語表出機能の障害は、発話が不明瞭で了解困難、あるいは、言葉にならない・発することができないことである。音が聞こえても言葉の聴取理解ができないことも言語障害とされる。

　身体障害者福祉法における**音声・言語障害**は、家族または家庭周辺以外の人との簡単な会話が可能かどうかにより認定され、永続的な障害が要件になる。厚生労働省「平成28年生活のしづらさなどに関する調査」によると、音声言語障害はそしゃく機能障害も含めて約4万人（推計値）と報告されている。

（4）音声言語障害を起こす疾患

　まれではあるが、先天性の喉頭の形成異常で声が出せない障害がある。後天性には、声帯の疾患（声帯結節・ポリープ・腫瘍等）による嗄声、声帯の運動の異常（神経筋疾患、まひ）、人工呼吸や気管切開、咽喉頭がん等を原因とする喉頭全摘術等がある。治療によっても発話に必要な声が出せない場合は、代用音声（電気喉頭、食道発声、気管食道瘻発声等）や代替コミュニケーション手段を用いる。

　言語障害を生じる先天性の原因で多いのは唇顎口蓋裂であるが、この場合はそしゃく機能障害も併発する。口蓋裂や先天性鼻咽腔閉鎖不全では、幼児期に治療を開始しないと異常構音[*1]が残ることが多い。後天性には脳血管障害や脳外傷による失語症が多い。神経筋変性疾患や外傷・腫瘍等で舌や咽頭のまひ・運動制限・運動異常があると、運動障害性構音障害を生じる。脳性まひによる構音障害も身体障害に含まれる。一方、知的障害や自閉症などによる言語発達遅滞や、認知症による言語喪失は全般的な障害の一部とされ、身体障害者福祉法の言語障害には該当しな

*1
舌・軟口蓋等の形態や運動制御に問題があって正しい言語音をつくれず、正しくない構音方法で代替すること。口蓋裂ではカ行が喉頭や咽頭の破裂音で代替されやすい。幼少期に聴覚障害があると、不正確な構音になりやすい。

い。

4　平衡機能障害

　平衡機能障害は身体障害者福祉法の認定基準において、四肢体幹に器質的異常がなく、他覚的に平衡機能障害を認め、閉眼にて起立不能、または開眼で直線を歩行中10m以内に転倒もしくは著しくよろめいて歩行を中断せざるを得ないものを、極めて著しい障害として3級、閉眼で直線を歩行中10m以内に転倒もしくは著しくよろめいて歩行を中断せざるを得ないものを、著しい障害として5級と定義されている。平衡機能はさまざまな要素のはたらきで保たれており障害の原因疾患も多岐にわたり、その認定は耳鼻咽喉科、脳神経内科、脳神経外科、リハビリテーション科などさまざまな専門科の医師が行っている。本項では平衡機能の生理、検査と診断、治療などを整理して確認する。

（1）身体平衡の生理

　人はどのような運動体位のときも身体平衡が崩れないように、主として運動反射及び姿勢反射を基盤とした中枢制御を備えている。姿勢反射は前庭覚、視覚、四肢体幹の深部知覚のはたらきで感覚系として中枢に入力され、主に錐体系、錐体外路系で運動系をつくりコントロールされている。全身の筋肉などから得られた深部知覚は脊髄を通り、延髄、脳幹、視床下部、視床などを経由して大脳皮質中枢まで到達し、得られた情報をもとに反射が起こる。

　視覚情報は大脳後頭葉の視覚野に到達し、上丘を経由して眼球運動核に至り眼球運動を起こす。前庭覚は耳石器と半規管で構成される前庭から入力される。耳石器には卵形嚢と球形嚢があり、直線加速度、重力、遠心力などを感知している。半規管は外側、前、後の3つで構成され回転加速度を感知している。入力は前庭から前庭神経核を経由して動眼神経核に至るもの、脳幹網様体に入るもの、小脳に入るものなどがある。前庭系は小脳、視器、深部知覚とともに全身の骨格筋に適度な筋緊張を与えて静的平衡を維持するとともに、回転や直線加速度を感知して反射的行動を行うことで動的平衡も維持している。

（2）検査と診断

　日本語の「めまい」という表現は非常に曖昧であり、患者によって

第1部

第5章

169

「ぐるぐる回る」「雲の上を歩いているようにふわふわする」「身体が上下に揺れる」「左右どちらかに引っ張られる感じがする」「立ちくらみがする」「意識が薄れ、気が遠くなる感じがする」など、訴える症状は多彩である。どのようなめまいが、いつ、どれくらいの頻度で、どのくらいの持続時間で起こるのか、他に伴う症状（難聴、ろれつが回らない、手足のしびれ、記憶がない）はあるか、などを慎重に聴取する必要がある。

　診断のための検査は症状に応じてCTやMRIなどの画像検査、標準純音聴力検査、採血検査、心電図なども加えるが、主に以下の平衡機能検査を取捨選択して行う。

❶直立検査

　静的体平衡機能の障害を偏倚（へんい）に対する立ち直りの面からとらえて評価する検査である。静的体平衡には視覚、内耳平衡覚、深部知覚のうち2種類以上の感覚入力が必要であり、内耳平衡覚に障害があれば開眼時に保てた平衡が閉眼時に保てなくなる。中枢性障害の場合は、3種の知覚が正常であっても体平衡機能が障害されるため、閉眼、開眼にかかわらず障害される。閉眼時動揺が増大するかどうかを見る両脚直立検査や、一側の足先と他側の踵を接して両足を一直線上にそろえて直立させ、開眼、閉眼の両者で安定度合いを確認するMann（マン）検査などがある。開眼、閉眼のそれぞれの身体のゆらぎの客観的評価には重心動揺検査が有用である。

❷偏倚検査

　末梢内耳機能及び中枢（脳幹や小脳）は全身の骨格筋に筋緊張を与えており、これらの部位に左右差のある障害が起きると左右不均衡が生じる。このため直立姿勢の維持や運動に際し、眼、頭部、四肢、躯幹に一方向への偏倚が現れる。下肢の偏倚現象を検出する検査として足踏み検査、上肢の偏倚現象を検出する検査として書字検査、中枢性または末梢前庭性不均衡に基づく下肢のアンバランスを見るのが歩行検査である。身体障害者福祉法による認定に、歩行検査は欠かせない検査である。

❸自発眼振検査

　通常、健常者では自発眼振[＊2]は認められない。注視眼振と安静時の自発眼振[＊3]を観察する。注視眼振では脳幹障害の場合は注視目標をゆっくり動

かしても眼振が認められる。一方、小脳疾患の場合は早く動かしたほう
が観察しやすい。

❹頭位眼振・頭位変換眼振検査

　左右の前庭系のアンバランスが潜在している場合、安静時には眼振が
確認できないが、頭位変換で耳石器に負荷をかけて眼振を出現させるこ
とができる。基本は臥位で行い、左右、懸垂頭位、座位から懸垂頭位な
どの方向で確認する。一般に末梢性の頭位眼振はめまい感を伴うことが
多いが、中枢性疾患の場合、大振幅の眼振を認めるのに症状がないこと
がある。また垂直性眼振を生じることがある。

❺その他の精密検査

　眼球は角膜がプラス、網膜がマイナスに荷電している角膜網膜電位を
増幅し、水平、垂直眼球運動を記録紙上に記録する眼振電図（ENG）
や、これを用いて記録する追跡眼球運動検査、急速眼球運動検査、視運
動性眼球検査などの視刺激検査、外耳道の温度を温水、冷水や空気を利
用して変化させて眼振を誘発する温度刺激検査、回転刺激を身体に加え
頭部に加わる回転加速度により誘発される眼振を観察する回転刺激検査
などがある。これらの検査は専用の装置が必要となり、実施できる施設
は限られる。

（3）治療とリハビリテーション

　最も早急に治療が必要なのは脳血管障害で、手術や抗凝固薬投与など
が行われる。不整脈などの循環器疾患も早期に対応が必要な場合がある。
内耳疾患による場合は、急性期には安静と鎮暈薬、制吐薬投与、場合に
より副腎皮質ステロイド薬が必要となる。良性発作性頭位めまい症の場
合はEpley法などの頭位治療も有効な場合がある。

　一方、慢性化した平衡機能障害の場合は、治療が奏功しない場合が多
く、リハビリテーションが必要となる。代償不全に陥った前庭系による
慢性平衡機能障害に対するリハビリテーションは頭位変換や眼球運動を
行う前庭性・視性眼運動機能と姿勢・歩行制御機能を向上させるトレー
ニングメニューや視覚と体性感覚の利用ウエートを再調節するプログラ
ムを実施する。このような訓練を行っても改善がむずかしい場合は、杖
や車いす等の補装具の活用が必要となる。

　平衡機能障害は認定される患者数は少ないものの、当事者にとっては

第1部

第5章

生活が制限される障害であり適切な対応が必要である。その一方で、認定の際には単に歩行検査のみを行うのではなく、さまざまな検査を組み合わせて客観的に平衡機能の評価を行い、真に適応のある患者に対して認定を行うことが大切である。

5 肢体不自由・失調

（1）肢体不自由・失調とは

　肢体不自由とは、上肢や下肢、体幹の機能が障害され、日常生活における四肢体幹を使った動作や、姿勢の維持が不自由となった状態をいう。上肢不自由、下肢不自由、体幹不自由がある。肢体不自由は、四肢体幹における運動まひや、上肢や下肢の欠損、変形や関節拘縮、その他客観的に判断できる運動機能障害に基づくものであり、感覚障害だけでは肢体不自由に該当しない。脳性まひなどで見られる脳原性運動障害も肢体不自由であり、医学的に回復せず、永続性のある障害である。

　失調とは、思ったようにうまく運動ができず、運動の方向や程度が変わってしまい、目的とする運動が円滑にできない状態をいう。例えばコップを取ろうとして手を伸ばしたときに、コップまで手がスムーズにたどりつかず、動きがぎくしゃくして、行き過ぎたり、届かなかったりする。またコップを手でつかんだ後、口まで持ってきて水を飲もうとすると、コップを持った手が揺れてしまって水をこぼしてしまい、動作を上手に滑らかに行うことができない。小脳の機能障害などにより、筋肉の協調運動が障害されるとこのような状態になる。

（2）まひ・筋力低下

　まひは、神経の障害により筋肉の力が低下し、身体をうまく動かすことができなくなった状態をいう。脳から出た神経は、脊髄及び末梢神経を経由して四肢体幹にある筋肉までつながっており、これらの神経のいずれかが障害されるとまひが生じる。まひには、脳などの中枢神経が障害されて筋肉の緊張が強くなっている痙性まひと、末梢神経が障害されて筋肉の緊張が弱くなっている弛緩性まひがある。まひがない場合でも、長期間寝たきりの状態が続くと筋肉がやせた状態になり、筋力が低下する。また、筋ジストロフィーは筋肉を原因とする疾患で、筋肉の線維が壊れていくことにより、筋力低下が進行していく。

　まひや筋力低下があると、運動機能障害を生じる。上肢においては、

物を持つことが全くできなかったり、物を持つことができたとしても、軽い物しか持てなかったり、長時間持っていることができなかったりして、日常生活に困難を生じ、上肢の運動機能障害による肢体不自由を生じる。

　下肢にまひや筋力低下があると、それらがあるほうの下肢で体重を支えて立つことができなかったり、立って歩くことができても、階段の昇り降りができなかったり、長い時間歩行することができないなど、下肢の運動機能障害による肢体不自由が生じる。

　体幹の場合は、まひや筋力低下があると、仰向けで寝ている状態から腹筋を使って起き上がることができなかったり、座った姿勢を保つことができなかったりする。いすに座るときでも、背もたれがないと座っていることができなかったり、短時間なら座位を保つことができても、長時間の座位持続が困難だったりする。これらは体幹の運動機能障害による肢体不自由の例である。

（3）関節拘縮

　関節は、骨と骨を連結する部分のことで、関節が動く範囲を関節可動域という。関節内部の組織が硬くなったり、関節外部の筋肉や腱などの組織が短縮したりすると、関節が十分に伸びなくなったり、曲がらなくなったりして、関節可動域が低下する。関節外部の組織が原因で関節可動域制限が生じたものを拘縮という。関節を長期間、動かさないでそのまま放っておくと、関節拘縮を生じやすい。関節可動域に制限があると、日常生活に支障を来しやすい。例えば、肩関節の拘縮が生じると、頭上の高いところにある物に手が届かなかったり、背中に手を回して腰ひもを結んだり解いたりすることができなくなったりする。

　屈曲拘縮は、関節を完全に伸ばすことができない状態をいう。膝関節の屈曲拘縮が見られる人では、膝関節を伸ばしたときに、完全にまっすぐに伸ばすことができず、膝が曲がった状態が残っている。股関節や膝関節などの屈曲拘縮があると、その程度が強い場合、立って歩くことや、階段の昇り降りなどが困難になる。

　伸展拘縮は、関節が伸びたまま、曲げることができない状態をいう。肘関節の伸展拘縮が見られる人では、肘関節が伸びたままの状態になっていて、曲げることができないため、食べ物を手でつかんで口まで運ぼうとしても、口まで持ってくることができず不自由である。

（4）欠損

　上肢や下肢の欠損には、先天性四肢形成不全症など先天性の原因によるものと、糖尿病や末梢動脈疾患などによる下肢切断など後天性の原因によるものがある。

　手を使うときに、親指から小指までの 5 本の指のうち、親指は他の 4 本の指と向き合った位置関係にあり、小さな物をつまんだり、少し大きな物をつかんだりするときに重要な役割を果たしている。このため、親指が欠損していると、他の指が欠損している場合と比べ、物をつまんだり、つかんだりする機能の障害の程度が重くなる。

　5 本の指すべてが欠損している場合は、そのままの状態だと手で箸やスプーン、フォークなどを持って食事動作をすることができない。反対側の手の指が使える場合は、そちら側を使って動作を行うことが多い。また手指がすべて欠損している場合でも、装具や自助具などをつけることによって、スプーンなどを用いた食事動作ができるようになる。

　下肢の欠損においては、股関節、大腿、膝関節、下腿、足関節、足部、足趾（そくし）のうち、どこの欠損かによって、下肢機能の障害の程度が大きく異なる。

　足趾のみの欠損の場合は、股関節から足部までの機能が保たれていれば、立ったり歩いたりすることができるので、日常生活における障害の程度は軽い。

　足部の欠損の場合は、残存している足部の長さが短いと、そちら側の足で体重を支えて立ったり歩いたりするときに、不安定となる。

　下腿の欠損や、大腿の欠損がある場合は、そのままだと杖や歩行器、車いすなどを使っての移動動作となるが、義足を使った歩行訓練を行うことにより、義足で歩行できるようになる。ただし、高齢者や体力がない人の場合は、下腿義足で歩行できるようになることは多いが、大腿義足の場合は体力の消耗が大きいため、歩行獲得がむずかしいことも多い。

（5）機能障害の客観的な判断

　肢体不自由や失調により、日常生活動作や社会での活動に制限が生じるが、その機能障害の程度はさまざまで、軽度の障害や、機能の著しい障害、機能全廃などがある。運動機能障害の程度は、日常生活動作や活動の様子を知ることにより、客観的に判断することができる。

　下肢不自由については、例えば、脊髄損傷により両下肢が完全にまひして動かない場合は、立ったりすることも、歩いたりすることも全くで

きず、両側の下肢機能全廃の状態である。しかし、同じ脊髄損傷であっても、完全まひではなく、不全まひの場合は、まひの程度が軽ければ、歩行可能なこともある。この場合、どのような歩き方をしているかを知ることにより、歩行障害の程度を客観的に知ることができる。

　不全まひが見られる人で症状がある程度重い場合は、テーブルなどの家具や壁の手すりなどを使って身体を支えることにより、かろうじて立ったり、つたい歩きで家の中を移動したりするのが限界かもしれない。しかし、それよりもまひの程度が軽い場合は、歩行器を使ったり杖を使ったりして、ある程度の距離を歩くことができるかもしれない。杖を用いた歩行で、身体がふらふらしてバランスを保つことがむずかしい場合は転倒の危険があり、杖よりも歩行器を使って歩くほうが安定性が増す。

　さらに、杖を使って歩ける人の場合は、どのくらいの距離や時間、歩行することができるかが問題となってくる。家の外に出て、家の周りを少しだけ歩くことができる程度なのか、近所の店まで買い物に行くことができる程度なのか、それとも、もっと長い距離や時間歩くことができ、遠くまで出かけることができる状態なのか、これらを知ることにより、歩行障害の程度が軽度なのか、それとも著しく障害されているのかどうかを、客観的に判断することができる。

　上肢不自由では、日常生活動作における上肢の運動機能障害が見られる。例えば、食事をする、コップで水を飲む、字を書く、はさみを使う、ひもを結んで解く、シャツを着て脱ぐ、ズボンをはいて脱ぐ、歯磨きをする、顔を洗う、背中を洗う、排泄の後始末をする、などがうまくできなくなる。これらの動作が、全くできない状態なのか、かなり困難だが部分的に少しだけできる状態なのか、ある程度はできるが少し困難な部分が見られる状態なのか、問題なくできる状態なのかどうかを知ることにより、機能障害の程度を客観的に判断することができる。

　体幹には、頸部、胸部、腹部、腰部が含まれている。体幹不自由では、これらの運動機能の障害が見られるが、運動できるかどうかだけでなく、姿勢を保持することができるかどうかも重要である。四肢体幹のまひや、運動失調、体幹変形などがあると、座位などの姿勢の保持が困難になることがある。この場合も機能障害の程度はさまざまで、座っていることが全くできなかったり、かなり困難な状態であったりすることもあれば、長時間は無理でも、ある程度の時間であれば座っていられることもあり、具体的な状況についてよく知ることが大切である。

（6）肢体不自由・失調の原因となる主な疾患

　肢体不自由を生じる主な疾患には、脳を原因とするもの、脊椎や脊髄、末梢神経を原因とするもの、筋肉を原因とするもの、骨や関節を原因とするものなどがある。

　脳を原因とする疾患には、脳出血、脳梗塞、くも膜下出血など脳血管障害を起こす脳卒中や外傷性脳損傷、脳腫瘍、脳炎、パーキンソン病、脳性まひなどがある。脊椎や脊髄、末梢神経を原因とする疾患には、脊椎脱臼骨折や脊髄損傷、二分脊椎、脊髄腫瘍、ポリオなどがある。筋肉を原因とする疾患には、筋ジストロフィーがある。また、骨や関節を原因とする疾患には、関節リウマチ、変形性関節症、先天性股関節脱臼、先天性内反足などがある。

　失調を生じる主な疾患には、脳卒中や外傷性脳損傷、脳腫瘍などのうち、小脳の機能障害を伴っているものや、脊髄小脳変性症、多系統萎縮症などがある。

6　内部障害

（1）内部障害とは

　内部障害は、身体障害の中で心臓、腎臓、呼吸器、膀胱・直腸、小腸、肝臓の機能障害及びヒト免疫不全ウイルス（HIV）感染による免疫機能障害により日常生活が永続的に制限を受ける状態を示している。心臓、腎臓、呼吸器、膀胱・直腸、小腸の機能障害には2級がない（他は1から4級が規定されている）。

　内部障害は外見からは健常者と区別がつきにくく、また認知度も低い傾向があり周囲からの理解が得られにくいという側面がある。ここでは内部障害の原因となる疾病の概要と、それに伴う機能障害について概説する。

（2）心臓機能障害

　血液循環の機能低下を来す疾患によるもので、主には虚血性心疾患（狭心症、心筋梗塞）、不整脈（房室ブロック、心房粗動、洞不全症候群）、心筋疾患（心筋症）が疾患として含まれる。いずれの疾患においても血液を身体に送り出すという心臓の主たる機能であるポンプ機能が低下する状態になると、身体への酸素供給不足、四肢のむくみ、肺の浮腫といった心不全兆候を来すこととなり、身体活動が困難となる。また

狭心症や不整脈は発作症状を引き起こし急性の心不全症状や失神を引き起こすとともに、医療的処置を必要とすることになる。障害等級は一連の症状による活動制限の度合いと医療を要する程度によって規定されている。

　また、心臓の中で血液の逆流を防止する心臓弁の機能障害に対する人工弁置換術、心臓自体に血液を送る血管の血流障害に対するバイパス術、重度の不整脈に対する埋め込み型の機器（ペースメーカーや除細動器）の各治療を受けた場合も身体障害者手帳の適応となる。ペースメーカーや除細動器の埋め込み術の実施後は活動制限が大きく改善し、安定した経過をとることなどから、治療の実施後３年以内に再認定を行うことと、その時点での身体活動制限にそって判断することが定められている。

（3）呼吸器機能障害

　呼吸によって肺に酸素を取り込み、肺を流れる血液に酸素を供給すると同時に、血液中の二酸化炭素を排出するのが呼吸器の主な機能である。呼吸器機能障害は息切れ、呼吸困難、低酸素血症などを引き起こし日常生活の活動を制限することとなる。呼吸器の機能評価にはさまざまな方法があるが、障害認定においては予測肺活量１秒率（どの程度しっかりと息を吐き出すことができるか）、及び動脈血酸素分圧（どの程度血液中に酸素を取り込めているか）の２つが用いられている。また、日常生活の活動性は修正MRC（Medical Research Council）分類に準拠した尺度が用いられている。活動制限分類と呼吸器機能の評価結果との間には高い関係性があるが、両者が一致しない場合、例えば呼吸器機能低下に比して活動制限が高度な場合などは、他の障害の関与がないか慎重に判断する必要がある。

　息の吐き出しが障害され予測肺活量１秒率が低下する疾患として、慢性気管支炎、慢性閉塞性肺疾患（COPD）、慢性肺気腫、慢性呼吸不全が多く見られる。また血液への酸素供給の障害を来す疾患として肺高血圧症、間質性肺疾患、肺切除後などがあげられる。

　症状を改善させるためには薬物治療の他に酸素投与が有効であり、近年では在宅での酸素療法（Home Oxygen Therapy：HOT）も普及している。

（4）腎臓機能障害

　循環する血液をろ過して不要物を排出する、また血液の電解質（イオ

ン）濃度を維持することが腎臓機能であり、その機能障害は全身の恒常
性維持の破綻を引き起こし尿毒症とよばれる状態となる。腎臓にはその
ほか、血圧のコントロールや赤血球を産生する因子の放出機能が備わっ
ている。腎臓機能障害の主な疾患としては糖尿病性腎症、糸球体疾患、
腎硬化症があげられる。いずれも食事療法や薬物療法が実施されるが、
最終的に左右2つの腎臓機能がいずれも低下した場合は、腎臓の機能を
代替する治療として血液透析が行われる。また、近年では腎臓そのもの
を交換する腎移植の実施も増える傾向にある。

　腎機能が低下した慢性腎不全の状態では体調不良により活動性が制限
される。また、血液透析や腎移植によって血液浄化は正常レベルに得ら
れるものの、血液透析は週3～4回、1回4～5時間程度の時間を要し、
また腎移植後は長期にわたる免疫抑制剤の服用が必要になるため、日常
生活活動に制限が生じることとなる。

　障害認定における腎臓機能の評価には、血液浄化作用の指標として血
液中のクレアチニン濃度、またはクレアチニンの排泄効率（クレアチニ
ン・クリアランス）が用いられる。近年では腎臓における血液のろ過量
（推算糸球体濾過量：eGFR）を代わりに用いることもできる。血液透
析や腎移植はこれらの治療を受ける（開始する）前の状態の腎機能で評
価することとされている。腎移植は恒久的な治療と思われがちだが、免
疫抑制剤の投与を中断すると再び腎不全を起こすため、状態維持のため
に継続的な治療が必要と判断される。

（5）膀胱・直腸機能障害

　排尿と排便機能についてその方法を永久的に変更する処置（尿路変向
や腸管ストマ）を受けた場合や、高度な排尿・排便機能による日常生活
活動の制限に対して障害認定される。尿路や排便経路の変更が必要とな
る疾患には膀胱や大腸の悪性腫瘍、二分脊椎など先天性の排尿障害、そ
のほか脊髄損傷、炎症性疾患があげられる。また高度な排泄機能障害の
例としては神経障害により排尿ができなくなり、カテーテル留置または
自己導尿（排尿時に自分でカテーテルを挿入する方法）を常時必要とす
る状態や、便失禁状態があげられる。

　障害認定は排尿、排便それぞれについて、その経路変向の内容と排泄
管理の困難さ（周囲の皮膚びらんなど）によって評価される。

（6）小腸機能障害

　小腸は食べた食物を消化吸収する臓器であり、小腸機能障害はこの機能が低下したために、通常の経口摂取では栄養維持が困難となり、何らかの栄養補給が必要な状態をさす。原因としては腫瘍や血管障害に伴う腸切除（小腸の短縮）と、炎症性疾患（クローン病、腸管ベーチェット病）などによる小腸機能低下があげられる。栄養補給には経腸栄養法（何らかの経路で消化管にチューブを到達させ、それを介して〔経管で〕栄養成分を与える）と、中心静脈栄養法（心臓に直結する静脈に頸部または鎖骨部からカテーテルを挿入し、高カロリーの輸液を行う方法）の2つが存在する。いずれの方法も在宅での管理が可能だが、チューブやカテーテルの衛生管理には注意を要するため、日常生活動作に制限が生じる。

　障害認定にあたっては、小腸病変の範囲（切除範囲や病変存在範囲）、栄養補給の方法・困難さ、補給量、そして血液データを登録し、総合的に判定される。

（7）肝臓機能障害

　肝臓はその合成機能によってタンパク質・糖・脂肪を産生し身体の機能を維持する一方、不要となったアンモニアなどを代謝分解する機能をもっている。肝臓の周囲は肝臓に出入りする動静脈のほかに、消化管から栄養を運ぶ門脈、肝臓でつくられた胆汁を消化管に排出する胆のう及び胆管が存在する。肝臓の合成・代謝機能低下を引き起こす疾患としてウイルス性肝炎、肝硬変、肝がん、アルコール性肝障害などがあげられる。その症状は身体に必要なタンパク質の低下や分解されるべき物質の蓄積による全身倦怠感、黄疸、腹水貯留といった直接的なもののほかに、二次的な症状として肝臓に流入する血管のうっ滞による食道静脈瘤、脾臓腫大、汎血球減少も生じ、日常生活活動を著しく制限することとなる。

　肝臓機能障害の程度はChild-Pugh分類（血中アンモニアによる肝性脳症、血清アルブミン値、血清ビリルビン値、血液凝固能、腹水のそれぞれを得点化して合計する指標）が用いられており、合計点7点以上の状態が90日以上にわたって持続する場合が障害認定の対象となる。そのほか日常生活の活動レベルも記載することとなっている。また肝臓移植によって肝機能が正常化した状態でも腎移植後と同様に、免疫抑制剤の投与が必要な場合は1級として扱う。

第1部

第5章

（8）ヒト免疫不全ウイルスによる免疫機能障害

　HIV（エイズウイルス）感染によって免疫機能が低下した状態をさす。病態としては免疫機能を担う白血球中のTリンパ球（CD4陽性T細胞）がウイルス感染によって破壊され、感染症（細菌感染、ウイルス感染、真菌症、原虫症）になりやすい状態になる。実際に免疫不全のため感染症を繰り返す状態になると、後天性免疫不全症候群（エイズ）を発症した状態と診断される。近年ではHIV感染に対する治療も進み、抗ウイルス剤投与を継続することでエイズの発症を遅らせることも可能となっている。平成10（1998）年から身体障害者福祉法による障害認定の対象となっているが、病気への差別や偏見、不十分な理解も影響し、申請をしない人もいるなど、社会的な課題も含んでいる。

　障害の認定はHIV感染の症状に年齢差があるため、13歳未満と13歳以上で異なる判定方法が定められている。いずれの場合もHIV感染の状態、エイズ症状の状態、そして生活活動の制限を評価するものである。

7　知的障害

（1）知的障害とは

　知的障害は、知的機能、適応機能の発達が有意に遅れていて、多様な病因により発達期に生じる状態を示す行動と認知機能の障害名である。[*4]疾患名ないし症状名としてほぼ同じ意味で「精神遅滞」が用いられてきたが、最近は原則として「知的障害」が用いられ、英語ではintellectual[*5]disabilityと表記される。

❶知的機能の有意の遅れとは

　適切に標準化された評価法で、同年齢の標準偏差の2倍以上平均より低い**IQ**（Intelligence quotient：知能指数）で70（ないし75）未満であると想定されてきた。医学的診断としての知的障害は、WHO世界保健機関による国際疾病分類11版（ICD-11）で「知的発達症（Disorders of intellectual development）」とされ、軽度、中等度、重度、最重度に分類し、このほか「暫定」「特定不能」という分類が設けられている。標準化された検査で軽度IQ50以上70未満、中等度35以上50未満、重度20以上35未満、最重度20未満と分類することが一般的である。70から85は学校や社会生活上多少ともサポートが必要になる場合が多く、境界知能と評価される。

＊4
受精後から18歳までをいう。

＊5
アメリカ精神医学会精神疾患診断・治療マニュアル第5版（DSM-5）では神経発達障害の中に分類され、第4版までの mental retardationからこのように記載されるようになった。

❷適応機能の遅れとは

　適応機能とは、言語、読み書き、お金、時間、数、自己決定能力など
の概念機能、社会的機能（人との付き合い方、社会的責任、自尊心、だ
まされやすさ、用心深さ、社会的問題の解決能力、規則を守り法律を遵
守する能力、被害者になることを避ける能力など）が含まれる。実際的
機能として、日常生活をつつがなく行う力、仕事、健康管理、旅行や交
通機関による移動、安全管理、お金を使う、電話の使用などに困難なく
暮らす能力が含まれる[*6]。これらを適切に実行できる能力が十分育ってい
ない状態を知的障害の条件とする。

❸知的障害の考え方

　IQ値が同じでも、適応機能は社会環境や時代背景に左右され、人に
より知的障害とされるとは限らない場合がある。1980年以来用いられた
WHOの国際障害分類（ICIDH）に代わり、2001年国際生活機能分類[*7]
（ICF）が採択され、障害を支援の程度から評価し、IQ値自体は問題に
しない考え方も広まりつつある。

（2）知的障害の原因疾患

　知的障害は、知能の正規分布の下方に属する生理群と、何らかの病的
な原因が関係している病理群に大別される。生理群は知能の正規分布の
2標準偏差以下として数学的に計算すると人口の約2.5％が相当する。
概して軽い遅れが多く、中等度以上の遅れは少ない。一方、病理群は中
等度以上の重い遅れが多く、遅れが中等度以上であれば何らかの原因疾
患を有していることが多い。

　原因疾患は多数あり、発達期に生じる。障害の時期により出生前、周
生期、出生後、また脳障害の成因により内因性、外因性の分類も行われ
る。ダウン症候群などの染色体異常症や脳形成異常などの先天性疾患、
遺伝性代謝変性疾患は内因性、先天性風疹症候群や脳炎、脳症、髄膜炎、
無酸素脳症の後遺症などは外因性脳障害による知的障害を来す代表的疾
患である。

　原因疾患のある知的障害では、病気に起因する全身症状に注意する必
要があり、重症度に比例しててんかんの頻度が増え、医学的管理が必要
な頻度も高くなる。自然歴や合併症に注意する必要があり、社会福祉的[*8]
対応のみでは不十分であることの認識が必要である。

*6
アメリカ知的・発達障
害学会（協会・Ameri-
can Associatiation on
Intellectual and De-
velopmental Disabil-
ities：AAIDD）。

*7
本書第1部第5章第2
節参照。

*8
ある疾患の、自然経過
でみられる症状や経過
をいう。新たな治療法
が導入されると病気の
程度や経過、予後が変
わるので、新しい治療
法により経過が変わっ
たり、予後が改善され
たりするかどうかを評
価する上で大切な指標
になる。

第1部

第5章

（3）知的障害の医学的検査

　原因の判然としない知的障害児・者にどこまで医学的検査を行うかは、医療機関の役割に加えて、家族や主治医の考え方に左右される面が大きい。大部分の知的障害は生理群で、病気としての診断がつかない上、直接的治療法がないことが多く、原因診断に及び腰になる傾向は否めない。しかし、次世代シーケンサーの開発により、多数遺伝子の同時解析が可能になり、これまで原因不明とされてきた自閉症や知的障害の30％以上に遺伝子変異が認められるという報告もあり、病因を診断できる割合も増加している。特に小児では、臨床経過や予後推測、療育機能充実などの点から診断が本人に貢献できる場合も増えている。検査結果と臨床症状の比較により知的障害に対する医療の質の向上を図り、本人・家族に有益な情報を提供していくことは重要である。障害年金など福祉サービスを受けるために、幼少児期の知能検査だけでなく、成人前には少なくともウェクスラー式知能検査（Wechsler Adult Intelligence Scale：WAIS）など標準的な知能検査を受けておくべきであろう。

（4）知能障害に対する福祉的考え方

　知能障害の医学的診断とは別に、福祉的なとらえ方に変化が生じている。アメリカ精神遅滞学会（協会）（American Association on Mental Retaradation：AAMR）は2007年、アメリカ知的・発達障害学会（協会：AAIDD）と名称を変更し、知的障害の定義につき、1992年の第9版から障害モデルではなくサポートモデルへの変革を提唱した。その後、2002年の第10版以降では、知的障害は個人と環境要因の相互作用による状態であるとし、支援の必要性をさらに強調している。

（5）知的障害の治療と支援

　食餌療法や、不足するホルモン投与などによって、知的障害を直接治療できる疾患は、フェニルケトン尿症、ガラクトース血症、甲状腺機能低下症など、新生児マススクリーニング検査で診断をめざす疾患に限られていた。しかし、ムコ多糖症やゴーシェ病（Gaucher's disease）など一部の先天性代謝性疾患で、欠損酵素補充療法や、GM1ガングリオシドーシスに対し、病因となるタンパク質の構造異常を直すシャペロン療法の試み、各種のライソゾーム病や副腎白質ジストロフィー症に対する発症前遺伝子治療をめざす試みが国際的に始まっている。

　ただしどんな場合も、合併症であるてんかんや心疾患などの全身疾患、

聴覚障害の治療など、原疾患に応じた全身状態の管理は、本人の生活の質を高める上で欠くことができない。本人の訴える力が弱いため近視の眼鏡装用などごく当たり前の医療が受けられないでいることがあり、注意が必要である。

　全般的な健康管理に留意するだけでなく、新生児期から老年期に至るライフステージを意識し、一生を見通した教育的・社会的・精神的サポートを考えていく必要がある。特に成人では本人の能力や環境に応じて自立度を高め、仕事や生活を通じて社会への参加・貢献を図り、余暇を楽しむなど生活の質を高めるための工夫が大切になる。

8 精神機能とその障害

　精神機能は、個人の行為を制御し方向付ける「はたらき」であり、人間の生活は精神機能を抜きにしては成り立たない。精神機能は、意識、知覚、認知（思考）、感情、記憶、人格などに分類されるが、これらの機能は単独ではたらくわけではなく、すべての機能の協調のもとに成り立っている。何らかの疾患によってこれらの機能が障害されると、人間の生活は大きな影響を受けることになる。

　ここでは、統合失調症と双極性障害及び抑うつ障害での機能障害の現れ方と生活に及ぼす影響とさまざまな機能に障害が現れる神経認知障害群について述べる。

（1）幻覚・妄想状態

　幻覚・妄想状態は、統合失調症や覚醒剤などの物質誘発性精神障害、内分泌疾患や膠原病などに伴う器質性精神障害、認知症などでみられる。なお、双極性障害や抑うつ障害でも妄想はみられるが、幻覚はみられない。

　幻覚は知覚の障害であり、実在しないものが知覚された状態である。「床に観音様が見える」「蛙が部屋の隅で跳ねている」などの幻視や「窓から飛び降りなさい」などと聞こえる幻聴、「毒ガスの臭いがする」などの幻嗅、「腐った味がする」などの幻味、「アリが腕を這う」などの幻触のほか、「脳が溶ける」「おなかの中で蛇が動いている」などの体感異常など、あらゆる感覚で生じる。幻覚に支配されると、不安や恐怖感が強くなり、現実的な生活に身を置くことができなくなるばかりでなく、自分や他者を傷つけてしまうこともある。

妄想は誤った判断である。その内容は他者から見ればあり得ないことなので、間違いを指摘しても、なみなみならぬ確信に裏打ちされて訂正することができない。

妄想は、「破産してしまったので、明日から食べていけない」「私は大きな罪を犯したので、生きている資格がない」など、うつ状態に伴って自分を過小評価する微小妄想と、「私は神である」「もうすぐ御所から迎えが来る」など、躁状態に伴って自分を過大評価する誇大妄想、「私の後をつけてくる人がいる」「放射線を浴びせられる」「毒をもられる」など、他者から迫害されていると確信する被害妄想に大きく分けることができる。

妄想にとらわれた人は、その内容にもよるが、食事ができなくなったり、ひきこもったり、あるいは傲慢になったりして、日常生活や社会生活に支障が生じる。幻覚同様、自分や他者を傷つける場合もある。

（2）躁状態

感情は日常生活に潤いをもたらす精神作用であるが、高揚し過ぎると躁状態になる。躁状態は気分障害のほか、脳の器質的な障害、内分泌疾患、膠原病、アルコールや覚醒剤などの薬物使用時に見られる。

躁状態では、自分で自分の感情や行動をコントロールできない。次から次に考えが浮かんでくるが、考えにまとまりはなく、一定の方向に向かう論理的な思考ができなくなる。落ち着いて考えることがむずかしく、現実的な検討なしに即断し、活動性が亢進するために多弁、多動になる。目に入るものには、何でも手を出したがるが、1つの行為をやり終えることができず、やり方も大雑把で乱暴になる。また、優越感を抱いたり誇大的になるために、他者をばかにしたり、干渉し過ぎたり、おせっかいになったりする。陽気で元気にあふれ、自信過剰で楽観的であるが、気分は変わりやすく他者のちょっとした言葉にすぐに腹を立てたりする（易怒性）。睡眠は短時間で、患者自身は「よく眠れた」と言うが、早朝から起き出して動き回るため体力を消耗する。食事も落ち着いて摂取することができないので、摂取量が減少し体重が減少する。

（3）うつ状態

うつ状態は、身体内部から湧き上がってくる充実感や緊張感が低下した状態で、抑うつ障害のほか、脳の器質的障害、認知症の初期、甲状腺機能の障害、糖尿病、全身性エリテマトーデス、パーキンソン病などで

見られる。またステロイド剤や降圧剤、βブロッカーなどの薬物の副作用でも見られる。

　うつ状態では、悲しみの感情ばかりが湧いてきたり、自己の過小評価によって、不安が強くなったりする。精神運動が抑制され、認知の過程が障害されると、考えがなかなかまとまらなくなったり、意思決定が遅くなったりする。動作も不活発で行動が遅くなる。洗面や更衣、整理整頓、食生活などの日常生活が全般的に障害される。他者と話をするのがおっくうになり、あらゆることに負担感を感じて、ひきこもるなど社会生活も障害される。さらに状態が悪くなると、身体が全く動かなくなり、話もできなくなる（うつ病性昏迷）。ささいなことをくよくよ繰り返し考え、罪悪感や罪責感が強くなって罪業妄想や貧困妄想を抱く場合も多い。寝つきが悪く、眠りも断続的なため、長時間眠っても熟睡感が得られない。十分な休息がとれず、食欲不振による食事摂取量の低下もあるため、体力が低下する。ささいな身体の不調を重大な疾患ととらえる心気妄想がみられる場合もある。

　注意しなければならないのは、うつ状態が改善し始めたとき、将来のことを極端に悲観的に考え、絶望感にとらわれて自殺を考えたり実行することである。

（4）神経認知障害群で出現する障害

　認知症の症状は、記憶の障害や認知の障害（失語、失行、失認、実行機能の障害）など、神経認知障害群であれば必ず現れる障害（中核症状）と、それに続発、あるいは併発するさまざまな行動・心理症状（BPSD：Behavioral and Psychological Symptoms of Dementia）に分けられる。

　記憶障害や認知障害が進むと、「新しいことを覚えられない」「すでに記憶していたことを思い出せない」「話そうと思っても言葉が浮かばない」ために言語的なコミュニケーションがとれない、運動機能には障害がないのに眼鏡をさかさまにかける、ズボンの片方に両足を入れる、文字が書けないなど普通に行っていた動作ができない、対象物がどこにあるのかを認知したり2つの対象物の大きさを比較したりすることができない、計画を立てたり抽象化することができないなど、日常生活に支障を来す。

　また、BPSDには、①自発性の低下、②気分の変わりやすさ、③非常識な行動や反社会的な行動をとるようになる性格の変化、④記憶の障害

や能力の減退によって出現する不安や焦燥、⑤大事なものを盗まれたという物盗られ妄想や嫉妬妄想などの被害的な妄想、⑥意識レベルが低下することに伴うせん妄、⑦本人なりの目的はあるが、一見無目的に歩き回っているように見える徘徊、⑧幻覚や妄想に基づく暴力行為などのほか、⑨記憶の障害や満腹中枢の障害が原因で生じる過食、食事に無関心になるために起こる拒食、食べ物以外の物を食べてしまう異食などの食事に関する障害や、⑩排泄に関しては、トイレの場所がわからなくなってしまうことや、尿意や便意を感じにくいことなどから生じる失禁、味覚や嗅覚の障害及び便であることを認知できないことから生じる弄便^{ろうべん}（自分の便を手で弄ぶ）などの不潔行為がみられる。また⑪睡眠・覚醒リズムの障害による睡眠障害、⑫引き出しの開閉を繰り返したり、玄関や門の出入りを繰り返すなどの反復行動や同じ場所で徘徊を続けるなどの多動がある。

9 発達障害

（1）発達障害とは

　発達障害は、脳の発達過程において何らかの問題が生じたために、特定の知的機能、運動機能、言語機能または社会機能の獲得及び実行に困難を来す、行動や認知の障害の総称である。発達障害の症状の中には成長するに伴い軽減したり、重症度に波があるのもあるが、基本的な特徴は生涯にわたって存在し続ける。

❶医学的な定義としての発達障害

　アメリカ精神医学会では、知的能力障害群、コミュニケーション障害群（言語障害、語音障害、小児期発症流暢障害）、**自閉スペクトラム症（ASD）**^{*9}、**注意欠如・多動症（ADHD）**、限局性学習障害（SLD）、運動障害群（発達性協調運動障害、チック障害群、常同運動障害）などを神経発達症・神経発達障害と総称し、それぞれの診断基準を定義している（DSM-5）^{*10}。

❷法的定義の発達障害

　平成17（2005）年に施行された発達障害者支援法によって、発達障害は「自閉症、アスペルガー症候群その他の広汎性発達障害、学習障害（LD）、注意欠陥多動性障害その他これに類する脳機能の障害であって

*9
ASD：autism spectrum disorder 自閉スペクトラム症。従来の、広汎性発達障害、高機能自閉症、自閉症、アスペルガー症候群などをDSM-5では総称して一つの症候群とした。

*10
アメリカ精神医学会による診断・統計マニュアルの改訂第5版である。専門家、国、時代によって変遷する精神疾患のとらえ方に世界共通の暫定的な診断基準を定め、それに基づく臨床・研究のフィードバックにより改訂を繰り返すなかで、疾患概念が明確になることが期待されている。

その症状が通常低年齢において発現するもの」と定義され、知的障害以外の発達障害（医学的定義）も支援の対象となった。平成28（2016）年の改正では、「発達障害者」は発達障害だけでなく「社会的障壁」により日常生活や社会生活に制限を受けるものとされ、「合理的配慮」「切れ目のない支援」「家族への支援」などの理念が追加された。[*11]

*11
本双書第4巻第2部第2章第6節参照。

❸臨床上の特徴

①併存症：発達障害には他の発達障害や精神疾患や身体疾患が併存する割合が高い。例えば、ASDには、てんかんや脳波異常、チック障害群、ADHD、吃音や構音障害などのコミュニケーション障害、限局性学習障害、斜視、睡眠障害、聴覚障害、視覚障害といった精神神経学的障害の合併率が一般人口と比べて高い。

②二次障害：発達障害があるとストレスを受けることも多く、二次的に不安障害、うつ病、強迫性障害、適応障害などの障害を発症する[*12]割合も一般人口と比べて高い。成人では、治療に難渋する二次障害によって発達障害に気付かれることもある。一方、子どもでは、例えば多動症状によって二次障害であるうつ病が気付かれにくいこともある。

*12
転校、就職、死別などの社会心理的ストレスにより、抑うつ、不安、社会機能の低下（不登校など）を生じる状態。ストレスの発生から1か月以内に発症し、ストレスの消失後6か月以内に軽快するもの、とDSM-5で定義されている。発達障害はストレス脆弱性を伴いやすく、適応能力の獲得のしづらさ、ストレスの受けやすさも合わさって発症しやすい。

❹対応

発達障害の原因や病態はまだ研究途上であり、現在のところ根本治療は存在しないが、症状の軽減に薬物療法や心理的介入が有効であること、早期発見・介入によって予後が改善することがわかっている。若年齢では本人への直接的支援と養育者支援や環境調整などの間接的支援により、発達の促進と、問題行動の減弱に重点が置かれる。成人では、障害がありながらも社会適応できるように、多職種連携による合理的配慮を含めた環境調整が重要になる。

（2）知的障害以外の主な発達障害

❶自閉スペクトラム症（ASD）

症状の現れ方は、重症度、発達段階、年齢、性別などによって幅広く異なるため、スペクトラムと表現される。共通するのは、相互的・社会的コミュニケーションの質的な異常と、限定された反復的な行動、興味、活動の様式（同一性への固執）である。空気を読まない、常識がない、自己中心的、こだわりが強い、臨機応変が苦手、話す内容や言葉遣いが

独特、と周囲に感じられることが多い。音、光、触覚、味覚、暑さ寒さや湿度といった感覚の過敏・鈍麻を伴うこともある。孤立する、あるいは積極的・一方的に人とかかわるタイプは幼少期に気付かれやすいが、女性やおとなしいタイプの人は気付かれにくい。

　支援としては、情報や見通しを視覚的に呈示するなど、具体化・明確化し、構造化することが重要である。本人は社会的・対人場面で疲労しやすい。知的障害が重い自閉スペクトラム症で強度行動障害[*13]を呈することもあるが、基本的な対応は同じである。

❷注意欠如・多動症（ADHD）

　注意欠如・多動症は、幼少期には、じっとしていられない多動で気付かれることが多い。成長するにつれ多動はおさまる傾向がある。注意欠如は、成人しても持続し、学業や仕事、人間関係などで支障を来し、二次障害としてうつ病や強迫性障害を発症することも多い。衝動性がギャンブルや薬物、お酒などの刺激を求めることにつながり問題となる。

　幼少期には気が散りにくい環境調整や、周囲の理解のための心理教育などを行う。多動や衝動性に対しては、対症療法として中枢性刺激薬などの薬物が有効なことが多い。また、片付け術やメモ術などの工夫も活用して障害を補完していく。

❸限局性学習障害

　漢字、ひらがなの読みや書字、数の計算、などの限られた領域で突出した苦手さがあるが、その他の能力は知的レベル相応であるという障害である。発達性協調運動障害における「不器用」も同様だが、同年代の他の人は普通にできることができないため自信喪失し、不登校の原因となることも多い。ワープロや計算機の使用、ふりがなや音声読み上げ機能の活用、試験時間の延長などの合理的配慮により障害された機能を代替する。

❹吃音症（きつおん）

　２、３歳で幼児の４％に発達性吃音があるとされる。話し言葉の最初の音を繰り返す、最初の音が詰まってなかなか出ない、という発話の非流暢性が症状である。６〜８割は軽快し、成人年代での吃音の有病率は１％である。成人では、二次障害として社交不安障害やうつ病を発症しやすい。対応としては、合理的配慮（メールやファックスによる連絡、

電話応対や司会役などの免除等）が必要であるが、吃音症の理解はまだ十分浸透しておらず、吃音者の社会参加を困難にしている。

10 高次脳機能障害

高次脳機能障害の高次とは何に対して高次なのであるか。まひ、視覚障害、聴覚障害、触覚障害などの身体的機能障害に対して高次ということである。高次脳機能である言語、行為、知覚認知、記憶、注意、判断、情動などの障害された状態として、失語、失行、失認、記憶障害、注意障害、遂行機能障害、情動障害などが出現する。

わが国の障害福祉制度の中で、失語については従来より身体障害として認定されていたが、その他の症状についてはまひ等の身体障害を合併していない場合は、既存の障害者支援制度の中でサービスを受けにくいということがあった。

そこで、行政的に高次脳機能障害に対する医療・福祉サービスの体系を整備しようという目的で、平成15（2003）年に高次脳機能障害診断基準（**表１－５－７**）が示された。

これは、外傷性脳損傷、脳血管障害などの器質性脳損傷の後遺症として高次脳機能障害のある人々が、その障害特性に合った医療と福祉サービスを円滑に受けるための行政的な診断基準である。したがって、冒頭

〈表１－５－７〉 **高次脳機能障害の診断基準**

Ⅰ．主要症状等
　1．脳の器質的病変の原因となる事故による受傷や疾病の発症の事実が確認されている。
　2．現在、日常生活又は社会生活に制約があり、その主たる原因が記憶障害、注意障害、遂行機能障害、社会的行動障害などの認知障害である。
Ⅱ．検査所見
　MRI、CT、脳波などにより認知障害の原因と考えられる脳の器質的病変の存在が確認されているか、あるいは診断書により脳の器質的病変が存在したと確認できる。
Ⅲ．除外項目
　1．脳の器質的病変に基づく認知障害のうち、身体障害として認定可能である症状を有するが上記主要症状（Ⅰ－2）を欠く者は除外する。
　2．診断にあたり、受傷又は発症以前から有する症状と検査所見は除外する。
　3．先天性疾患、周産期における脳損傷、発達障害、進行性疾患を原因とする者は除外する。
Ⅳ．診断
　1．Ⅰ～Ⅲをすべて満たした場合に高次脳機能障害と診断する。
　2．高次脳機能障害の診断は脳の器質的病変の原因となった外傷や疾病の急性期症状を脱した後において行う。
　3．神経心理学的検査の所見を参考にすることができる。

（出典）国立障害者リハビリテーションセンター 編『高次脳機能障害者支援の手引き』国立障害者リハビリテーションセンター、2008年、2頁

第
1
部

第
5
章

に述べた広義の高次脳機能障害が医学的定義であるとすれば、この診断基準は狭義の行政的定義である。

11 認知症

（1）認知症とは

認知症[*14]は、一度発達した知的機能が脳の病気によって広範囲に、しかも継続的に低下する状態をいう。ここでいう病気とは、脳梗塞などの脳血管障害、アルツハイマー病、レビー小体型認知症などによる脳の器質的障害である。病気以外にも頭部外傷も原因疾患となり得る。

それらのために、注意を維持したり振り分けたりする複雑性注意、計画を適切に行う実行機能、学習及び記憶、言語を理解したり表出したりする言語能力、正しく知覚したり道具を適切に使用する知覚・運動、他人の気持ちや表情把握する社会的認知の6つの認知機能の1つ以上が障害され、日常生活・対人関係に何らかの支障を来す[4]。平成24（2012）年時点での認知症高齢者数は推定462万人と推計され[*15]、令和7（2025）年時点での65歳以上の推定認知症者数は675万人ないし730万人とされている[5][*16]。

軽度の認知障害があるものの、手段的日常生活動作（IADL）に以前より大きな努力、代償的方略、または工夫が必要であるかもしれないが、認知欠損が自立を阻害しない状態は軽度認知障害(MCI)と診断される。

軽度認知障害では、認知行為の障害が軽度であり、毎日の活動、すなわち「請求書を支払う」「内服薬を管理する」などの日常生活動作は、以前より大きな努力が必要であるものの保たれる。

認知症はゆっくりと進行する。そして、家事・金銭管理のような手段的生活動作が困難な状態を軽度の認知症、食事などの行為のような基本的な日常生活動作が困難な状態を中等度の認知症、日常生活動作（ADL）が周囲の人の介助に完全に依存する状態を重度の認知症と特定する。

継続的に進行するとされる認知症であるが、慢性硬膜下血腫、特発性正常圧水頭症、脳腫瘍、脳炎、ホルモン障害、栄養障害などによる根本的な治療の可能性があるものも10〜15％含まれる。治療の可能性がある認知症は発症からの経過が短く、迅速な対応を要する場合が多いので、診断に迷う場合も速やかに専門医を紹介する[6]。

[*14] 本書第1部第4章第4節5（2）参照。

[*15] 全国8市町で行われた認知症有病率調査。

[*16] 「日本における認知症の高齢者人口の将来推計に関する研究」（平成26年度厚生労働科学研究費補助金特別研究事業〔九州大学 二宮教授による〕）。

（2）認知症の原因疾患

アルツハイマー型認知症と血管性認知症が最も多く、全認知症患者の70％以上を占める。次に多いのがレビー小体型認知症、前頭側頭型認知症、パーキンソン病による認知症である。人口の高齢化に伴いアルツハイマー型認知症の増加傾向、特に80歳以上の増加傾向が著明であり、将来推計においても顕著に増加するとされている。また、外傷性脳損傷、物質・医薬品、HIV感染、プリオン病、ハンチントン病、その他の医学的疾患も認知症の原疾患となり得る。

（3）アルツハイマー型認知症

大脳皮質の側頭葉と海馬が変性萎縮するのがアルツハイマー型認知症である。その際、Aβ（アミロイドベータ）タンパクの脳内沈着が発症に重要な意義を有している。

アルツハイマー型認知症は潜在的に発症し、ゆっくりと進行する。昔の記憶は保たれているが、朝食に何を食べたかなどの近い時期の記憶障害で発症することが多いため、多くの医療機関で「もの忘れ外来」を設けて早期発見を心がけている。見当識障害や視空間認知障害[*17]、構成障害、実行障害も発症するが、他の認知症と同様に、進行すると発動性の低下や無関心が目立つようになる。アルツハイマー型認知症と診断されるには、認知症の基準を満たすことに加えて、2つ以上の認知機能が障害されているとともに、遺伝子変異の証拠あるいは臨床診断から確実な、または疑いのあるアルツハイマー病の基準を満たしていなければならない。

65歳までに発症した若年性アルツハイマー型認知症の場合は、記憶障害が比較的に目立たず、失語や視空間認知障害などの巣症状[*18]、抑うつなどが前景に立つ例もあり、うつ病との鑑別が問題となる。

（4）血管性認知症

脳血管障害の後遺症で認知症に至った状態を**血管性認知症**という。障害は皮質、白質を含めた脳の一部分、あるいは脳全体の機能低下である。血管性認知症あるいは血管性認知症の前駆状態とされる血管性軽度認知障害では、アルツハイマー型認知症が高頻度に合併する。

血管性認知症と診断されるには、認知症の診断基準を満たすことに加えて、認知欠損の発症が1回以上の血管性発作と時間的に関係している。あるいは、認知機能低下が複雑性注意（処理速度も含む）、前頭葉性実行機能で顕著である証拠がある。そして、脳血管障害の存在を示す臨床

*17
三次元的な空間把握が障害され、位置関係の把握ができなくなること。簡便な検査としては、5角形や立方体の模写ができなくなる（Mini Mental Examination Test）。手の指でつくるキツネやハトなどの形の模倣ができなくなることがあげられる。

*18
巣症状とは、脳の特定の部位の機能が障害されることで起こる症状の一つであり、障害された部位によって症状が異なる。アルツハイマー型認知症で認められる巣症状には、失語、失読、失書や、眼に異常がないにもかかわらず視空間の認識ができない視空間失認、運動器に異常がないにもかかわらず身に付いていた一連の動作機能の低下が起きる失行などがある。

的証拠があり、他の脳疾患や全身性疾患ではうまく説明ができないという基準を満たしていなければならない。

（5）レビー小体型認知症

　レビー小体型認知症は、アルツハイマー型認知症、血管性認知症に次いで多く、認知症の少なくとも10％以上を占めると考えられる。発症と進行は緩徐で、認知障害もアルツハイマー型認知症に似ていて、記憶障害よりも実行機能障害、幻視や視空間認知障害、構成障害が目立つ。

　レビー小体が大脳基底核を侵すのがレビー小体型認知症、脳幹だけを侵すのがパーキンソン病であり、両者には合併が認められる。

（6）前頭側頭型認知症

　前頭側頭型認知症は、65歳までの初老期に発症することが多く、緩徐に発症し緩徐に進行する。前頭葉に病変の主座がある行動異常型前頭側頭型認知症では、人格変化（脱抑制）、常道行動（時刻表的生活、滞続言語、反復行動）や食行動異常（過食、嗜好の変化）等の異常が前景に立つ。社会のルールを守ることができず、「わが道をいく行動」をとる。たとえば、信号無視や高速道路の逆走など危険な運転行動がしばしばみられるので、診断がつけば車の運転を中止するように指導する。

引用文献

1 ）Morizane, Y. et al.（2019）'Incidence and causes of visual impairment in Japan: the first nation-wide complete enumeration survey of newly certified visually impaired individuals' *Jpn J Ophthalmol*, Vol. 63, No. 1, pp. 26-33.
2 ）WHO（2019）'World report on vision', Switzerland, WHO, p. 27.
3 ）斎藤伸治「多様性が支える小児神経学：小児神経学の未来を探る　脳と発達」2020：52（２）：94～96頁
4 ）日本医師会 編『かかりつけ医のための認知症マニュアル　第２版』社会保険研究所、2020年、19頁
5 ）日本神経学会 監修『認知症疾患診療ガイドライン2017』医学書院、2017年、10頁
6 ）日本医師会 編、前掲書、41頁

参考文献

● 日本めまい平衡医学会『「イラスト」めまいの検査　改訂第３版』診断と治療社、2018年
● 米国知的・発達障害協会用語・分類特別委員会 編、太田俊己・金子　健・原　仁・湯汲英史・沼田千妤子 共訳『知的障害―定義、分類および支援体系 第11版』日本発達障害福祉連盟、2012年
● 世界保健機関（WHO）、障害者福祉研究会 編『ICF　国際生活機能分類　国際障害分類改定版』中央法規出版、2002年
● WHO ICD-11（International Classification of Diseases 11）
  https://icd.who.int/en（改訂バージョン）
● アメリカ精神医学会、高橋三郎、大野　裕 監訳『DSM-5　精神疾患の分類と診断の手引』医学書院、2014年
● 坂田三允『統合失調症・気分障害をもつ人の生活と看護ケア』中央法規出版、2004年

第**6**章
リハビリテーション

学習のねらい

　リハビリテーションとは、障害のある人々の社会復帰を目的とし、そのためにさまざまな介入をすることである。身体の機能的回復のみならず、社会における自立をめざすために社会的リハビリテーションも必要となる。さらには、社会で生活していく上で、健康維持、ときには介助も必要となる。現在では、リハビリテーションの概念には社会生活の維持のための介入も含まれる。また、医学的リハビリテーションも多様化している。対象は障害者、高齢者をはじめとして、治療と一体となったリハビリテーションが行われている。

　本章では、多様なリハビリテーションの概念を知り、特に医学的リハビリテーションとそれを支える社会制度を学習する。

第1節　リハビリテーションの概念

1　リハビリテーションの定義

　リハビリテーション（rehabilitation）の元の意味は広く、再び（re）能力を与える（habilitate）こと、修復すること、復権すること、名誉を回復することなどの意味がある。日本ではあえてこの言葉を訳さず、そのままリハビリテーションという外来語として用いており、機能を回復して、生活に戻る、あるいは社会復帰をゴールとする介入の意味で用いられる。さらに、**表1－6－1**に示すように、さまざまな言葉を冠して、医学的リハビリテーションのみならず、多種多様なリハビリテーションがある。さらには、社会復帰をゴールとすることだけではなく、身体機能を回復する介入、手段をリハビリテーション（リハビリ）とよぶことがある。

　医学的リハビリテーションは、医療機関のレベルで行われるリハビリテーションで、個人の心身機能に着目してその機能を高め、生活機能の再獲得をめざすものである。

　社会リハビリテーションは、心身機能が最大限獲得されたことに加えて社会的技能を身につけるためのリハビリテーションで、職業リハビリテーションや、社会適応訓練などが含まれる。

　地域リハビリテーションは、医学的リハビリテーションを終え、地域

〈表1－6－1〉　さまざまなリハビリテーション

医学的リハビリテーション
社会リハビリテーション
職業リハビリテーション
地域リハビリテーション
回復期リハビリテーション
維持期リハビリテーション
高齢者リハビリテーション
障害者リハビリテーション
小児リハビリテーション
教育リハビリテーション
臓器別リハビリテーション
アスレチックリハビリテーション
がんリハビリテーション

（筆者作成）

に戻った、主に高齢者や障害者を対象としたリハビリテーションで、介護サービスを含めた広い概念である。

　回復期リハビリテーションは、急性期治療が終わった後、機能低下、障害が残ったときに回復期病院で行われ、対象は主に高齢者や障害者である。

　維持期リハビリテーションは、地域生活において機能を維持するためのリハビリテーション（介入）である。

　高齢者リハビリテーション、障害者リハビリテーション、小児リハビリテーションは、それぞれ対象を特化したリハビリテーションであり、そのプロセスに特徴がある。

　教育リハビリテーションは教育の途上にある障害のある児に対し障害に配慮し、またそれに応じて行う教育のことで、特別支援学校や特別支援学級等で行われる。一方で、障害のある児と障害のない児とを分け隔てることのないように、通級による指導等、一人ひとりの児のニーズに応じたきめ細かい配慮を要する。加えて、教育機関を修了した成人に対する生涯教育も教育リハビリテーションの一つである。

　臓器別リハビリテーションとは、呼吸リハビリテーション、心臓リハビリテーション、運動器リハビリテーション等の臓器の機能を高めることを目標としたリハビリテーション介入である。

　アスレチックリハビリテーションは、スポーツ選手がスポーツに復帰できるようなリハビリテーションプログラムを提供する。

　また、がんリハビリテーションは、がんを患った者の社会復帰をゴールとするものである。このようなリハビリテーションは、対象者の社会的事情、状態に特化したリハビリテーションである。

　リハビリテーションは省略して「リハ」ということもあるが、リハビリという場合にはリハの介入手段（理学療法や物理療法など）をさすことが多い（後述）。

　このように日本では、リハビリテーションの概念は広く、社会生活への復帰をめざす包括的な一連の介入から、個別の介入手段をさす場合もある。また、機能回復のみならず介護サービスも含めてリハビリテーションということもある。

　WHO（世界保健機関）は2016年に「Rehabilitation 2030」という行動計画を提唱した。その中でリハビリテーションを障害者のためのもののみならず「誰もが健康状態、機能不全、けが、それが急性であろうと慢性的なものであろうと生活機能を制限されるような状態において必要と

されるものである」と定義しており、日本のリハビリテーションの概念に近づいたものといえる。

2 リハビリテーションの流れ

（1）疾病や外傷の治療とリハビリテーション

　病気やけがのため入院すると、その治療が行われるが、同時にリハビリテーションも行われることがある。治療の一手段としてであったり、治療のために安静を強いられることによる機能低下（廃用）の予防、回復のためである。病気・けがが治癒し、一時的な機能低下が回復すれば、元の社会生活に戻ることができる。また、病気が慢性的なものであれば、退院後は慢性疾患患者として社会生活を営むこととなる。

　病気やけがによって障害が残る場合には、急性期治療が終わった後も引き続きリハビリテーションが必要になり、急性期病院のリハビリテーションや、回復期リハビリテーション病院等の専門病院、リハビリテーションセンターでの専門的なリハビリテーションが必要となる。これらのリハビリテーションを医学的リハビリテーションという。

　その後必要に応じて、さらなる社会適応のための社会的リハビリテーションを受けることとなる。

（2）医学的リハビリテーションのゴール

　リハビリテーションのゴールは機能の回復であり、それによる自立である。自立には3つの要素があり、身体的自立、行動的自立、精神的自立（自己決定力）に分けられる。自立とは、自分で何でもできるということではない。人間は社会的生き物であり、相互に依存しながら生きている。また、歩行が可能だからといってどこまでも歩いて行けるというものでもない。社会における自立は環境や社会状況に依存する。

　自己決定はその人の尊厳にかかわり、その人固有のものであるが、その障害において最大限の自立獲得がリハビリテーションのゴールである。

　医学的リハビリテーションは、個人の心身の自立を図ることを目的とする。そこには環境調整（住宅や職場環境等）も含まれる。

第2節　医学的リハビリテーション

1　医学的リハビリテーションの対象

　医学的リハビリテーションは、①治療の一環としてのリハビリテーション、②治療中の機能低下の予防と回復のためのリハビリテーション、③疾病によってもたらされた機能障害に対するリハビリテーションという社会復帰を最終ゴールとする包括的リハビリテーションの初期段階としてのリハビリテーションの3つに大別される。本節においては、この3つのリハビリテーションについて、特に福祉の世界へとつながる包括的リハビリテーションの説明を中心に行う。以下、本節では医学的リハビリテーションを単にリハビリテーションと表記する。

（1）治療の一環としてのリハビリテーション

　近代医学の元となる医学モデルは「疾病には原因（病因）があり、その病因が身体の変化（病理）をもたらし症状（兆候）として表れる。故に病因を明らかにし（検査）、病理を直せば（投薬、手術等）、兆候が収まる（治癒）」というものである。しかしながら、その間に身体は、治療中の活動性の低下、疾病による機能低下を来し、生理的変化を生じる。治療と一体となってリハビリテーションの介入をすれば、治癒したときには心身機能も回復することとなる。運動器疾患や外傷の場合には、手術等の治療に対し、リハビリテーションの介入は必須であり、骨関節の手術の後のリハビリテーションは運動機能の回復において必須のものとなる。近年においては、脊髄損傷に対する再生医療に、移植後のリハビリテーションは必須のものとして取り込まれている。

（2）治療中の機能低下の予防と回復のためのリハビリテーション

　疾病の治療に「安静」は有効な手段である。また、疾病のために活動性は低下し、否応なく安静にせざるを得ないこともしばしばである。安静は身体を休め、回復を促進し、疾病からの治癒を促進する。その一方で、刺激の少ない、身体活動を抑制した安静は、心身機能の低下をもたらす。このような心身機能の低下した状態を「廃用」という（**図1-6-1**）。廃用は、運動機能の低下、内臓器官の機能低下、体力低下、発動性の低下（意欲の消失）をもたらし、これらは負の連関をつくり、放

第1部

第6章

〈図１−６−１〉廃用の進行　負の連関

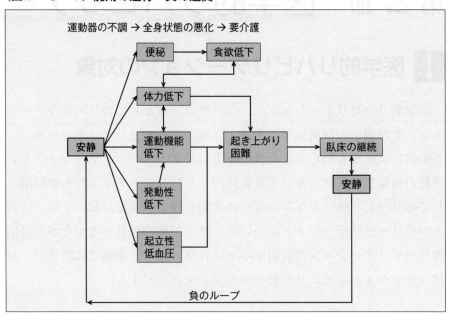

運動器の不調 → 全身状態の悪化 → 要介護

（筆者作成）

置すれば寝たきり状態となる。若年層であれば、病気の改善後に元の機能を取り戻すことは可能であるが（安静臥床期間の長さにもよるが）、高齢者の場合には非可逆的になることが多い。

　そのため、廃用予防のためのリハビリテーション介入が必要となる。これをコンディションを整えるという意味でコンディショニングという。

（3）機能障害に対する包括的リハビリテーション

　疾病や外傷による機能障害が後遺症として残る場合、リハビリテーションは治療の終了後も続けられ、社会的リハビリテーションが行われる。

　急性期においては前記（1）、（2）のリハビリテーションが行われ、急性期治療が一段落し、本格的なリハビリテーション介入が可能となった段階で、リハビリテーション病棟やリハビリテーション病院のような専門の医療機関へと移行する（**図１−６−２**）。

　慢性期の終わりには、リハビリテーションにより、身体機能については最大限の機能を獲得し、生活する上で機能的自立を果たしているか、最小限の介助で生活できるようになっている。その後の社会的リハビリテーションにより、就労、就学、在宅生活等の社会資源の利用について機能獲得をめざし、最終的に社会復帰へとつながる。

〈図1-6-2〉発症から帰結までの流れ

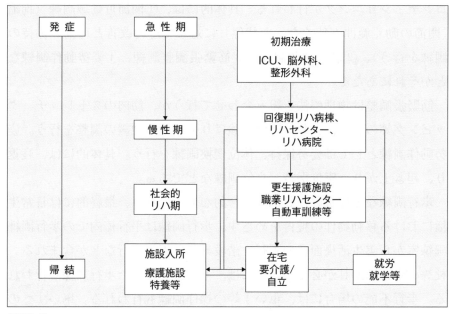

（筆者作成）

2 リハビリテーションの進め方

（1）主なリハビリテーション治療手段（表1-6-2）

❶理学療法

　物理療法と運動療法とに大別され、**理学療法士（PT）**[*1]によって行われる。物理療法は、温熱療法、牽引療法、水治療など物理力を利用して行われるものである。疼痛の緩和、炎症の軽減や組織の軟化、筋緊張緩和などを目的に運動療法と組み合わせて行われる。運動療法は、運動障害のある患者に対して行われる。運動障害のある患者の運動器は廃用に

*1
本書第2部第6章第1
節5（2）参照。

〈表1-6-2〉リハビリテーション治療手段

療　法	施術者
理学療法	理学療法士　PT（physiotherapist）
作業療法	作業療法士　OT（occupasional therapist）
言語聴覚療法	言語聴覚士　ST（speech therapist）
心理療法	臨床心理士
義肢装具療法	義肢装具士　PO（prosthesis and orthosis）
ソーシャルワーク	医療ソーシャルワーカー　MSW（medical social worker）
ロービジョンケア	視能訓練士
リハビリテーション看護	看護師
その他	

（筆者作成）

陥っていることが多く、あるいは陥りやすく、その予防と改善のための
コンディショニングが行われる。具体的には、①関節可動域訓練（拘縮
〔関節の動く範囲が狭くなった状態〕に対してその改善と可動域保持の
訓練を行う）、②筋力増強訓練、③筋緊張調整訓練、④姿勢動作訓練な
どがそれにあたる。

　筋緊張調整は物理療法を組み合わせて行うが、筋肉のストレッチ、タ
ッピング等の刺激により、筋肉の強ばりや過度の弛緩の調整を行う。姿
勢動作訓練としては姿勢保持、体位変換訓練を行う。具体的には、寝返
り、起き上がり、座位保持、立位訓練などである。

　歩行訓練など姿勢動作訓練は複合的なものであり、最終的には日常生
活における移動動作の獲得をめざす。歩行訓練は平行棒内での歩行訓練、
訓練室から実生活場面での歩行、階段昇降、坂道歩行などが含まれる。
杖等の歩行補助具が必要な場合には、それらを使った歩行訓練が行われ
る。歩行不能の場合には、車いす等の操作訓練も行われる。車いすへの
乗り移り、車いすとベッド間の乗り移り、落車した場合の乗り上がり等
も練習する。

❷作業療法

　上肢機能の改善、日常生活動作（ADL）の訓練を行う。**作業療法士**[＊2]
（OT）が行う。理学療法と同じように、上肢のコンディショニングを
行う。また上肢の基礎動作としての、物を握る、放す、つまむ、持った
物を移動する、手で目標物に触るなど、それらの再獲得を行う。さらに
は、上肢の機能として道具を使うことがある。箸を使う、スプーンを使
う、鉛筆を使う、はさみを使うなどである。日常生活動作の訓練では、
食事をする、着替える、身繕いをするなどに加え、トイレを使い排泄を
する、風呂に入るなど全身的な動作も対象となる。

　生活動作を行える、あるいは訓練ができるためには認知機能も必要で
ある。認知機能を高めるような訓練も作業療法に含まれる。

　手機能の総合力を高める作業として、作品の製作がある。作品の完成
は障害を負って落ち込んだ人の気持ちを和らげ、障害の受容と将来に向
かっての前向きの姿勢を取り戻すことの助けとなる。そのような作品作
りという作業療法も手の機能を考えたメニュー選びをしつつ行うことが
ある。

❸言語聴覚療法

　聴覚、言語、口腔、咽頭、喉頭機能の訓練で、言語聴覚士が行う。難聴の人に対して、聞き取り訓練、補聴器の使用訓練、人工内耳術後の訓練を行う。

　言語訓練は、脳血管障害による失語や構音障害、口腔の形成異常による構音障害に対する訓練、発達性言語障害（言葉の遅れ）、吃音の訓練等を行う。失語に対する訓練では認知機能の障害も伴うこともあり、合わせて対象となる。また、口腔やのどは摂食嚥下機能（咀嚼することと飲み込むこと）をつかさどる器官でもあり、これらの障害に対する訓練を行う。この場合には、病棟で看護師と共同して患者の食事に合わせた訓練を行うこととなる。

❹心理療法

　臨床心理士・公認心理師[*3]が行う。認知機能障害のある患者の心理検査、セラピーを行う。また、障害による心理的負担が強い患者に対しても検査を行い、その結果に基づいてスタッフへのかかわり方の助言や患者自身へのはたらきかけを行う。

　作業療法士、言語聴覚士（ST）、臨床心理士は、認知機能障害を取り扱う上で共通点も多く、それぞれの立場から介入を行うため、密に連絡を取り合うことが必要になる。

*3
本書第２部第６章第１節５（９）参照。

第１部

第6章

❺義肢装具療法

　障害を代償するために身につけて使う装置で、医師の処方によって支給されるものを補装具という（**表１－６－３**）。

　運動障害のある患者に対して、障害を補い代償する装置を義肢、装具といい、補装具に含まれる。義肢は、四肢の欠損を補うものであるが、上肢の欠損を補う義肢を義手といい、下肢の欠損を補うものを義足という。

〈表１－６－３〉補装具（障害者総合支援法による）

義肢　装具　座位保持装置
盲人安全杖　義眼　眼鏡　補聴器
車いす　電動車いす　座位保持いす
起立保持具　歩行器　頭部保持具
排便補助具　歩行補助杖
重度障害者用意思伝達装置

（筆者作成）

〈図1－6－3〉装具の分類と部位別の名称

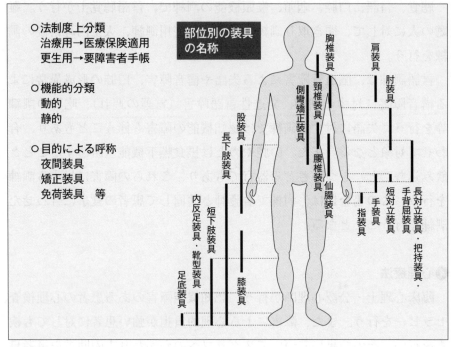

○法制度上分類
　治療用→医療保険適用
　更生用→要障害者手帳

○機能的分類
　動的
　静的

○目的による呼称
　夜間装具
　矯正装具
　免荷装具　等

部位別の装具
の名称

胸椎装具
肩装具
肘装具
頸椎装具
側彎矯正装具
股装具
長下肢装具
腰椎装具
仙腸装具
短対立装具
長対立装具・把持装具・手背屈装具
手装具
指装具
内反足装具・靴型装具
短下肢装具
膝装具
足底装具

（筆者作成）

　装具は、四肢体幹の機能障害に対し、その障害を補助するために身に着けるものであり、着ける部位によって名称がついている（**図1－6－3**）。歩行障害の場合には下肢装具が用いられる。

　患者の身体を採型し、義肢装具を製作し、適合を図る職種が義肢装具士[4]である。義肢装具士は理学療法士、作業療法士等と協力し合って、療法の中で義肢装具を利用し、訓練が最適に行えるようにする。

　装具は治療材料として医療保険を使ってつくることができる。義肢は基本的に病気を治すわけではないので医療保険は使えないが、最初に製作する義肢に関しては訓練用仮義肢という名目で、制限はあるが医療保険を使うことができる[5]。

❻ロービジョンケア

　目の疾患やけがによって視機能（視力、視野）の低下したロービジョンという障害に対し、視機能の代償となる器具（眼鏡・拡大鏡など）や環境調整によって残存視機能を利用してより生活しやすくすることをロービジョンケアという。視覚障害に対するリハビリテーションの一つである。視能訓練士[6]が携わる。視能訓練士はほかに、視力検査などの視能検査、斜視の矯正等の視能矯正、目の検診などを行う。

❼リハビリテーション看護

　入院患者にとって、訓練室で行う療法のみがリハビリテーションではない。訓練室でできるようになったことを生活の場でもある病棟ですることにより、訓練効果を強化することができる。看護師は必要な専門職と情報交換をしながら患者の能力を高めるよう、できない部分は援助し、できるようになってきたら見守り、患者のその動作の自立をめざす。このような看護をリハビリテーション看護という。

　特に排泄や入浴動作は、移動、着脱、排泄とその後始末、洗体等、筋力を要する粗大動作や、バランス機能、細かい上肢作業の能力等を必要とする。これらは、生活に必須であり、また極めて個人的な事柄でもあるので、病棟生活の中に組み込まれた訓練が必要となる。これらはリハビリテーション看護の重要な位置を占めるものである。そして、患者の体調管理により、リハビリテーションが患者の心身に過剰な負担にならないように管理することも、リハビリテーション看護の役割である。

❽入院リハビリテーションでの留意点

　長期にわたる入院リハビリテーションの場合には、体力の向上も必要であり、また、できるようになった動作を洗練して無意識に行うことや応用することも必要になる。

　リハビリテーションセンターといわれるところには運動療法士がいて、スポーツやレクリエーションをリハビリテーションに取り入れているところもある。

（2）障害に対する医学的・包括的リハビリテーションの進め方

　障害に対する包括的リハビリテーションでは、複数の専門職が1人の患者にかかわり、リハビリテーションを進めていくこととなる。これを多職種連携、チームアプローチという。

　急性期治療が一段落すると、障害に対する本格的なリハビリテーションがリハビリテーション病棟、リハビリテーション病院への転棟・転院に伴って始められる。医師の診察に始まり、必要とされる療法部門の評価が行われる。その後、情報共有がなされ方針が決まる。方針にそってリハビリテーションが行われ、一定期間ごとに評価、情報共有、方針修正が行われ、修正された方針にそったリハビリテーションが行われ、最終的には自立し、リハビリテーションの終了となる（**図1-6-4**）。

　具体的な進め方としては、

〈図1－6－4〉リハビリテーションの流れ

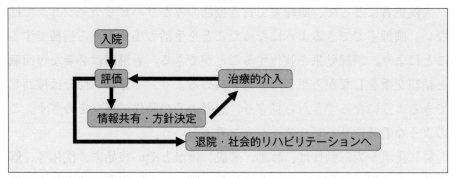

（筆者作成）

①医師が診察に基づいて必要な療法部門にリハビリテーション処方を出す

②初期評価を各療法部門が行う

③カンファレンスを開いてゴール設定を行い、その際に患者・家族の意向も取り入れる。カンファレンスの結果は患者・家族に伝えられ、リハビリテーションの進捗状況を共有する。患者・家族はゴールに向けた準備を行う

④ゴールに向けたリハビリテーションが行われる

⑤定期的にカンファレンスを開く。その結果を患者家族に伝え、共有する

⑥ゴールに達すると退院、または次の社会的リハビリテーションに移行する

チームアプローチでは、定期的カンファレンスによる情報共有、進捗状況管理が大切であり、**図1－6－4**、**図1－6－5**に示した過程はPDCAサイクルにほかならない。

（3）主な障害とリハビリテーション

❶障害者リハビリテーション

疾病、けがにより障害が残る場合には、急性期リハビリテーションに引き続いて慢性期リハビリテーションが行われ、生活機能の自立を図る。慢性期リハビリテーションによって生活の自立が図られて、そのまま社会復帰する場合もあれば、引き続き社会的リハビリテーションが必要となる場合もある。前者の例としては、終了後そのまま職場復帰や学業復帰、在宅復帰などが可能な場合がある。しかし、何らかの形で、環境調整（職場や学校の整備、家屋改造）や補装具の支給等社会資源の活用が

〈図1−6−5〉リハビリテーションにおけるチームアプローチのプロセス

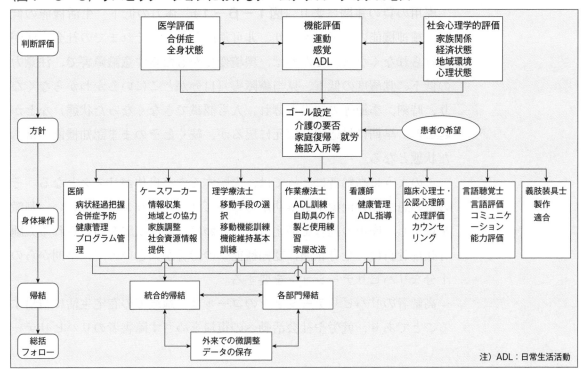

（筆者作成）

必要になる。後者の例としては、頸髄損傷や外傷性能損傷など重度の障害で、リハビリテーション終了後もさらに長期の訓練を要する例がある。また、現職復帰が困難な例や障害を負ってから就職をする際に職業訓練が必要になる場合にも、社会的リハビリテーションへの移行が必要となる。

　長期にわたる障害者のリハビリテーションにおいては、各ステージでかかわる専門職は異なる。医学的リハビリテーションにおいては医師・看護師をはじめとして医療職としてのリハビリテーション専門職がかかわりをもつが、社会的リハビリテーションでは、社会福祉士、職業指導員、自動車運転訓練指導者等、障害者の自立のためのニーズに応じた専門職がかかわることとなる。

❷高齢者リハビリテーション

　高齢者でよく見られるリハビリテーションが必要となる疾患や外傷として、脳血管障害による片まひ、大腿骨頸部骨折があげられる。高齢者の入院で気をつけねばならないことは、①廃用の進行が早く、ときには非可逆的となってしまうこと、②入院という環境の変化がせん妄という

意識障害をもたらすことがあるという2点である。

廃用の負の連関により（**図1－6－1**）、体力の低下、生活機能の低下、精神機能の低下が起こり、非可逆的となり、それまでの社会生活が続けられなくなる。せん妄は、環境変化がもたらす意識障害で、注意力の低下、覚醒度の低下、見当識障害（自分がどこにいるかわからなくなり、時刻、季節等の認識も薄れ、人も認識できなくなった状態）などが起こる。早期に対応すれば元に戻るが、続くとそのまま認知機能の落ちた状態となる。

このように高齢者にとっては、入院すること自体がリスクとなる。そのため急性期の治療中も早期からリハビリテーション介入を行い、刺激を増やし、廃用の進行を抑える。とりわけ、安静臥床を強いられる大腿骨頸部骨折は、全身状態、認知機能への影響が大きいので、早期からの十分なリハビリテーションを要する。

高齢者のリハビリテーションのゴールは、地域での在宅生活に復帰することであり、就労や社会活動への復帰をめざす障害者のリハビリテー

〈図1－6－6〉地域包括ケアと高齢者リハビリテーション

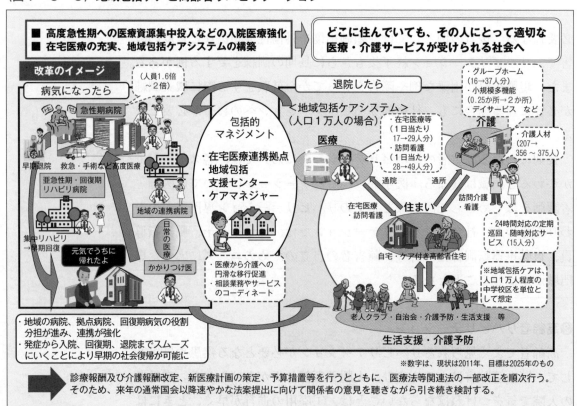

（資料）厚生労働省

ションとは異なるところがある。

　急性期治療が終わると速やかに回復期病棟、回復期リハビリテーション病院に転棟・転院する。そこではリハビリテーションに特化しており、機能訓練と同時に在宅生活へ向けての準備が行われる。

　地域包括ケアシステムとの関係でみると、**図1−6−6**のように表すことができる。地域で高齢者が疾患やけがを負うと、必要があれば、かかりつけ医から地域の急性期病院へと紹介搬送される。急性期治療が終了すると、リハビリテーションが必要であればその病院と連携する（地域連携）回復期リハビリテーション病院へと転院する。回復期リハビリテーション病院は急性期治療は得意ではないが、入院患者の容体が悪化したときなど、搬送元の急性期病院へと転院させることができ、安心してリハビリテーションに専念することができる。

　回復期リハビリテーション病院を退院する際には、介護認定を受け、ケアプランをケアマネジャーと相談して立て、在宅生活に戻ることができる。在宅生活に戻った暁には元のかかりつけ医にかかることになる。急性期、回復期リハビリテーション期の経過はかかりつけ医にももたらされ、かかりつけ医は患者の経過を把握することができる。在宅生活においては、地域包括ケアシステムによって、介護、在宅支援、介護予防を必要に応じて受けつつ、生活することができる。

❸小児リハビリテーション

　リハビリテーションを必要とする子どもの障害の多くは先天性である。そのため、早期発見、早期療育が必要となる。子どもは大人と違い、①発達・成長する、②集団と遊びが必要である、③就学する、④やがて大人として社会参加する、という特徴がある。このような子どもの特徴をふまえたリハビリテーションを療育という。療育には、リハビリテーション専門職に加えて保育士や幼稚園教諭も参加する。

　小児リハビリテーションのゴールは、短期的には就学までに最大限の機能を身に付けることである。最大限の機能とは、通学や子ども同士の交流のための移動機能（できれば歩行機能）を身に付けることと、身の回りのことが自分でできること、及び友だちと遊べる社会性を身に付けることの3点である。就学後は学習と学校生活が子どもの生活の中心にならねばならないが、機能の維持と向上のために引き続きリハビリテーションを必要とする場合もある。

　学校卒業後はそのまま社会参加が可能の場合もあれば、職業訓練等の

第1部

第6章

社会的リハビリテーションを必要とすることもある。社会生活においては、地域リハビリテーションや社会資源の援助が必要となる。

第3節 リハビリテーションを支える法制度

障害者（障害児を含む。以下同様）として、あるいは高齢者として福祉サービスを受けるためには、そのための認定を受ける必要がある。障害の場合には障害者として認定を受けると障害者手帳が交付される。高齢者の場合には介護が必要であるという要介護認定を受ける必要がある。

1 障害者への福祉サービス

障害種別には、大きく身体障害、精神障害、知的障害がある（**表1－6－4**）。

（1）身体障害

身体障害[7]に認定されると身体障害者手帳が交付される。肢体不自由は障害の程度により1～7級までの等級に分かれる。7級は障害があるとは認められない軽微な機能障害があるときに付与されるが、2か所に7級相当の機能障害があった場合に6級と認定される。それぞれの身体障害は障害によって級の分け方が異なる。身体障害のうち**表1－6－4**の

*7
本双書第4巻第2部第2章第3節2参照。

第1部

第6章

〈表1－6－4〉障害種別

身体障害→　身体障害者手帳
視覚障害
聴覚機能障害
平衡機能障害
音声機能、言語機能またはそしゃく機能の障害
肢体不自由
心臓機能障害
じん臓機能障害
呼吸器機能障害
ぼうこうまたは直腸の機能障害
小腸機能障害
ヒト免疫不全ウイルスによる免疫機能障害
肝臓機能障害
精神障害→　精神障害者保健福祉手帳
知的障害→　療育手帳

（筆者作成）

心臓機能障害以降をまとめて内部障害ともいう。

（2）精神障害

*8
本双書第４巻第２部第
２章第５節２参照。

　精神障害の場合には精神障害者保健福祉手帳が交付される。精神障害、てんかん、器質性精神障害（高次脳機能障害を含む）、発達障害等が対象となる。

　１〜３級までの等級に分かれる。

（3）知的障害

*9
本双書第４巻第２部第
２章第４節２参照。

　知的障害者に対して療育手帳が交付される。都道府県等によって、名称や等級が異なるが、おおむね２段階または３段階に分かれる。

　障害者に対する福祉サービスを受けるためには障害者としての認定を受け、手帳を保持することが前提となるが、精神障害、知的障害については医師の診断書等があれば手帳は必ずしも必須ではない。

（4）障害支援区分

　障害者に対する福祉サービスは、障害者総合支援法に基づいて行われる。どの程度の支援が必要かを表すために、障害支援区分が障害者手帳の等級とは別に行われる。区分は市町村によって行われる。生活実態の訪問調査、医師意見書に基づいて、非該当から区分１〜区分６に分けられる。

　なお、障害者総合支援法に基づく福祉サービスは難病患者も対象としている。対象となる難病の数は、令和３（2021）年11月から366となった。

（5）障害者総合支援法によるサービス

*10
本双書第４巻第２部第
２章第１・２節参照。

　障害者総合支援法による自立支援給付は介護給付と訓練等給付、相談支援、自立支援医療、補装具に分かれる。このうち訓練等給付は介護保険によるサービスにはないもので、自立訓練と就労系の支援がある。自立訓練は、医学的リハビリテーションの終了後、福祉サービスとしての生活自立のための訓練を引き続き行うもので、高次脳機能障害や頸髄損傷などの重度の四肢まひがその対象となる。就労系の支援は、就職に向けての職業訓練であり、障害に応じた就労支援を行う。

　補装具は障害支援区分に基づかないサービスであり、治療のための装具と初めてつくる義肢（仮義肢とよばれる）は治療材料として医療保険

の対象となるが、それ以外は基本的に障害認定が前提となる補装具費支給制度の対象となる。申請に基づいて身体障害者更生相談所が判定を行い、市町村が支給決定をする。

初めてつくる場合には、身体障害者更生相談所に判定を受けるために赴く必要がある。身体障害者更生相談所は、つくられた補装具が正しく利用者の身体に適合しているか、必要と判定した仕様どおりにつくられているかチェックを行う。身体障害者更生相談所は都道府県と指定都市にあり、全国で80か所（令和5〔2023〕年現在）が設置されている。遠方の障害者に対しては、都道府県、指定都市内での巡回サービスや居住地以外での判定も行っている。

また、成長する障害児に対する補装具や障害が進行する神経変性疾患に対する意思伝達装置などの判定にあたっては、すぐには決められない場合や使用者の状態が移り変わる場合などもあり、借受制度（貸し出して試用する）も導入されている。

2 高齢者への介護サービス

（1）要介護認定

高齢者（65歳以上）に対する介護サービスは介護保険法に基づいて行われる。要介護認定は申請に基づき、主治医の意見書と心身の状況に対する調査の結果に基づいて行われる。区分は、非該当、要支援1、2、要介護1～5までに分かれ、数字が大きいほど介護度が高い。区分によりサービスの項目や限度額が異なる。

40歳以上65歳未満で、介護保険の被保険者で特定疾病に罹患している場合[*11]には介護保険による介護サービスの対象となる。例えば、がん末期で余生を自宅で過ごすという選択をした場合には、申請すれば要介護と認定され、介護サービスが受けられる。

（2）サービス内容

介護保険制度のサービス[*12]は、介護給付を行うサービスと予防給付を行うサービス、及びその他のサービスに大別される。

介護給付サービスには居宅サービスと施設サービスとがある。

居宅サービスは在宅高齢者に対するサービスで、在宅生活を続けるために必要なサービスを介護事業所が自宅を訪問して行う訪問サービスと、サービスを受けるために介護事業所へ通う通所サービスとがある。また、

*11
以下の16の特定疾病により、日常生活の自立が困難になっており、要介護・要支援状態が6か月以上続くことが予想される場合。
①がん（医師が一般に認められている医学的知見に基づき回復の見込みがない状態に至ったと判断したものに限る）
②関節リウマチ
③筋萎縮性側索硬化症
④後縦靱帯骨化症
⑤骨折を伴う骨粗鬆症
⑥初老期における認知症
⑦進行性核上性麻痺、大脳皮質基底核変性症及びパーキンソン病（パーキンソン病関連疾患）
⑧脊髄小脳変性症
⑨脊柱管狭窄症
⑩早老症
⑪多系統萎縮症
⑫糖尿病性神経障害、糖尿病性腎症及び糖尿病性網膜症
⑬脳血管疾患
⑭閉塞性動脈硬化症
⑮慢性閉塞性肺疾患
⑯両側の膝関節または股関節に著しい変形を伴う変形性関節症

*12
本双書第3巻第3章第2節参照。

在宅生活を続けていてもときには家庭の事情などにより一時的に介護施設への入所が必要となることがあるが、短期入所サービスは、一時的に施設入所が可能になり、その間、介護者である家族は所用を済ませたり、心身を休ませることができるサービスである。

　施設サービスは介護施設に入所したときに受ける介護サービスである。

　介護予防給付は、要支援1、2と認定された人に対するサービスである。要介護というほどではないが、少しの援助で在宅生活が続けられる人に対して、生活を援助し、それ以上介護度が大きくならないようにすることが目的である。

　その他のサービスとしては**表1-6-5**に掲げるようなものがある。「福祉用具貸与」では、在宅生活を続けるために必用な福祉用具が貸与されるが、貸与が衛生上好ましくないような特定福祉用具は販売される。障害者総合支援法では、補装具はそれぞれの障害と身体に合わせて支給判定が下され、支給されるものであったが、福祉用具は補装具よりも幅広いものであり、介護保険では貸与される。特定福祉用具には、ポータブルトイレや入浴用品など直接肌に触れるものが含まれる。

〈表1-6-5〉介護保険のサービス（抜粋）

サービス名	サービス内容
特定施設入居者生活介護	有料老人ホームやグループホームなどにおいて、食事や排せつの介護、リハビリテーションやレクリエーションなどを提供
福祉用具貸与	車椅子や特殊ベッドなどの福祉用具を貸与
特定福祉用具販売	腰掛便座、特殊尿器、入浴補助用具などの福祉用具を販売
住宅改修費支給	自宅の、手すり取り付け、段差解消などの小規模な改修費用を支給
居宅療養管理指導	自宅に訪問して、療養上の管理・指導・助言などを指導
居宅介護支援	利用者と介護サービス事業者との調整。利用者や家族の希望にそったケアプランを作成

（筆者作成）

第 **7** 章

公衆衛生

　公衆衛生は、それぞれの国や地域においてすべての人々の健康維持・健康増進をめざす。国際的組織として世界保健機関（WHO）があり、異なる政治体制、経済状況、文化を超えてヘルスプロモーションに努めている。そのめざすところは、疾病予防にかかわる教育、労働、経済格差など多岐にわたり、活動範囲が広がっている。

　わが国においては、公衆衛生の推進のため、母子保健対策（家族構造の変化や仕事をもつ女性の増加への対応など）、成人保健対策（生活習慣病やがんの予防・発見など）、高齢者保健対策（介護予防、認知症対策など）、精神保健対策（「入院から地域へ」など）、感染症対策（新型コロナウイルスやその他の感染症の予防・拡大防止など）を中心に、さまざまな施策が実施されている。

　本章では、こうした公衆衛生の概要を学ぶ。

第1節　公衆衛生の概要

1 公衆衛生の考え方

(1) すべての人に健康を（Health for All）

　公衆衛生の英語訳はPublic Health、意味しているのは「人々の健康」である。医療と公衆衛生はともに人が健康になるための行動を伴う。医療は一人ひとりの患者を対象として、検査を行い、病気を治療する。それに対して公衆衛生は、人々の健康問題を対象として、問題の程度を調べ、対策を立てる。健康問題とは、病気のみならず健康を害する環境や社会を含んでいる。

　公衆衛生の分野の例を以下にあげる。

・新型インフルエンザ、結核、HIVウイルスなどの感染症対策
・子育てに対する悩みや困難、児童虐待などに対応する母子保健
・生活習慣病やがんの対策、健康づくりなどの成人保健
・精神や身体の障害、難病に対する対策
・介護予防、地域包括ケアシステムの構築などの高齢者保健
・職場環境の改善やワークライフバランスなどの産業保健
・地球温暖化や食品の安全、ごみの問題などの環境対策
・途上国の衛生的な環境や教育などの国際保健
・途上国と先進国との間にある健康の格差問題の改善
・大震災や水害、さまざまな災害などに対する災害保健　など

　このように、公衆衛生が対象とする範囲は広く、すべての人々の健康問題を対象としている。

　世界保健機関（WHO）は、1948年に設立された。世界保健機関憲章[1]第一条によると、「WHOの目的はすべての人民が可能な最高の健康水準に到達することにある」とされる。世界には裕福な国々と貧困状態にある国々がある。提供される医療のレベルや栄養状態などがよい国と、医療や教育、食料の入手が困難な国の国民の寿命や健康状態には大きな差がある。これらの問題に対して、**プライマリヘルスケア**（Primary Health Care：PHC）という言葉が用いられるようになった。WHOによるPHCとは、人々の健康状態を改善させるために必要な要素（予防、ヘルスプロモーション、治療、社会復帰、コミュニティ開発活動のすべ

て）を統合する手段[2]とした。つまり、PHCは健康を決定付けるさまざまな要因に対して、医療のみならず個人や家族、社会全体でアプローチするものであり、人々が健康であるためには社会全体も一緒に取り組むことが必要であるとした。WHOが掲げたHealth for All（すべての人に健康を）はPHCの目標である。

（2）健康教育・ヘルスプロモーション

1974年、カナダでラロンド報告書が発表された。保健福祉省大臣であったラロンド（Lalonde, M.）は、主要な健康問題の中で、アルコール依存症、喫煙、麻薬、危険な性行為やアンバランスな栄養、運動不足などはライフスタイルが変わることで医療費の削減が可能であること、社会や環境を変える必要があること、そのための戦略として**ヘルスプロモーション**をあげた。ヘルスプロモーションを直訳すると「健康増進」となるが、ここであげるヘルスプロモーションはより広い意味を含んでいる。

WHOは、1986年に開催した第1回世界ヘルスプロモーション会議において、**オタワ憲章**[3]を採択した。そのなかで、ヘルスプロモーションは「みずからの健康を改善し、よりよくコントロールしていくためのプロセス」と定義された。

では、より健康になる、あるいは健康状態を維持するために個人ではどのようにすればよいか。例えば、体操やウォーキングなどかもしれない。自分自身が健康になるためにしていること、それらを効果的に行う、そのプロセスがヘルスプロモーションでもある。ヘルスプロモーションの5つの戦略として、①健康的な政策づくり、②健康を支援する環境づくり、③地域活動の強化、④個人の技術の開発、⑤ヘルスサービスの方向転換、があげられている。

では、ヘルスプロモーションとはどのようなものだろうか。アメリカにおけるある事例を示す。

第1部

第7章

> ### 事例 1
>
> アフリカ系アメリカ人にがんの発症率が高かった。低収入で都市の近郊に住むこれらの住民は野菜や果物の消費が少なかったため、役所がその理由を調査した。すると、彼らの徒歩圏内の地域のお店は新鮮で安価な食品を販売していないが、住民の多くは車を持たず、スーパーマーケットに行くにはバスやタクシーを利用するか、数十分歩かなければいけないということがわか

った。

　役所は、このような状況をこれまでに何回も改善しているある団体と情報共有した。その団体のリーダーは地域の住民と役所の担当者を交えて、低収入の人が多いその地域にスーパーマーケットがない理由を話し合った。住民は、「もし送迎サービスが利用できればスーパーマーケットでより健康的で安価な食品を買うだろう」と話した。そこで団体は、スーパーマーケットがシャトルバスによる送迎サービスを開始するためのキャンペーンを行うことにした。役所は、住民自身にシャトルサービスを利用するときのコストや乗客数の試算をしてもらった。

　住民は、イベントを企画しメディアを集め、スーパーマーケットの前でこの問題と解決策についてレポーターに説明をした。スーパーマーケットの管理者は、住民と会い、毎年ショッピングカートの盗難で何千ドルも被害に遭っていると話した。住民は、シャトルサービスが始まればショッピングバッグを持っていくので、店はわずかなカートを用意するだけで済むと説明をし、スーパーマーケットは無料のシャトルサービスを行うことになった。

　この事例の経緯を前述のヘルスプロモーションの5つの戦略（①を除く）に当てはめると、②この地域の住民が安価で新鮮な野菜や果物を購入するためにスーパーマーケットに行ける環境づくりに向けて、③どうしたらスーパーマーケットに行けるようになるかを団体や役所が住民と話し合い、キャンペーンやバスの利用コストなどを試算し、④住民自身がイベントを開き、メディアに問題点を訴え、⑤スーパーマーケットが多くの人の健康改善のためにシャトルサービスを始めた、となるであろう。

　物事を変えるときには何が必要だろうか。喫煙を例に考えてみよう。喫煙が肺がんのリスクになることは多くの人が知っている。しかし、タバコを吸ってはいけない、という教育だけで禁煙をする人が増えるかというと、効果は得られにくい。公共の場所での禁煙、タバコのパッケージの健康警告やタバコ税の増額、法規制など、個人の努力だけではなく、社会環境を整えていくことで効果が得られる。

　では、実際に禁煙に向けて社会環境を整備するためには、「喫煙は肺がんのリスクだから」というだけで整備できるだろうか。「タバコを吸う人たちのグループと吸わなかった人たちのグループの数年後の肺がんの発症率を比べたら、タバコを吸う人たちの発症率が吸わない人たちよりも数倍高かった」と言われるほうが納得しやすいのではないだろうか。

　公衆衛生は、人々が健康でいられる社会や環境にするために政策に提

言をする。しかし、それには「根拠（エビデンス）」が必要なのである。
次項で具体例を示す。

2 健康の社会的決定要因

（1）公平な社会、健康な生涯（Fair Society, Healthy Lives）

　WHOの「**健康の社会的決定要因**委員会[*1]」の議長を務めたマーモット（Marmot, M. G.）は、「公平な社会、健康な生涯　マーモット・レビュー（2010）[4]」で次のように述べている。「社会における社会経済的地位の高い人ほど、人生のチャンスが次々訪れ、華々しい生活を送る好機に恵まれている。そして、より健康でもある。この2つのことは結び付いており、社会的、経済的に恵まれているほど、健康も良好である」「私たちは、道理にかなった方法で避けられる健康の不平等は、不公平であると考えている。それを正すのは、社会正義にかかわることである。しかし、エビデンスが重要である。善意では不十分なのである」と。

　裕福な国でさえ、低所得者は高所得者に比べて寿命が短く、病気になる頻度が高い。医療機関を受診する際、毎月の保険料を払っていなければ全額自己負担になる。もし、医療費が高額とわかっていたら、体調が少し悪くてもがまんするかもしれない。毎月の検査や薬代でわずかな生活費を削るようになれば、決められたとおりの受診をためらうかもしれない。これらは改善すべき不公平である。

（2）確かな事実の探求（The Solid Facts）

　表1-7-1は、多くの研究をもとにWHO都市保健センターがまとめた、「健康の社会的決定要因-確かな事実の探求の10の健康問題の現状と提言」の一部である。健康とそれに影響を与える要因は国の経済の発達の度合いに左右される。この表の中で「現状」として取り上げられた根拠は先進国のものであり、途上国には限定的とされる。

　公衆衛生では、医療・介護・福祉の専門職や、さまざまな人々が連携し協力している。健康問題は、一つの職種で解決できることではない。一つの健康問題が抱える側面を多様な視点から支援し解決していくために、それぞれの専門職や人々が連携し協力していくことが必要なのである。

*1
健康の不平等が引き起こす課題への取り組みや、すべての国で健康の社会的決定要因に対する実現可能な対策を早急に実施する必要があった。

第1部

第7章

〈表1－7－1〉健康の社会的決定要因の10の健康問題（現状と提言）

健康問題	現状	提言
社会格差	社会の最下層の人は最上層の人に比べ、重い病気や早死にする割合が2倍	セーフティネットの充実、教育の不足を補う、雇用不安の解消
ストレス	長期間ストレスにさらされる人は、感染症・糖尿病・高血圧等にかかり、死を早める危険がある	学校・職場・社会組織の環境・安全対策、乳幼児を抱えた家庭のサポート・社会的孤立の解消
幼少期	胎児環境、乳幼児期、子どもの時の発育不良は問題行動・孤立・心血管系等の機能低下をまねく	母子の健康管理、子どもが十分な栄養と健康教育を受けられる機会
社会的排除	貧困、避難民、路上生活者、失業者などは生きるために必要な物の不足、健康を損ないやすく死を早める	最低所得・最低賃金の保証、行政サービスを受けられる、法律により社会的弱者を守る、医療・健康政策の実施
労働	仕事上の裁量の自由と決定権が低いと、腰痛や病気による欠勤、心血管系疾患を起こしやすい	賃金や昇進、自分に対する満足度、身体的な負担を減らす職場環境、法律によるコントロール
失業	仕事の不安定は不安感・憂鬱感、主観的な不健康感、心臓疾患の危険性の増大と関係する	経済の好不況の差を縮小する政策管理、労働時間の制限、職業訓練、失業者への失業手当
社会的支援	他者からの社会的・精神的な支えがないとうつ病や妊娠時の合併症、慢性疾患の悪化	自らの価値を認識できるような社会環境、地域社会で会合や社会的な活動ができる場をもつ
薬物依存	アルコール依存と暴力が関連する死亡、低賃金・孤立・失業・ホームレス等と喫煙率の高さの関連	タバコや酒の価格調整やライセンス制による政策、害にならない使用法、若い世代の乱用防止の健康教育
食品	低所得者は良質な食事を摂る事が困難、食生活の変化により肥満が増加	食品と栄養などについての学校教育や情報の活用、食品と栄養の政策
交通	自転車や徒歩、公共交通機関の利点は、運動量の増加、死亡事故の減少、社会との結びつきが深まる	都心部での道路の優先権を歩行者と自転車に与える、長距離移動は電車増発、道路建設のための助成金減額

※表中の現状や提言は、それぞれの健康問題の一部を示している。

（出典）高野健人（監修・監訳）『健康の社会的決定要因 確かな事実の探求（日本語版第二版）』特定非営利活動法人
　　　　健康都市推進会議、2004年、10～29頁

第2節　健康増進と保健医療対策

　明治時代の日本の公衆衛生は、衛生面の対策、感染症対策が大きな課題であった。徐々に、地域に密着した保健指導の必要性が高まり、第二次世界大戦後に**保健所**[*2]が設置された。保健所は、専門的な保健指導のほか、母子から高齢者までの保健などの対人保健、医療、食品衛生、環境などに関する行政機能をもち、公衆衛生の大きな役割を担っている。さらに、健康相談や保健指導など対人保健の分野の多様化・高度化に対応するため、昭和53（1978）年から**市町村保健センター**が設置された。市町村保健センターは、住民のニーズに応じた事業を実施するほか、保健・医療・福祉の連携を図るための社会福祉施設との連携・協力体制の確立、地域資源を活用した事業の展開に努めるなどの役割がある。保健所及び市町村保健センターは、**地域保健法**[*3]により位置付けられている。

　これまで述べたように、公衆衛生の範囲はとても広い。本節では、対人の保健や感染症対策などについて解説する。

1 母子保健対策

（1）これまでの母子保健の主な課題と施策

　表1－7－2に、これまでの主な母子保健対策の歩みを示す。昭和12（1937）年の保健所法制定に伴い、保健所の事業に妊産婦及び乳幼児の衛生に関する事項が追加された。昭和16（1941）年には厚生省（現 厚生労働省）に母子課が創設された。当時の母子保健の主要な目的は、妊婦ができるだけ早期に診察を受け、定期的な受診により流産・死産・早産を防止し、妊娠中及び出産時の母体の死亡を減らすことであった。

　日本の母子保健対策は、思春期から妊娠、出産、新生児期、乳幼児期を通じて一貫した体系のもとに総合的に進めることをめざしている。それぞれの時期に応じて以下のようなサービスが提供される。

・妊娠の届出及び母子健康手帳の交付
・妊産婦と乳幼児の保健指導、訪問指導
・妊産婦や幼児の健康診査
・低出生体重児の届出及び養育医療
・妊産婦と乳幼児の栄養、「食育」の推進
・新生児スクリーニング（先天性代謝異常等検査、聴覚検査）

[*2] 本書第2部第3章第1節参照。

[*3] 地域保健法は、保健所法を改正し平成6（1994）年に成立した法律である。さまざまな地域保健対策が地域において総合的に推進され、地域住民の健康の保持及び増進に寄与することを目的としている。

第1部

第7章

〈表１－７－２〉主な母子保健対策の歩み

時期	課題	提言や対策
昭和初期	・流産・死産・早産 ・妊産婦の死亡	・妊娠した者の届け出を義務づけ ・妊産婦手帳（現：母子健康手帳）交付 ・保健所や医師・保健師等の保健指導
第二次世界大戦後	乳児・周産期・妊産婦死亡など	・妊産婦・乳幼児の保健指導 ・未熟児対策、３歳児健康診査
昭和半ば～	母子を取り巻く社会環境の急激な変化	・妊産婦・乳幼児の健康診査と保健指導の充実 ・周産期医療施設の整備 ・健康教育の充実 ・こころと健康の重視 ・家庭や職場を含めた地域ぐるみの対応の重視 ・住民の自主グループの支援 ・相談事業や健康診査後指導の重視 ・健康に関する諸科学の進歩への対応 ・周産期医療施設整備事業 ・B型肝炎母子感染防止事業
平成～	・少子高齢化 ・女性の社会進出に関連すること ・生殖補助医療 ・出生前診断等	・思春期クリニック事業 ・「子どもの心の診療医」の養成に関する検討 ・「健やか親子21」 ・慢性疾患を抱える子どもとその家族への支援のあり方
令和～	子どもたちの健やかな成育の確保	・成育基本法施行

（出典）厚生労働統計協会 編『国民衛生の動向 厚生の指標増刊2023/2024』厚生労働統計協会、2023年、96頁・100頁をもとに筆者作成

・乳幼児突然死症候群対策

・子どもの心の診療

・不妊治療に対する経済的支援

・妊娠高血圧症候群等に対する訪問指導や医療援助　など

　平成26（2014）年には、「まち・ひと・しごと創生総合戦略」が閣議決定され、妊娠期から子育て期までのさまざまなニーズに対して総合的相談支援を提供する「子育て世代包括支援センター」の整備が推進されている。

　令和元（2019）年には**成育基本法**[*4]が施行され、子どもたちの健やかな成育を確保するため、成長過程を通じた切れめのない支援、科学的な知見に基づく適切な成育医療等の提供、安心して子どもを産み育てられる環境の整備など、関係する施策を総合的に推進することを目的としている。

（2）母子健康手帳

　明治、大正期の乳児死亡率は高く、また母子の健康問題は多かった。

*4
正式名称は「成育過程にある者及びその保護者並びに妊産婦に対し必要な成育医療等を切れ目なく提供するための施策の総合的な推進に関する法律」。

昭和17（1942）年に妊産婦手帳規定が制定された。妊産婦手帳は、妊婦が診察や保健指導を受けた際に所定の事項を手帳に記載するもので、妊娠早期に妊婦に定期診察を行うことで、流産・死産・早産防止や母体の保護を目的とした、世界最初の妊婦登録制度である。

　妊産婦手帳は昭和22（1947）年に母子手帳、昭和40（1965）年に**母子健康手帳**と改名され、生まれてくる子の保健指導の記録に用いられることとなった。妊娠した者は速やかに市町村長に妊娠の届け出を行うことになっており、市町村は届け出をした者に母子健康手帳を交付する。

　母子健康手帳は、妊産婦、乳児、幼児の一貫した健康記録で、健康診査や保健指導、予防接種などの状況が記録される。そのため、異なる場所であっても継続性・一貫性のあるケアの提供が可能となる。また妊娠期から乳幼児期に関する行政サービスと保健・育児の情報を提供し、新たな科学的・医学的知見やさまざまな施策の動向により情報の見直しが行われている。現在までの乳幼児死亡率の激減、母子保健サービスの拡充など、わが国の母子衛生行政の基礎となった。

（３）21世紀の母子保健（健やか親子21）

　「**健やか親子21**」は、21世紀の母子保健のさまざまな取り組みを、関係者・関係機関・団体が一体となって推進する国民運動として、平成13（2001）年から開始された。平成26（2014）年までが第１次期間、平成27（2015）年から令和6（2024）年まで第２次期間が進められている。では、健やか親子21とは、どのような運動だろうか。

　日本の母子保健の課題は、思春期における健康問題や親子の心の問題、小児救急医療の確保等、新たな課題も生じていた。このような課題に対し、国は取り組みの方向性と目標や指標を示し、保健・医療・福祉・教育・労働者等の関係者、関係機関、団体がそれぞれの立場から取り組み、国民が主体であることを最優先とし、国や地方公共団体は国民の取り組

〈表１－７－３〉 健やか親子21（第２次）の課題

基盤課題	A．切れ目のない妊産婦・乳幼児への保健対策
	B．学童期・思春期に向けた保健対策
	C．子どもの健やかな成長を見守り育む地域づくり
重点課題	1．育てにくさを感じる親に寄り添う支援
	2．妊娠期からの児童虐待防止対策

（出典）厚生労働統計協会 編『国民衛生の動向 厚生の指標増刊2023/2024』厚生労働統計協会、2023年、98頁をもとに一部抜粋

みを支援することとされた。つまり、目標に向かって国民が行動し、国や地方公共団体が支援する運動である。

国や地方公共団体が行う支援には、ガイドラインの提示や研究成果の提供のほか、取り組み等の進捗状況を把握し、必要に応じて新たな方向性を示すという活動も含まれる。**表１－７－３**に、現在の取り組みである健やか親子21（第２次）の課題を示す。

具体的な対策の活動をあげる。以下の２つの実践事例は、「健康寿命をのばそう！アワード」[*5]で、健やか親子21の母子保健分野で表彰された企業や団体、自治体などの取り組みである。

*5
厚生労働省が主催し、生活習慣病の予防や介護予防などに関して優れた取り組みを行う企業、自治体・団体などを表彰する制度として始まり、平成27（2015）年度から母子保健分野が創設されている。現在、母子保健が抱える課題に対して、目標を設定し、その達成に向かって多様な取り組みが行われている。

事例２

妊娠期からの切れ目のない支援のための母子保健システム

背景：産後の女性の十数％が産後うつ、子どもの心身の発達にも影響

課題：産後うつ

取り組み：自治体に母子保健コーディネーターを配置。全妊婦と面談、アセスメントし信頼関係を築いていく

・リスクのある親子への対応方法を関係者で共有（多職種連携）

・リスクのある親子のケアについて、関係者の集まり（ケース検討会）

成果：産後４か月で、産後うつの質問票の点数が低下

・産後ケアの利用率、妊娠期の保健師相談を受ける妊産婦の増加

・子育て悩み相談の利用率の増加

事例３

児童養護施設の子どもたちと山林開拓し、ふるさとを創り出す

背景と課題：虐待・貧困等により児童養護施設等で生活する子どもたちの心のケアや退所後の支援の必要性。放置されている荒れた山林。

取り組み：NPO法人が、児童養護施設の子どもたちと荒れた山林を切り開き、広場、道、ブランコ、アスレチック、かまど、トイレ等を一緒につくっていく

・火をおこし、料理をしながら「居場所づくり」

成果：山林の開拓は７年間で58回実施、300人を超える子どもたちの参加

・子どもたちが施設職員にも語らなかった親の話を語りはじめる

・以前参加していた子どもたちが成長し、手伝いに参加

・活動が認められ、当該児童養護施設の継続的な取り組みとして位置付けられた

2 成人保健対策（生活習慣病予防対策及びがん対策）

（1）主な生活習慣病と、がんの死亡率

　図1－7－1は、令和4（2022）年の日本の死因別の死亡数の割合を示している。第1位の悪性新生物（腫瘍）の死亡は38万5,787人、令和4（2022）年の全死亡者に占める割合は24.6％となっている。以下、心疾患（高血圧性を除く）の死亡は23万2,879人、老衰17万9,524人、脳血管疾患10万7,473人と続いている。

　図1－7－2は主な死因別の死亡率の年次推移を示している。悪性新生物（腫瘍）は昭和56（1981）年以降第1位で年々増加し、心疾患（高血圧性を除く）も増加傾向が続き、脳血管疾患は増加と減少を繰り返している。

　昭和30年代以降、脳卒中やがん、心臓病等は40歳前後から死亡率が高くなり、全死因の中でも高い割合を占める疾患であった。徐々に、これらの疾患と喫煙や食生活、運動などの生活習慣の関係性が明らかになり、国民に生活習慣の重要性を啓発、健康増進のための個人の努力を社会全体が支援する体制を整備するため、平成8（1996）年「公衆衛生審議会意見具申」で「生活習慣病」という概念が導入された。生活習慣病の定義は、「食習慣、運動習慣、休養、飲酒等の生活習慣がその発症・進行

〈図1－7－1〉主な死因別死亡数の割合（令和4年）

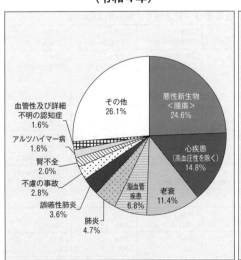

（出典）厚生労働省『令和4年人口動態統計』

〈図1－7－2〉主な死因別にみた死亡率（人口10万対）の年次推移

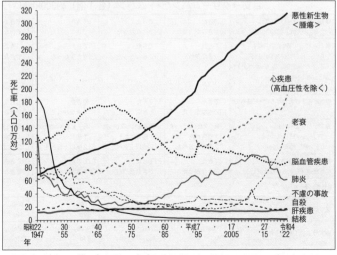

（出典）厚生労働省『令和4年人口動態統計』

に関与する疾患群」である。

（2）生活習慣病対策

❶特定健康診査・特定保健指導

　平成20（2008）年度に開始された医療制度改革において、生活習慣病の予防は国民健康の上で重要であること、治療費の抑制になることから、その対策が推進され、医療保険者に40〜74歳の被保険者・被扶養者の**特定健康診査**（以下、特定健診）・**特定保健指導**（以下、保健指導）の実施が義務付けられた。

　血圧や腹囲等の測定、血糖値や脂質等の血液検査等の特定健診の結果

〈表1−7−4〉行動計画実施状況把握のためのチェックリストの具体的な例

*対象者の行動目標・行動計画に合わせてチェック項目を作成すること

月	日（月）	日（火）	日（水）	日（木）	日（金）	日（土）	日（日）
天気	□晴 □曇 □雨 □雪	□晴 □曇 □雨 □雪	□晴 □曇 □雨 □雪	□晴 □曇 □雨 □雪	□晴 □曇 □雨 □雪	□晴 □曇 □雨 □雪	□晴 □曇 □雨 □雪

身体チェック

	日（月）	日（火）	日（水）	日（木）	日（金）	日（土）	日（日）
●体重計測 （毎朝 計測）	□計測した （計測時間　：　） □計測しなかった	□計測した （計測時間　：　） □計測しなかった	□計測した （計測時間　：　） □計測しなかった	□計測した （計測時間　：　） □計測しなかった	□計測した （計測時間　：　） □計測しなかった	□計測した （計測時間　：　） □計測しなかった	□計測した （計測時間　：　） □計測しなかった
●今日の体重	（　　　）Kg	（　　　）Kg	（　　　）Kg	（　　　）Kg	（　　　）Kg	（　　　）Kg	（　　　）Kg
●腹囲計測 （毎週に1回計測）	□計測した（　　　）cm □計測しなかった						

運動チェック　目標：60kcal/日 消費量アップ　　目安→普通歩行（10分間）約25kcal 速歩（10分間）約40kcal

	日（月）	日（火）	日（水）	日（木）	日（金）	日（土）	日（日）
●普通歩行10分	□できた □できなかった	□できた □できなかった	□できた □できなかった	□できた □できなかった	□できた □できなかった	□できた □できなかった	□できた □できなかった
●速歩 10分 速歩10分 約1,000歩	□できた □できなかった	□できた □できなかった	□できた □できなかった	□できた □できなかった	□できた □できなかった	□できた □できなかった	□できた □できなかった
●腹筋	□できた（　　）回 □できなかった	□できた（　　）回 □できなかった	□できた（　　）回 □できなかった	□できた（　　）回 □できなかった	□できた（　　）回 □できなかった	□できた（　　）回 □できなかった	□できた（　　）回 □できなかった
●今日の歩数	（　　　）歩	（　　　）歩	（　　　）歩	（　　　）歩	（　　　）歩	（　　　）歩	（　　　）歩

食事チェック　目標：140kcal/日 摂取量ダウン
目安→クリームパン/ジャムパン（各1個）約300kcal　　ざるそば（普通盛1人前）約300kcal

	日（月）	日（火）	日（水）	日（木）	日（金）	日（土）	日（日）
●甘い炭酸飲料は飲まない 1本（500ml）約200kcal	□できた □できなかった	□できた □できなかった	□できた □できなかった	□できた □できなかった	□できた □できなかった	□できた □できなかった	□できた □できなかった
●コーヒーの砂糖は甘味料（エネルギー量の低いもの）とする。 スティックシュガー（1本）約12kcal 甘味料（1本）約2kcal	□できた □できなかった	□できた □できなかった	□できた □できなかった	□できた □できなかった	□できた □できなかった	□できた □できなかった	□できた □できなかった
●揚げ物・炒め物は1日1料理まで	□できた □できなかった	□できた □できなかった	□できた □できなかった	□できた □できなかった	□できた □できなかった	□できた □できなかった	□できた □できなかった
●菓子は2日に1回、1個まで クリームパン/ジャムパン （各1個）約300kcal	□菓子を食べなかった □1個食べた □2個以上食べた	□菓子を食べなかった □1個食べた □2個以上食べた	□菓子を食べなかった □1個食べた □2個以上食べた	□菓子を食べなかった □1個食べた □2個以上食べた	□菓子を食べなかった □1個食べた □2個以上食べた	□菓子を食べなかった □1個食べた □2個以上食べた	□菓子を食べなかった □1個食べた □2個以上食べた
●3食以外の夜食は食べない ご飯（1杯）約300kcal	□できた □できなかった	□できた □できなかった	□できた □できなかった	□できた □できなかった	□できた □できなかった	□できた □できなかった	□できた □できなかった

総合チェック

	日（月）	日（火）	日（水）	日（木）	日（金）	日（土）	日（日）
●今日はよく頑張った！	□Yes □No	□Yes □No	□Yes □No	□Yes □No	□Yes □No	□Yes □No	□Yes □No
●気分よい1日だった	□Yes □No	□Yes □No	□Yes □No	□Yes □No	□Yes □No	□Yes □No	□Yes □No

（出典）厚生労働省『標準的な健診・保健指導プログラム（確定版）概要』より一部抜粋

から生活習慣病の発症リスクが高く、生活習慣の改善により発症予防が見込める人には、医師や保健師、栄養士等が保健指導を行う。保健指導には、①健康な生活習慣の重要性についての「情報提供」、②対象者が自主的に生活習慣の改善を継続できることを目的として医師等が行動計画を策定する「動機づけ支援」、③策定された行動計画を対象者が一定期間継続できているか、策定した医師等が定期的に電話やメールにより生活習慣・食生活・運動の状況の把握を行い、行動変容できるよう支援し、その進捗状況を評価する「積極的支援」がある。**表1−7−4**は、厚生労働省が示した行動計画のチェックリストの例である。それぞれの目標に対して、できた／できなかったにチェックを入れることにより、行動変容の進捗がわかるようになっている。

❷健康増進対策

　疾病の予防や治療対策のみならず、積極的に健康増進を図る施策が打ち出されたのは昭和39（1964）年、東京オリンピックの後で、昭和53（1978）年には第1次国民健康づくり対策が開始された[*6]。平成12（2000）年の第3次国民健康づくり対策では、それまでの早期発見・早期治療に重点を置いた健診等の対策に加え、生活習慣の改善による発症予防を推進し、健康寿命を延伸しすべての国民が健やかで活力ある社会にするため、21世紀における国民健康づくり運動（以下、**健康日本21**）が開始され達成状況を評価した。例えば、80歳で20歯以上、食塩摂取量の減少、糖尿病やがん検診の受診の促進、自殺者の減少、日常生活における歩数の増加などである。平成23（2011）年に健康日本21の最終評価がまとめられ、達成できなかった項目や新たな課題について、第4次国民健康づくり対策として、平成25（2013）年から健康日本21（第二次）が開始された。さらに、令和5（2023）年には、令和6（2024）年から開始される健康日本21（第三次）の目標として、4つの基本的な方向が示されている（**表1−7−5**）。

　以下は、ある保健師の活動事例である。

＊6
第1次は昭和53（1978）年に、第2次は昭和63（1988）年、第3次は平成12（2000）年、第4次は平成25（2013）年に開始された。

事例4

　ある小さな町で、住民健診を受けない、ヘビースモーカー、多量飲酒、塩分を好む等の男性が30人ほどいた。保健師は、どれか1つでも健康リスクを減らしたい、住民健診を定期的に実施したいと考えた。そこで、その男性たちの職業が地域の財源となっていることや、大病をしたときの会社や地域の

損失、労災などに関する資料をつくり、男性たちの職場の社長などに職域健診の実施を依頼した。その結果、年１回会社が健診を実施、健診結果の悪さに暴言を吐く人もいる中、会社は健診を継続したところ、３年目にはデータの改善が見られ、喜ぶ男性が増えた。

（３）がん対策

　前述のとおり、がんは昭和56（1981）年以降、日本の死亡原因の第１位であり、国民の生命及び健康にとって重大な問題である。国は、昭和59（1984）年度から「対がん10か年総合戦略」、平成６（1994）年度から「がん克服新10か年戦略」、平成15（2003）年に第３次「対がん10か年総合戦略」を策定し、がん対策に取り組んできた。第３次「対がん10か年総合戦略」では、①がん研究の推進、②がん予防の推進、③がん医療の向上とそれを支える社会環境の整備を重点的な取り組みとした。研究、予防、高い水準のがん医療の均てん化、すなわち全国どこでも標準的ながん医療が受けられるようにすることである。

〈表１－７－５〉健康日本21（第三次）の４つの基本的な方向の一部

項目	現状	目標
（１）健康寿命の延伸と健康格差の縮小	【健康寿命の延伸】 健康寿命：男性72.68年、女性75.38年 平均寿命：男性81.41年、女性87.45年 【健康格差の縮小】 日常生活に制限のない期間の平均の下位1/4の都道府県 　男性71.82年、女性74.63年 上位1/4の都道府県 　男性73.38年、女性76.50年	【健康寿命の延伸】 平均寿命の増加分を上回る健康寿命の増加 【健康格差の縮小】 日常生活に制限のない期間の平均の上位1/4の都道府県の平均の増加分を上回る下位1/4の都道府県の平均の増加
（２）個人の行動と健康状態の改善	BMI18.5以上25未満の者の割合：60.3% 運動習慣者の増加：28.7% 睡眠で休養がとれている者の増加：78.3% 心理的苦痛を感じている者の減少：10.3%	66% 40% 80% 9.4%
（３）社会環境の質の向上	メンタルヘルス対策に取り組む事業場の割合：59.2% 「居心地が良く歩きたくなる」まちなかづくりに取り組む市町村数の増加：73市町村	80% 100市町村
（４）ライフコースアプローチを踏まえた健康づくり	20歳未満の飲酒をなくす：2.2% 低栄養傾向の高齢者の減少：16.8% 若年女性のやせの減少：18.1%	0% 13% 15%

（出典）厚生労働省『健康日本21（第三次）の推進のための説明資料（その１）』2023年、21～41頁／『健康日本21（第三次）の推進のための説明資料（その２）』2023年、93頁、100頁～119頁をもとに筆者作成

〈表1－7－6〉　第3期がん対策推進基本計画におけるがん検診受診率の目標

部位別のがん	令和4年時点の受診率	目標（令和4年度）
胃がん	男性：47.5%、女性：36.5%	
肺がん	男性：53.2%、女性：46.4%	
大腸がん	男性：49.1%、女性：42.8%	50%
子宮頸がん	女性：43.6%	
乳がん	女性：47.4%	

（出典）厚生労働省『2022（令和4）年　国民生活基礎調査の概況』2022年、21頁をもとに一部改変

　特に、がん医療の均てん化に向けて、平成16（2004）年から厚生労働大臣のもとでがん専門医の育成、医療機関の役割分担とネットワークの構築、情報提供・普及、地域がん診療拠点病院制度、地域格差是正などが検討された。国民・患者のがん医療に対する不安・不満の解消や、現場のがん医療水準の向上等のために、「がん対策情報センター」が国立がんセンターに設置され、全国のがん診療連携拠点病院に設置が義務化された「相談支援センター」との連携など、がん患者や家族等への相談支援体制が図られた。

　そして、がんの予防や早期発見には、がん予防に関する啓発や知識の普及と、がん検診等が重要であるが、第3期がん対策推進基本計画におけるがん検診受診率の目標（**表1－7－6**）にもあるように、がん検診の受診率は低い。受診率を向上させるための方策[5]として、自治体に受診勧奨についての手引きが示されている。受診に行かない人の心理を理解する必要があるとし、「受診しなかった場合の損失」「健診（検診）に行くことが一般的」などのメッセージと合わせて、「いつ健診（検診）を受けるか」「どこで受けるか」「受診日を決める」などの具体的なきっかけの提供を明確にシンプルに伝えることが必要としている。

3 高齢者保健対策

（1）高齢者保健対策の歩み

　昭和38（1963）年に老人福祉法による事業として老人健康診査が開始された。昭和44（1969）年には寝たきり状態にある高齢者に対して、市町村長が医師や看護師をその居宅に派遣し、健康診査を行う制度が、昭和48（1973）年には医療費の一部を公費負担する老人医療費支給制度が始まった。

　昭和57（1982）年には老人保健法が成立し、国民の健康保持や適切な

〈図１－７－３〉主な高齢者保健対策の健診（検診）に係る制度の変更（平成20〔2008〕年度から）

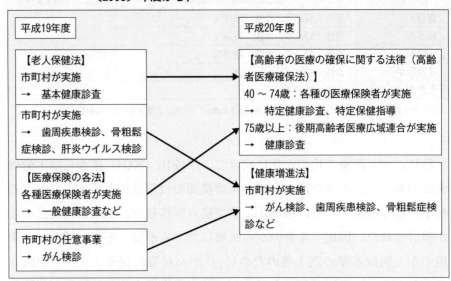

（出典）厚生労働省『全国介護保険・高齢者保健福祉担当課長会議　老人保健事業等の平成20年度以降の取り扱いについて』2008年、216頁／厚生労働省『健康診査にかかる法令・通知』2016年、12頁、15～16頁、24～25頁をもとに筆者作成

医療を確保するための保健事業が実施された。この保健事業は、①健康手帳の交付、②健康教育、③健康相談、④健康診査、⑤医療等、⑥機能訓練、⑦訪問指導であった。平成18（2006）年度から、保健事業のうち65歳以上の人の健康教育、健康相談、健康診査、訪問指導は地域支援事業に移行された。また、同年の医療制度改革では、老人保健法が高齢者の医療の確保に関する法律[*7]（**高齢者医療確保法**）に改正された。

健診（検診）[*8]の取り組みは、平成20（2008）年度から、40歳から74歳までの人は医療保険者が特定健康診査及び特定保健指導として実施し、75歳以上の人は後期高齢者医療広域連合の保健事業として実施することになった。

健康日本21を推進するために平成14（2002）年に制定された**健康増進法**[*9]は、生活習慣病の予防や栄養改善を含めた国民の健康増進を目的としている。それまで老人保健事業として行われてきた歯周疾患検診や骨粗しょう症検診やがん検診については、健康増進法に基づき平成20（2008）年から市町村が実施している。

（2）高齢者の健康問題と保健対策

高齢者は、複数の慢性疾患の併存や加齢による心身機能の低下、認知症の発症、複数の医療機関を受診し多くの薬を処方されるなど、個人に

*7
高齢者の医療の確保に関する法律（高齢者医療確保法）は、医療費の適正化、保険者による健康診査等、後期高齢者（75歳以上）に適切な医療を提供する制度を設けるなど、国民保健の向上及び高齢者の福祉の増進を目的としている。

*8
健診（健康診査や健康診断）は健康状態全体を評価し、検診は特定の病状を調べるもの。

*9
国民の健康増進の総合的な推進に関し基本的な事項を定め、そのための措置を講じ、国民保健の向上を目的としている。

230

より健康問題は大きく異なる。また、食事やコミュニケーションに重要な役割を果たす口腔機能の維持は重要だが歯科受療率は低下しており、さらに高齢者の中には医療や健診を受けず健康状態が不明な人も4％程度存在する。高齢になるほど日常生活に支障がある高齢者が増加し、一人ひとりの個人差が大きくなる高齢者に合った対策が求められる。

高齢者医療確保法に基づき、栄養指導や口腔指導、服薬指導、重度化予防などの事業が自治体で実施されている。

以下に事例をあげる。

事例5

日中は家族が仕事や学校等で不在の高齢者Aさんが、最近元気がなく痩せてきて足も弱ってきていて心配だと、Aさんの家族が地域包括支援センター（以下、センター）に相談に来た。センターの看護師と社会福祉士がAさんの自宅を訪問した。

その結果、虐待の様子はなく、Aさんが食べ物をよく飲み込めなくなり、水などでむせ込むことが増えたこと、歯が少なくなり歯磨きも面倒になっていたことを聞き取った。口腔内の状況がよくないと誤嚥性肺炎を起こしやすくなることを考えた2人は、Aさんと家族に相談し、歯科あるいは訪問歯科の受診を勧めた。

訪問歯科の診察で、歯が少ないため食べ物を嚙み切れずに飲み込んでいたことがわかり、入れ歯をつくり歯磨き指導などを受けることになった。

事例6

ある町の保健所では、町の健診を何年も受診していない、安否確認や食事の管理、服薬が行えているか確認が必要なひとり暮らしの高齢者Bさんを把握した。Bさんに対し、看護師や保健師が電話で介護予防の訪問指導の勧奨を行い、1～2か月に1回訪問指導を行った。Bさんは食事づくりが好きだったが疲れやすく大変になり、薬の飲み忘れもあった。そこで、管理栄養士や地域包括支援センターと連携し、Bさんに栄養があり簡単につくれる食事を教えたり、介護保険を申請し訪問看護に体調や生活状況、服薬の確認を依頼した。その後も、多職種間でBさんの情報共有を行い、Bさんは、町の外出支援サービス等を利用しながら町の健診を受診できるようになった。

（3）認知症施策

これまでの認知症の施策は、昭和62（1987）年の厚生省「痴呆性老人

*10
当時使われていた「痴呆」という用語は、侮蔑的な表現であること、痴呆の実態を正確に表現していないこと、早期発見・早期診断等の取り組みの支障となっていることから、その後「痴呆に替わる用語に関する検討会」により、認知症という用語の使用が提言された。

第1部

第7章

対策推進本部報告」、平成元（1989）年「老人性痴呆疾患センター（現認知症疾患医療センター）」の創設など、いくつかの提言等をふまえ、平成24（2012）年には「認知症施策推進5か年計画（オレンジプラン）」が策定された。この計画は、「認知症になっても本人の意思が尊重されできる限り住み慣れた地域で生活できる社会の実現」「早期支援と危機回避支援」が基本であった。

　日本の認知症高齢者数の推計値は、令和2（2020）年には602万人とされ、高齢化の進行により、高齢化率（65歳以上の高齢者の人口に占める割合）が35％を超える令和22（2040）年には、認知症高齢者は800〜900万人になると見込まれている。このようななか、平成27（2015）年には「認知症施策推進総合戦略〜認知症高齢者等にやさしい地域づくりに向けて〜（新オレンジプラン）」が、平成31（2019）年1月には、その後継として「**認知症施策推進大綱**」が策定された。大綱では具体的施策として以下の5つの柱を掲げ、対象期間は令和7（2025）年までとした。[11]

　　①普及啓発・本人発信支援
　　②予防
　　③医療・ケア・介護サービス・介護者への支援
　　④認知症バリアフリーの推進・若年性認知症の人への支援・社会参加
　　　支援
　　⑤研究開発・産業促進・国際展開

　令和5（2023）年には、認知症の人が尊厳や希望をもって暮らせ、認知症の人を含めた国民が相互に人格と個性を尊重しつつ支え合いながら共生することができる社会（共生社会）を実現することを目的とした認知症基本法が成立した。主な基本的施策は以下の通り。

　　①認知症の人に関する国民の理解の増進等
　　②認知症の人の生活におけるバリアフリー化の推進
　　③認知症の人の社会参加の機会の確保等
　　④認知症の人の意思決定の支援及び権利利益の保護等

（4）医療と介護の一体的な改革

　社会の変化の中で、核家族化の進行や介護者の高齢化により家族による介護基盤が弱まり、社会全体で高齢者介護を支える仕組みとして、平成12（2000）年から介護保険制度が開始された。さらに高齢化が進み、疾患をもちながらも生活の質（QOL）を維持・向上させていくことと、医療が必要な要介護状態の高齢者や認知症の高齢者の増加により、医療

〈図１－７－４〉 医療提供体制の改革後の姿

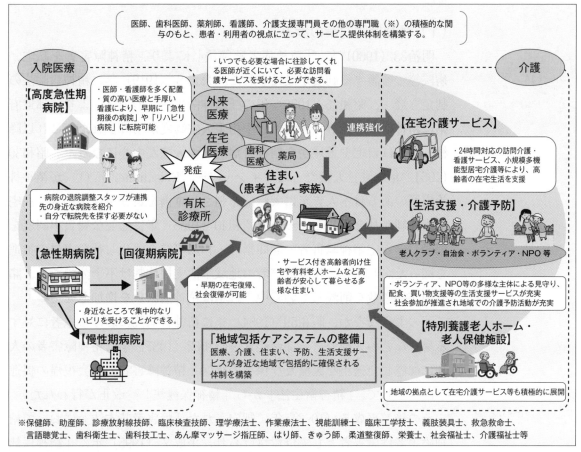

医師、歯科医師、薬剤師、看護師、介護支援専門員その他の専門職（※）の積極的な関与のもと、患者・利用者の視点に立って、サービス提供体制を構築する。

【入院医療】

【高度急性期病院】
・医師・看護師を多く配置
・質の高い医療と手厚い看護により、早期に「急性期後の病院」や「リハビリ病院」に転院可能

・いつでも必要な場合に往診してくれる医師が近くにいて、必要な訪問看護サービスを受けることができる。

外来医療
在宅医療
歯科医療　薬局

発症

有床診療所

住まい（患者さん・家族）

連携強化

【在宅介護サービス】
・24時間対応の訪問介護・看護サービス、小規模多機能型居宅介護等により、高齢者の在宅生活を支援

【介護】

・病院の退院調整スタッフが連携先の身近な病院を紹介
・自分で転院先を探す必要がない

【急性期病院】　【回復期病院】

・早期の在宅復帰、社会復帰が可能

・身近なところで集中的なリハビリを受けることができる。

【慢性期病院】

・サービス付き高齢者向け住宅や有料老人ホームなど高齢者が安心して暮らせる多様な住まい

「地域包括ケアシステムの整備」
医療、介護、住まい、予防、生活支援サービスが身近な地域で包括的に確保される体制を構築

【生活支援・介護予防】
老人クラブ・自治会・ボランティア・NPO 等

・ボランティア、NPO等の多様な主体による見守り、配食、買い物支援等の生活支援サービスが充実
・社会参加が推進され地域での介護予防活動が充実

【特別養護老人ホーム・老人保健施設】

・地域の拠点として在宅介護サービス等も積極的に展開

※保健師、助産師、診療放射線技師、臨床検査技師、理学療法士、作業療法士、視能訓練士、臨床工学技士、義肢装具士、救急救命士、言語聴覚士、歯科衛生士、歯科技工士、あん摩マッサージ指圧師、はり師、きゅう師、柔道整復師、栄養士、社会福祉士、介護福祉士等

（出典）厚生労働省『医療介護総合確保推進法（医療部分）の概要について』

と介護の連携を進める必要性が高まっていた。

　そこで平成26（2014）年に「地域における医療及び介護の総合的な確保を推進するための関係法律の整備等に関する法律」（以下、**医療介護総合確保推進法**）が制定された。医療介護総合確保推進法の趣旨は、医療提供体制の改革を行い地域医療の充実を図り、効率的かつ質の高い医療提供体制と地域包括ケアシステムの構築により地域の医療と介護の確保を推進することである。**図１－７－４**に示すように、地域包括ケアシステムは、高齢者の居宅からおおむね30分（中学校区）以内に医療や介護などの必要なサービスが提供される日常生活圏域を想定し、高齢者ができるだけ長く住み慣れた地域で生活を続けることができるシステムをめざしている。

4 精神保健対策

（1）精神保健対策の歩み

　明治33（1900）年、「精神病者監護法」により、精神障害者を私宅、病院等で監護する制度が設けられた。大正8（1919）年に精神病院法の制定を経て、昭和25（1950）年の「精神衛生法」の制定により、都道府県に精神病院の設置の義務付けや指定入院制度が創設された。これ以降、精神保健は自宅や地域から精神科病院への入院が中心になった。昭和39（1964）年、駐日大使だったライシャワー（Reischauer, E. O.）が精神科治療歴のある日本人青年に大腿部を刺され重傷を負う事件が起き、在宅医療体制が社会問題となった。昭和40（1965）年に通院公費負担制度を創設し、在宅精神障害者の訪問指導・相談事業を強化し社会復帰の推進を図った。しかし、精神障害者の地域生活支援体制は不十分であり、諸外国が病床数を削減していく中、日本は精神病床数を増加させた。

　そのようななか、昭和59（1984）年に精神科病院における患者に対する暴行などの人権侵害事件が起き、昭和62（1987）年に精神障害者の人権に配慮した適正な医療及び保護の確保と精神障害者の社会復帰の促進を図るとして、「精神衛生法」から「精神保健法」へ改正が行われた。

　その後、平成5（1993）年に制定された「障害者基本法」において精神障害者は障害者として位置付けられ、平成7（1995）年に「精神保健及び精神障害者福祉に関する法律」（**精神保健福祉法**）で精神障害者の福祉施策が加えられた。平成9（1997）年に「精神保健福祉士法」が制定され、精神保健福祉士が国家資格となった。平成16（2004）年に入院医療から地域生活を中心にする方策を示した精神保健医療福祉の改革ビジョン（以下、改革ビジョン）が決定し、平成17（2005）年の「障害者自立支援法」の成立を経て、入院から地域生活への転換が図られることになった。**表1-7-7**に、主な精神障害者数の推移を示す。近年、精神疾患の患者数は急増し、アルツハイマー病などの認知症の増加が大きい。

　また、入院医療は、大きく分けて3種類の入院形態がある。任意入院は精神障害者の同意に基づき行われる。措置入院は、2人以上の精神保健指定医（以下、指定医）が診察し、精神障害者であり入院させなければ精神障害により自傷他害（自分を傷つけ、他人に害を及ぼす）の恐れがある場合の入院である。医療保護入院は、指定医の診察の結果、医療あるいは保護のために入院が必要であるが任意入院が行われる状態にな

〈表１－７－７〉　主な精神障害者数の推移

（単位：千人）

主な精神障害	平成23年	29年	令和２年
精神障害総数	3,201	4,193	6,148
血管性などの認知症	146	142	211
アルコールによる障害	43	54	60
精神作用物質による障害	35	22	29
統合失調症	713	792	880
気分（感情）障害（躁うつ病）	958	1,276	1,721
神経症性、ストレス関連の障害	571	833	1,243
アルツハイマー病	366	562	794

（出典）厚生労働統計協会　編『国民衛生の動向　厚生の指標増刊2023/2024』厚生労働統計協会、2023年、114頁より
　　　　一部抜粋

〈表１－７－８〉　入院形態別の入院患者数の推移

（単位：人）

入院形態	平成29年	令和元年	3年
総数	284,172	272,096	263,007
措置入院	1,621	1,585	1,541
医療保護入院	130,360	127,429	130,940
任意入院	150,722	141,818	129,139
その他	829	860	901

（出典）厚生労働統計協会　編『国民衛生の動向　厚生の指標増刊2023/2024』厚生労働統計協会、2023年、115頁をも
　　　　とに一部改変

いと判定され、その家族の同意がある場合に行われる。**表１－７－８**に、入院形態別の入院患者数の推移を示す。

　なお、平成16（2004）年に示された改革ビジョンでは、①国民意識変革（精神疾患は誰もがかかり得る病気である）、②精神保健医療福祉体系の再編（入院１年未満で速やかに退院でき、１年以上の入院患者は患者の病状や意向に合わせて段階的に地域生活へ移行）、③「受入条件が整えば退院可能な者」の解消、④精神病床数の減少が掲げられた。さらに、平成21（2009）年、改革ビジョンの後期５か年の重点施策では、「地域を拠点とする共生社会の実現」に向け「入院医療中心から地域生活中心へ」という施策を加速すべきとされた。

（２）地域精神保健福祉対策－精神保健福祉センターと保健所

　保健所は、地域における精神保健活動を担い、医師、精神保健福祉相談員、保健師などが業務を担当している。**精神保健福祉センター**は、保健所を中心とする業務を技術面から指導・援助する機関であり、精神科医、精神保健福祉士、臨床心理技術者、保健師等が配置されている。

〈表１－７－９〉保健所と精神保健福祉センターの業務

保健所	精神保健福祉センター
・管内の精神保健福祉に関する実態把握	・保健所と精神保健の諸機関への技術指導と技術援助
・精神保健福祉相談	・上記機関の職員の教育研修
・訪問指導	・精神保健福祉に関する普及啓発
・患者家族などの活動の助言や支援	・調査研究
・研修・普及啓発と協力機関の育成	・精神保健福祉相談
・関係諸機関との連携活動	・協力組織の育成
・医療と保護に関する事務	

（出典）厚生労働統計協会 編『国民衛生の動向 厚生の指標増刊2023/2024』厚生労働統計協会、2023年、116頁をもとに筆者作成

表１－７－９に保健所と精神保健福祉センターの業務内容を示す。

（３）精神障害にも対応した地域包括ケアシステムの構築

　精神疾患は特別な人がかかるものではなく、誰でもかかる可能性がある。精神障害者は治療で回復し社会生活を安定して送ることができるが、本人の苦しみを周囲が理解しにくい特徴もある。精神障害者の地域生活の支援は精神医療機関等だけでは限界があり、地域住民の協力を得ながら共生できる社会の構築が重要である。平成29（2017）年、「これから

〈図１－７－５〉精神障害にも対応した地域包括ケアシステムの構築（イメージ）

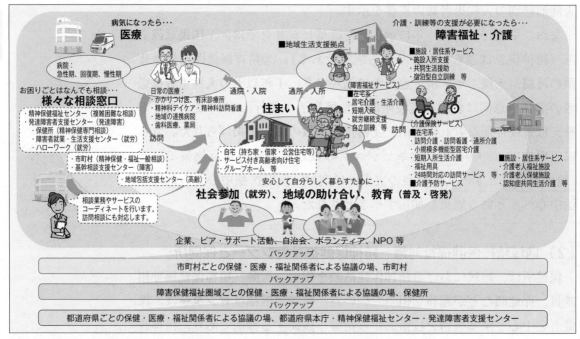

（出典）厚生労働省『精神障害にも対応した地域包括ケアシステム構築のための手引き（2019年度版）』

〈図１－７－６〉包括的支援マネジメントによる連携構築のイメージ

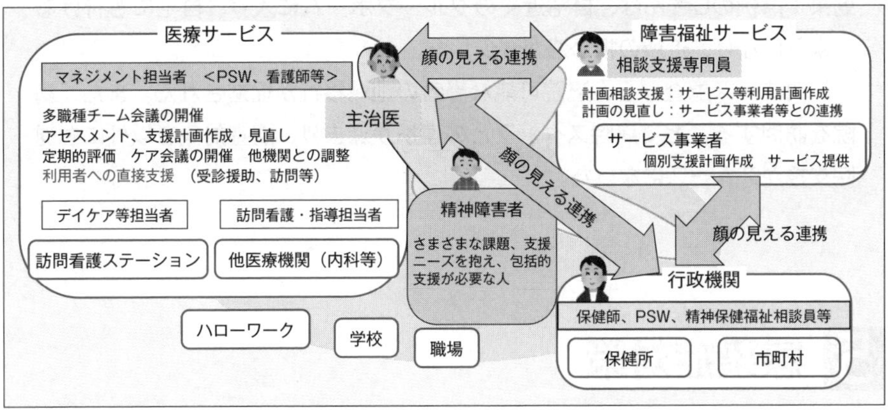

（出典）厚生労働省『精神障害にも対応した地域包括ケアシステム構築のための手引き（2019年度版）』

の精神保健医療福祉のあり方に関する検討会報告書」では、精神障害者を地域で支える医療のあり方について、精神障害者の地域生活を支えるためには、多職種協働による包括的支援マネジメントを機能させていく必要があるとし、「**精神障害にも対応した地域包括ケアシステム**」という政策理念を示した。各自治体はこの構築に向けた取り組みを進めている。令和２（2020）年に厚生労働省は「精神障害にも対応した地域包括ケアシステム構築のための手引き」を更新した。**図１－７－５**はそのイメージ図である。精神障害者の生活を支える医療・介護・福祉・地域を自治体や専門の機関がバックアップするものである。

　図１－７－６に、包括的支援マネジメントによる連携構築のイメージ図を示す。それぞれの専門機関が顔の見える関係をつくり、さまざまな課題のある精神障害者を支援する。

　以下は、保健・医療と福祉の連携の事例である。

事例 7

　50代女性のCさん。10年前に両親が他界、本人の不安感が増し統合失調症の症状が悪化、他害行為により措置入院した。精神症状は速やかに改善したが、身寄りがなく入院した病院は自宅から遠方で、入院前の他害行為から自宅近隣の住民から迷惑がられていた。病院から相談支援事業者に相談があり、地域移行支援を通じてグループホームへ入所した。

課題と対応：措置入院が遠方の病院であったことや、保健所の担当者等が代わったことで、支援が見落とされたり、必要な支援が届いていない課題が見つかった。そこで、保健と福祉の関係者で構成される地域移行部会で１年以上入院者がいる病院に訪問ニーズ調査を依頼し、了解がとれた病院か

ら訪問ニーズ調査を実施した。

効果：事例のCさんは、自宅近くのグループホームに入り、自宅にも行けるようになり、近所の拒否感が減少した。

訪問ニーズ調査から、退院可能な患者の地域移行が促進された。また、病院を訪問することで病院スタッフとの連携が深まり、調査対象者以外にも退院支援がスムーズになった。

5 感染症対策

（1）感染症対策の歩み

表1−7−10に、これまでの日本の主な感染症対策を示す。

昭和40年代以降、それまで知られていなかった感染症（新興感染症）や克服したと思われていた結核やマラリアなどの感染症（再興感染症）が、再び脅威を与えるようになった。航空機などの輸送手段の発達による人や物の移動や国際交流の増大により、日本から遠く離れた国で出現した感染症も日本に侵入する可能性が増大している。

〈表1−7−10〉主な感染症対策

年	主な法律や対策
明治30年	伝染病予防法施行
昭和7年	寄生虫病予防法施行
23年	予防接種法施行、性病予防法施行
26年	結核予防法施行
27年	検疫法施行
56年	感染症サーベイランス事業開始
59年	AIDSサーベイランス事業開始
平成元年	後天性免疫不全症候群の予防に関する法律施行
11年	感染症の予防及び感染症の患者に対する医療に関する法律（感染症法）施行
22年	肝炎対策基本法施行
24年	新型インフルエンザ等対策特別措置法が成立・公布
26年	「風しんに関する特定感染症予防指針」告示
令和2年	新型コロナウイルス感染症を指定感染症として指定 新型インフルエンザ等対策特別措置法の対象に新型コロナウイルス感染症を追加する改正法が成立・公布
3年	新型コロナウイルス感染症を感染症法の新型インフルエンザ等感染症として位置づけ
5年	新型コロナウイルス感染症を感染症法の5類感染症に位置づけ変更

（出典）厚生労働統計協会 編『国民衛生の動向 厚生の指標増刊2023/2024』厚生労働統計協会、2023年、125頁をもとに一部抜粋

〈表1-7-11〉主な感染症の分類と性格・措置

感染症等	性格と主な措置
一類感染症 　エボラ出血熱、クリミア・コンゴ出血熱、ペストなど	感染力、罹患した際の重篤性等、危険性が極めて高い。原則入院、就業制限
二類感染症 　急性灰白髄炎、結核、ジフテリア、重症急性呼吸器症候群（SARS）など	感染力、罹患した際の重篤性等、危険性が高い。原則入院、就業制限
三類感染症 　コレラ、細菌性赤痢、腸チフス、パラチフスなど	特定の職業の就業により集団感染の恐れがある。就業制限
四類感染症 　E型肝炎、A型肝炎、黄熱、狂犬病、マラリアなど	動物、飲食物等を介してヒトに感染する恐れがある。ネズミなどの駆除、汚染された物や場所の消毒
五類感染症 　インフルエンザ、ウイルス性肝炎、梅毒、新型コロナウイルス感染症など	国が感染症発生動向調査を行い、必要な結果の情報提供・公表を行うことで発生・拡大を防止する
新型インフルエンザ等感染症 　新型インフルエンザ、再興型インフルエンザ新型コロナウイルス感染症	全国的かつ急速にまん延し、国民の生命・健康に重大な影響がある。原則入院、就業制限
指定感染症 　政令で1年間に限定して指定される感染症	上記一～三類感染症、新型インフルエンザ等感染症に分類されない感染症で、一～三類感染症に準じた対応が必要

（出典）厚生労働統計協会 編『国民衛生の動向 厚生の指標増刊2023/2024』厚生労働統計協会、2023年、126頁をもとに一部改変

　これらの感染症の出現、医学・医療の進歩、衛生水準の向上や人権尊重の要請などを受け、感染症対策の見直しを図ることになった。明治以降感染症対策を担ってきた、伝染病予防法、性病予防法、エイズ予防法、結核予防法、寄生虫病予防法は順次、廃止・統合され、「感染症の予防及び感染症の患者に対する医療に関する法律」（以下、**感染症法**）が制定された。表1-7-11に、感染症等の分類とその性格・措置を示す。

（2）感染症法による対策

　以下に、感染症法による対策の一部を示す。[*13]

❶事前対応

　それまで感染症が発生してから防疫措置を講じる事後対応型の行政であったが、ふだんから感染症の発生・拡大を防止する事前対応型の行政へと転換する。

第1部

第7章

*12
新たな感染症や既知の感染症の再興などへの対策のほか、過去に起きたハンセン病や後天性免疫不全症候群の患者等へのいわれのない差別や偏見が存在した事実を重く受け止め、感染症の患者等への人権を尊重し良質かつ適切な医療の提供を確保、迅速かつ適切に対応することを目的に、これまでの感染症に対する対策を抜本的に見直して制定された。

*13
令和2（2020）年の新型コロナウイルス感染症に対する保健所の取り組みとしては、①積極的疫学調査（個々の患者発生をもとにクラスターの把握、感染源の推定）、②濃厚接触者の把握と適切な管理、③患者クラスターに関連する施設の休業や、リスクが高いと考えられる活動の自粛等の対応があげられる。

❷感染症類型と医療体制の構築

感染症法では、**表1−7−11**に示すように、感染力や罹患した場合の重篤性などに基づき一類感染症から五類感染症、新型インフルエンザ等感染症などに分類し、各感染症に対して適切な医療を提供できるように指定医療機関を法定化している。

❸届出基準

一〜四類感染症、五類感染症の一部、新型インフルエンザ等感染症を診断した医師は、直ちに最寄りの保健所長を介して都道府県知事に届出をしなければいけない。

❹患者等の人権に配慮した入院手続きの整備

感染症患者が感染症法に基づいて入院する場合、十分な説明と同意に基づき入院を期待する入院勧告制度があり、この勧告に応じない患者に対して入院措置が講じられる。都道府県知事が72時間を限度とする入院勧告を行う応急入院制度で、72時間を超える入院の必要性やさらに10日ごとの入院継続の必要性を判断する際は、「感染症の診査に関する協議会」の意見を聴いた上で行う必要がある。

❺感染症発生動向調査事業

感染症に対する適切な対策と流行の防止のため、昭和56（1981）年から感染症発生動向調査事業が開始された。全国の定点医療機関（指定された医療機関）から患者の発生状況の情報を週ごとに収集し、さらに、都道府県にある地方衛生研究所などによる病原体の検索結果を月ごとに収集する事業である。平成11（1999）年の感染症法の施行により、対象となる感染症が追加・変更された。発生した患者の全数を把握する全数把握対象疾患は、一〜四類感染症、五類感染症の一部、新型インフルエンザ等感染症であり、定点医療機関から把握する定点把握対象疾患は定点把握対象疾患の対象の五類感染症である。

❻国際協力の推進

感染症は、世界各国が協力し対策が必要な問題である。感染症法では、国の責務として国際的に連携することを明記している。また、検疫法では、隔離・停留等を実施する検疫感染症を定めている。WHOにおいて、平成17（2005）年に「特定の疾病に限らず、国際的な公衆衛生の脅威と

なり得るあらゆる健康被害の事案が報告の対象」になった。

以下に、感染症に対する保健師と多職種との連携の事例を示す。

事例 8

　ある感染症の流行が始まり、保健所に子どもの発熱が感染症ではないかと心配する母親からの問い合わせが増えた。それに対応するため、保健所は、市内の保健師を集めて昼夜を問わず電話対応した。感染者が発生すると、医療機関への入院が最優先される。

　回復に合わせ、保健師は病院のソーシャルワーカーと退院に向けての情報共有を行う。退院後の生活について、家族に高齢者がいて介護が必要と思われるときは、地域包括支援センターに連絡する。経済状況が苦しく生活保護が必要と考えられるときは、役所の生活保護担当に情報共有していく。また、感染症を理由に仕事ができないときは、生活保護か医療費控除が利用できるのかを検討する。

　このように、保健師はそれぞれの患者に必要な課題に対し適切に支援を行う部署と連携し、サービスを提供した。

BOOK 学びの参考図書

- 医療情報科学研究所 編『公衆衛生がみえる』メディックメディア、2020年。
  保健・医療・福祉・介護の関係者を対象に公衆衛生の各分野をわかりやすく説明している。「見て理解」できるように、ほぼすべての頁にイラスト・図表があり、理解がしやすい。

引用文献

1) World Health Organization.（1948）'Chapter1-Objective' Constitution of the World Health Organization, pp.2.
2) World Health Organization.（1978）Declaration of Alma-Ata, pp.2.
3) World Health Organization.（1986）'Health Promotion' Ottawa Charter for Health Promotion, pp.1.
4) The Marmot Review.（2010）*Fair Society, Healthy Lives. The Marmot Review,* UCL Institute of Health Equity The Marmot Review, p.3.
5) 厚生労働省『受診率向上施策ハンドブック 明日から使えるナッジ理論』2019年、2～13頁

参考文献

- Lalonde, M.（1974）*A new perspectives on the health of Canadians,* Ottawa, Government of Canada.
- 福田吉治・八幡裕一郎・今井博久 監修「Part2 理論と適応」『一目でわかるヘルスプロモーション　理論と実践ガイドブック』国立保健医療科学院、2008年
- 厚生労働省「『健やか親子21』最終評価報告書」2013年
- 厚生労働省保険局高齢者医療課「高齢者の特性を踏まえた保健事業ガイドライン第2版」2019年

第1章

保健医療の動向

学習のねらい

　歴史的に疾病構造の変化は、死因の変化として把握され、国の健康政策に利用されてきた。第二次世界大戦後、結核による死亡者数が激減し、続いて脳血管疾患が徐々に減り、悪性新生物（がん）と心疾患が増加傾向にある。特に悪性新生物は、近年、長く死因の第1位である。

　一方、直接死因にかかわる肺炎も増加傾向にあり、感染症対策の重要性は増している。令和2（2020）年に急速に拡がった新型コロナウイルス感染症にみられるように、世界的に流行する危険性のある感染症の脅威は弱まっていない。

　わが国では、高齢化に伴い増加している慢性疾患や、認知症、運動器疾患など、治療に限らず介護、療養が基本となる疾病も大きな比率を占めており、地域包括ケアの展開による在宅医療の充実と、多様な住まい方の提供が工夫されつつある。

　本章では、こうした疾病構造や保健医療の政策動向等を学ぶ。

第1節　疾病構造の変化

これまでの教科書の書き方では、疾病構造とは何かを説明し、保健医療の動向について、疾病構造が感染症中心から生活習慣病中心へと変化していることを説明していた。しかし、令和2（2020）年の新型コロナウイルス感染症（以下、COVID-19）の世界的流行で、これらを少し変更せざるを得ないと考える。

疾病構造とは、その集団における疾病の頻度・分布をいう。これを包括的に把握して、その変化を過去から現在へと記述する目的は、将来の保健医療福祉の対策を築き上げることにある。これまでのように、過去の**感染症**の時代から、現在の**生活習慣病**の時代へと移行してきて、これからはさらに健康日本21にみられるような健康増進対策に力を注ぐべきであるという主張は、かなり修正を加えられることになるのではないだろうか。

1 死因から見た疾病構造の変化

最も古くから使用されている疾病構造の指標は、死因である[*2]。日本の明治以後の死因順位の変遷は、第二次世界大戦の前後で大きく変動する。すなわち、戦前（昭和20〔1945〕年以前）は肺炎・胃腸炎・結核などの感染症が上位を占めていたが、戦後は悪性新生物・心疾患・脳血管疾患などの生活習慣病が上位を占める[*3]。感染症は、環境の改善、予防接種や抗菌薬の発展とともに、死因順位としては急速に減少している。これに代わって、食生活、身体活動、ストレス、喫煙、飲酒などの生活習慣や個人の嗜好が徐々に身体への影響を与える生活習慣病による死因が増加している。

しかし、今回のCOVID-19の流行で明らかになったことは、感染症は死因としては減少しているかもしれないが、決して世界から消えてなくなってはおらず、いつでも機会があれば世界的大流行のような形で猛威を揮う可能性があるということである。また、生活習慣や嗜好は無関係ではなく、感染症が重症化すること、生活習慣病の中にも、感染症によって病気の進行を速める疾患もあることなどもわかってきた。

高齢者人口の増加に伴って、高齢者の感染症（肺炎、嚥下性肺炎など）の増加も著しい。また、死因の第1位を占める悪性新生物の中にも、

[*1]
平成12（2000）年に厚生省（当時）が提唱した新しい考え方による国民健康づくり運動のこと。具体的な数値目標を定め、平成23（2011）年に最終評価を行い、平成25（2013）年から10年計画で健康日本21（第二次）が実施された。令和6（2024）年からは健康日本21（第三次）が実施される。本書第1部第7章第2節参照。

[*2]
死因統計は、厚生労働省所管の人口動態統計に公表されている。

[*3]
本書第1部第7章第2節2の**図1−7−2**参照。

ピロリ菌による胃がん、肝炎ウイルスによる肝がん、ヒトパピローマウイルスによる子宮頸がんなど、感染症対策が必要なものがかなり含まれていることも指摘しておきたい。

2 死因以外の指標による疾病構造

死因統計では把握できない疾病疾患があることも忘れてはならない。[*4]死に至ることは少ないが、明らかに増加している疾患として、花粉症などのアレルギー疾患、腰痛や肩こりなどの運動器の疾患（高齢者の運動器の疾患は、最近ではフレイル[*5]という概念の一部と考えられている）、視覚器・聴覚器など感覚器の疾患、熱中症など気象要因による疾患、性行為による感染症などがある。減少している疾患としては、虫歯やビタミン欠乏症などの栄養障害、疾患ではないが、産業現場の労災や交通事故などがある。

3 新しい感染症と医療政策

疾病構造の変化における感染症の位置付けが、新型コロナウイルス感染症の流行で大きく変化しつつある。日本では昭和60（1985）年の医療法改正により医療計画が法制化され[*6]、厚生労働大臣が定める医療提供体制の確保に関する基本方針に則り、各都道府県が地域の実情に応じて作成している。原則6年ごとに調査、分析、評価、公表を行い、令和6（2024）年度から第8次医療計画が開始される。平成24（2012）年度からは、疾病構造の変化を勘案して、5疾病（がん、脳卒中、急性心筋梗塞、糖尿病、精神疾患）、5事業（救急医療、災害時医療、へき地医療、周産期医療、小児医療）を中心に医療計画の整備が進められてきたが、第8次の医療計画には、「新興感染症等の感染拡大時における医療」[*7]が6番目の事業項目に加えられることになった。

4 疾病構造変化を見るための今後の切り口

感染症と生活習慣病の対比で語られてきた疾病構造の変化を、別の切り口でとらえなおす必要があるが、今のところ確立した記述手法はない。試みとしては、①人口構造の変化と関連させて、年少人口・生産年齢人口に多い疾患から高齢者に多い疾患への移行、②経済状態と関連させて、

第2部 第1章

*4
これらの数値の変遷は、国民生活基礎調査、患者調査、労働災害発生状況、学校保健統計調査などの国の公的な資料から入手することができる。

*5
フレイルとは、加齢に伴う予備力の低下により、外的ストレスに対する抵抗が減弱した状態で、健康と要介護の中間に位置する概念である。表現型として、①動作の緩慢さ、②筋力低下、③活動性低下、④倦怠感・疲労感、⑤体重減少の5つがある。身体的フレイル（口腔・嚥下機能障害、サルコペニア、運動器症候群）、精神心理的フレイル（うつ、認知機能低下）及び社会的フレイル（家族や地域とのかかわりの低下による孤立や孤独）に分類される。

*6
医療計画については、本書第2部第3章第2節参照。

*7
1970年以後、エボラ出血熱やエイズなど少なくとも30以上のこれまでに知られていなかった感染症が出現している。2019年から世界的流行を起こしている新型コロナウイルス感染症（COVID-19）は、2003年冬から春にかけて中国や東南アジアで流行した重症急性呼吸器症候群（SARS）や2015年中東アジア・韓国で流行した中東呼吸器症候群（MERS）と同じコロナウイルスの仲間である。これらは新興感染症（emerging infectious diseases）と名付けられた。また、近い将来絶滅できると

思われていた結核やマラリアなどは、耐性菌や地球温暖化の影響などにより、再び感染の拡大が懸念されるようになった。これらは、再興感染症（reemerging infectious diseases）と呼ばれた。第8次医療計画ではこの両者を合わせて「新興感染症等」と表現している。

貧困層の疾患から中間層・富裕層の疾患への移行あるいは格差の増大、③医療施設の区分と関連させて、急性期、慢性期、療養型、福祉施設、在宅医療に特有の疾患を記述することなどが考えられる。

参考文献
- 厚生労働統計協会 編『国民衛生の動向 厚生の指標増刊』厚生労働統計協会、各年版

第2節　医療施設から在宅医療へ

医療施設の機能は専門分化しており、医療サービスは病院で提供されるだけではなく、在宅医療にも広がってきている。治療に続く長期療養が必要になる場合などは、在宅医療による療養体制が進められてきている。

1　社会的入院

日本の医療体制が変化してきた背景には、人口高齢化、核家族化、人々の医療に対する意識の変化などがあった。高齢社会においては、高齢者人口が多いこととともに、老化に伴う病気を抱える人も増える。日本では医療保険の皆保険制度により、安心して医療を受けられる仕組みがつくられてきた。その一方で、高齢者の病気は完治するものばかりではなく、必要とされる入院治療が終了しても退院先がないという問題がある。単身世帯の増加や家庭介護力の不足により、退院後の療養態勢を整えることがむずかしいためである。また精神科病院では、地域生活の基盤や支援体制が整わないために、入院治療の必要性が低くなっても病院にとどまる患者も多く存在する。

このような社会的要因によって入院が長期化する「**社会的入院**」の問題が認識されてきた。当初、社会的入院は、入院治療が終わっても帰る場がない生活保護受給者の実態としてとらえられることに始まった。1960年代からの精神科病床の増加、1970年代からの高齢者の療養病床の増加は、自宅での療養態勢のない患者の長期入院につながった。長期入院は国民医療費を増大させ、社会問題視されるようになった。また本来、自宅療養態勢のない患者は、福祉施設など生活の場での療養継続が妥当であるが、これらの病床増加は、当時は不十分であった福祉施設やサービス体制を代替、補足する手段となっていた。社会的入院の要因は、患者・家族、病院、制度の観点から整理される。

患者の要因として、入院医療への依存、入院していることへの安心感がある。入院期間が長くなるほど、病院から離れる不安が出てくる。また、家族側の要因としては、身体的、心理的な介護の負担感がある。

病院側の要因として、退院調整機能の不足がある。診療報酬上の規定があるため、退院や転院、福祉施設への入所等が促進されるが、組織内での退院調整の役割や機能が必ずしも明確化されていない状況があった。

　さらに制度の要因としては、全体的なベッド数過剰、マンパワーの分散化があげられる。在宅療養をする必要性や優先性が低い、他の先進国に比べれば入退院が容易にできるという状況もあげられる。[2]

　これらの要因が相まって社会的入院の状況が起こってきた。入院期間の長期化は、次に医療を必要とする人々に病床を渡せない、入院できない、医療資源の活用できる人がかたよるという、日本の医療システムの問題として認識されるようになった。

2 退院計画・退院支援

　患者・家族の療養を支え、治療から療養への移行をスムーズに進めるために、病院では退院支援、退院計画などの取り組みが行われてきた。地域連携室や患者サポートセンターなどとよばれる部署で、退院支援看護師や医療ソーシャルワーカーらが、主治医や病棟看護師などの治療チームと協力し、患者・家族の相談や支援にあたる。

　退院計画は、個々の患者・家族の状況に応じて適切な退院先を確保し、その後の療養生活を安定させるために、患者・家族への教育指導や諸サービスの適切な活用を援助するように病院においてシステム化された活動・プログラムである。[3]病院として入院治療計画、治療期間の見通しを示し、あらかじめ患者・家族と退院後の療養場所について話し合う。診療報酬上の仕組みとして、退院支援のための報酬や加算が定められている。

　医療施設の機能は専門分化しており、必要な入院治療が終了すれば、患者は退院して在宅医療や施設療養へと、療養の場を移していくことになる。病院はその医療機能を十分に発揮し、患者に適切な治療を行い、患者の回復状態に合わせ、治療終了後の療養場所を定めていく。病院は医療サービスの効率性や効果性が問われており、適切な在院日数の中で治療を進め、次に治療を必要とする患者のために病床を用意する必要がある。それは限りある医療資源を適切に分配、活用していくことでもある。

　一方で患者・家族としては、退院後も療養や介護が必要となると、治療は終わったといっても元どおりの生活ができなければ退院はできない、と多くの人がとまどいを感じる。その背景には病気による生活の変化を受け止められず、退院後の生活の青写真をなかなか描けないという心理もある。退院支援は、病気や障害によってそれまでの生活を変えなければならないという事態に直面している患者・家族とともに、これからの生活の再構築、療養のしかたを考えていくものになる。患者・家族が療

養に向かう気持ちを支え、療養生活を支えるための介護サービスや福祉施設、地域ケア機関等へとつながる環境調整などを進めていく。

３ 在宅医療の役割と課題

　在宅で療養を継続することになった場合、医療的処置が必要であったり、通院が困難であれば、在宅医療のサービスを利用することができる。24時間体制で訪問医療を行う在宅療養支援診療所、かかりつけ医との連携のもとに看護サービスを提供する訪問看護ステーションなどがある。在宅医療では、定期的・計画的に、在宅療養患者の治療や看護、健康管理などが行われるとともに、緊急時の往診や病院への入院調整なども行われる。また、住み慣れた家で最期を迎えるための終末期医療も担う。[4]

　これまで日本の医療体制の中では、病院で医療が受けられること、最期を迎えられることに安心感を得てきた。今後在宅医療を推進するには、病院から在宅医療への連携体制づくりとともに、医療者、患者・家族の信頼関係づくりが不可欠である。

　病院では１つの施設の中に医療専門職が常駐し、診察や検査、医療的処置などが行われる。在宅医療はそれとは異なり、サービス提供者は地域内の各事業所に点在し、必要時に患者宅に訪問する。そのため患者の状況把握のためには、情報通信技術（ICT）の活用などにより関係機関間の連絡調整をスムーズにし、チームとして在宅医療にあたることが求められる。患者・家族を含めてカンファレンスを行い、どのように療養したいか、どのような処置を行っていくかを話し合い、方針を協議していく。ときには病院を退院する前から、病院と在宅医療機関と患者・家族でカンファレンスを行うことも必要である。それによって、患者・家族が生活者としての主体性をもって療養に臨むことができる。

引用文献
1）木戸宜子『病院退院計画から地域ケアへの展開に向けて：医療と福祉をつなぐソーシャルワークの役割』社会保険研究所、2011年、8〜13頁
2）印南一路『社会的入院の研究：高齢者医療最大の病理にいかに対処すべきか』東洋経済新報社、2009年、6〜7頁、152〜161頁
3）手島陸久 ほか 編『退院計画：病院と地域を結ぶ新しいシステム』中央法規出版、1996年、10頁
4）井上健朗「医療機関からみた地域包括ケア」『躍進するソーシャルワーク活動』中央法規出版、2013年、220〜235頁

第3節 保健医療における福祉的課題

　保健医療における福祉的課題とは、人々の生活上に起こり得る課題であり、背景には社会のさまざまな要因があるなかで、問題が悪化した状態で保健医療につながることが多い。また、病気としては完治がむずかしく、むしろ生活上の支援、福祉的支援が必要であるような課題も多い。

　本節では、保健医療の場において現れてくる福祉的課題のうち、依存症、認知症、自殺、虐待の課題を取り上げ、それらの福祉的支援について見ていく。

1 依存症

　依存症[8]は、アルコールや薬物、ギャンブルなどの特定の物質や行動をやめることができず、生活に支障が出てくる状態である。やめようと思ってもやめられない、コントロールできない。依存症は、周囲の環境や他者との関係における孤立感やプレッシャーにより、アルコールなどに頼ることから始まるといわれる。そのような人々は生活が立ちゆかなくなり、心身の疾病や症状をもった患者として保健医療の場に現れてくることが多い。

　患者自身は依存症が病気であることを自覚しない。医療者は疾病や症状に対する治療や処置を施すことに重点を置くが、依存症はときには患者個人の意思の問題ととらえられ、治療から外れるということが起こりやすい。しかしながら、依存症は医療を必要とする疾患である。患者が健康に生きる権利と医療の保障が必要である。

2 認知症

　認知症[9]は、記憶力や判断力に障害が起こり、脳の機能が著しく低下した状態である。そのため、日常生活に支障を来す。日常生活や治療上の方針決定に本人自身の意見を聞くことがむずかしい、病院での医療的処置や療養に適応しにくいということなどが起こる。それまで自立して暮らしていた人が、行動を制約されたり、他者から指示や手助けを受ける

ことで、尊厳を傷付けられたと感じることもある。本人の意思を反映し、尊厳を保つケアのあり方が課題となる。

　認知症にはアルツハイマー型、脳血管性などいろいろなタイプがあるが、多くは進行性の病気である。早期受診により進行を遅らせることも可能であるが、本人が自ら支援や治療を求めることがむずかしい場合も多い。そこで、専門職によるアウトリーチが求められる。認知症の高齢者、認知症が疑われる人や家族を訪問し、アセスメント支援を集中的に行いサポートする、認知症初期集中支援チームの活動などが重要である。また認知症になっても希望をもって日常生活を過ごせる社会をめざす施策を推進するための「認知症施策推進大綱」が定められている。

3 自殺企図

　日本の自殺死亡率は高い。[*10]**自殺**に至る人々の多くは、さまざまな困難な状況に悩み、長い間迷い、死を選ばざるを得なくなった状況である。自殺企図とは、実際に自殺を企てることであり、自らが死を念頭に行う行動である。その結果として死に至ったものが自殺である。

　尊い命を失わないよう、自殺企図がうかがわれれば、すぐに医療に結び付ける必要がある。また自殺を企図しながら命を取り留めたものを自殺未遂というが、自殺未遂者が再企図に至る場合も多い。保健医療の対象者には、自殺企図や自殺未遂の状況にある人も含まれ、自殺を食い止める積極的な介入が求められる。

　また、自殺や自殺企図の背景には、精神保健上の問題だけではなく、過労、生活困窮、社会的孤立などさまざまな社会的な要因がある。誰も自殺に追い込まれることのない社会の実現をめざして、「自殺対策基本法」が定められている。自殺は、追い込まれた末の死であり、その多くは防ぐことができる。自殺のサインに気付き、支援につなぎ、また支援が途切れないよう継続して見守ることが必要である。

4 虐待

　[*11]**虐待**とは、不適切な扱いによって、人の権利や健康、生活などが侵される状態である。日常の世話などを受ける立場にある、児童や障害者、高齢者などが虐待の対象となりやすい。虐待の場面が他者の目にふれることは少なく、被害を受けた者が自ら虐待を訴えることは少ない。また

*10
本双書第11巻第4章第4節5参照。

*11
高齢者虐待については本双書第3巻第5章第3節、障害者虐待については本双書第4巻第2部第6章第1節、児童虐待については本双書第5巻第2部第6章を参照。また、各防止法については本双書第13巻第2部第2章第4節において横断的に紹介している。

虐待を受けていると自覚していない場合もある。

　児童、障害者、高齢者などの虐待相談対応件数は増加している。「児童虐待の防止等に関する法律」「高齢者虐待の防止、高齢者の養護者に対する支援等に関する法律」「障害者虐待の防止、障害者の養護者に対する支援等に関する法律」が定められており、虐待を発見した者には通報義務がある。

　保健医療の場では、入院してきた患者に不潔や支援の拒否などの虐待が疑われるサインがみられる場合がある。そのようなサインに治療や支援にあたる専門職が気付けるよう、知識をもつことが重要である。サインがみられた場合には、虐待の相談対応にあたる児童相談所などの福祉機関へ通報し、適切な支援に結び付け、最悪な状況に至ることを防ぐことが求められる。[1]

引用文献

1）大塚淳子「虐待防止への取り組み：精神保健福祉士の立場から」『躍進するソーシャルワーク活動』中央法規出版、2013年、98～109頁

参考文献

● アルコールソーシャルワーク理論生成研究会『アルコール依存症者のリカバリーを支援するソーシャルワーク実践ガイド』アルコール健康障害対策基本法推進ネットワーク、2014年
● 今井幸充 監修『認知症を進ませない生活と介護：本人と家族のための認知症対策完全ガイド』法研、2015年
● 河西千秋『自殺予防学』新潮社、2009年

第4節 地域共生社会と地域包括ケア

　日本の社会構造の変化、ニーズの多様化や複雑化という背景をふまえて、地域共生社会の実現が求められている。

1 地域包括ケアから地域共生社会へ

　日本の高齢社会が進行するなかで、住み慣れた地域で自分らしい暮らしを人生の最後まで続けることができるよう、住まい・医療・介護・予防・生活支援が一体的に提供される地域包括ケアシステムの構築が進められてきた。

　地域共生社会とは、この地域包括ケアの理念を普遍化し、高齢者のみならず、生活上の困難を抱える障害者や子どもなどが地域において自立した生活を送ることができるよう、地域住民による支え合いと公的支援が連動し、地域を丸ごと支える包括的な支援体制を構築し、切れ目のない支援をめざすものである。[*12]

　地域共生社会の理念とは、制度・分野の枠や、「支える側」「支えられる側」という従来の関係を超えて、包摂的なコミュニティ、地域や社会を創るという考え方である。地域共生社会の考え方や理念は、「地域共生社会に向けた包括的支援と多様な参加・協働の推進に関する検討会」（地域共生社会推進検討会）の最終とりまとめ（令和元〔2019〕年12月26日）に示されている。

*12
地域包括ケアと地域共生社会の関係については、本双書第3巻第4章第1節参照。地域共生社会については、本双書第8巻第2部第1章第1節及び同第4章に詳しい。

2 地域包括ケアシステムにおける 保健・医療・福祉の連携・協働

　地域包括ケアシステムにおいては、さまざまな機関・専門職が連携し協働することで、人々の生活を多側面から支える意味がある。保健医療も社会福祉もヒューマンケアとして、人々の健康的な生活に寄与するという共通の目標がある。保健医療は、病気を治す、心身の健康を保つという目的があり、人の病気や心身の状態に注目する。社会福祉や医療ソーシャルワークは、病気そのものよりもむしろ病者の社会的背景に目を

向けてきた。病をもつ人々の生活状況や社会的背景に焦点をあて、社会で暮らす困難さを理解する、病気や障害がありながら暮らすことを支援する特性がある。それぞれの専門や特性を活かし、地域包括ケアシステムにおける連携や協働が図られてきた。

また保健・医療・福祉のサービス体制を強化し、専門職は利用者が医療や福祉の施設内だけではなく、地域で、自宅で、療養生活を送れるようにニーズに対応し、治療や援助、支援の幅を広げてきた。高齢者・家族が生活者としての主体性をもって暮らす、それを支えるために、地域の多機関・多職種との連携、近隣住民との協働も図ってきた。このことは利用者主体の視点でケアの成果を積み上げていき、地域ケアの総合的実践展開を図るという意味があった。

❸ 地域共生社会における包括的支援

地域共生社会の実現に向けては、地域包括ケアシステムの構築において培われてきた連携・協働体制を活かしながら、地域の主体的な取り組み、地域力の強化を図ることになる。

地域共生社会における対人支援として、具体的な課題解決をめざすアプローチと、つながり続けることをめざすアプローチ（伴走型支援）が車の両輪となるよう求められている。専門職による伴走型支援としては、ライフステージにそって、継続的なかかわりで、エンパワメントを図ることが含まれる。

保健・医療・福祉のサービスも、ニーズが顕在化している利用者に向けて提供されるだけではなく、地域生活において人々の日常の暮らしの中で活用されることが求められる。今日、社会的孤立や家庭内での複合化・複雑化したニーズなどが徐々に顕在化してきているが、地域におけるニーズキャッチやアウトリーチ、保健・医療・福祉の専門的なアセスメントにより、今後起こり得るニーズやその不安にも目を向けていく対応が必要である。

❹ 社会福祉の予防的機能

社会福祉の予防的機能や、予防的社会福祉は、公衆衛生分野における予防概念をもとに、特に地域福祉の分野において以前からいわれてきたことである。[1] 予防的社会福祉は、社会生活上の困難の発生予防はもちろ

んのこと、早期対応や社会生活の積極的な改善をも目的とする。それには、社会福祉だけで予防の成果を果たすことは困難であり、保健医療のみならず、多分野・多領域の専門職・機関とも連携・協働を進めていく必要がある。

　また、予防をしても問題が発生したり、悪化を避けられない状況もある。すでに問題状況にある人々への偏見も起こり得る。それらへの対応について倫理的観点から考える必要がある。

　人々の生活上で起こり得る課題には、背景にさまざまな要因がある。周囲から把握されにくい状況にあり、社会的孤立に陥りやすく、問題が悪化した状態で発見されることが多い。発見に至った時点では、もっと早く助けを求めることはできなかったか、悪化する前に気付くことはできなかったか、と対応の遅れを認めざるを得ない。多くのニーズは潜在化しており、最悪の状況を避けるためには、問題状況が悪化する前からのかかわりとして、アウトリーチ、早期対応が必要とされている。また、福祉的課題やニーズにかかわる啓発を進め、生活支援にかかわる人や住民の気付きを促すことも必要である。

📖BOOK **学びの参考図書**

● 『社会福祉学習双書』編集委員会 編 『社会福祉学習双書 第8巻 地域福祉論／地域福祉と包括的支援体制』全国社会福祉協議会、2024年。
　　この間の社会福祉法改正をふまえ、理念としての地域共生社会の考え方や背景、具体的な施策や支援の展開方法など、事例を通して深く学ぶことができる。

引用文献

1）岡村重夫『地域福祉論（新装版）』光生館、2009年、47〜57頁、161〜171頁

参考文献

● 日本地域福祉研究所 監修『コミュニティソーシャルワークの新たな展開：理論と先進事例』中央法規出版、2019年

第2章

医療保険制度

学習のねらい

　健康保険法が大正11（1922）年に制定され、昭和2（1927）年に実施されて100年、昭和36（1961）年に国民皆保険体制に移行して60年が経過した。

　わが国の制度は今、公平で効率的、世界最高レベルの平均寿命と保健医療水準を実現していると国際的に評価されている。

　しかし、急速に進む人口の少子高齢化、疾病構造の変化と新型感染症の大流行、経済の停滞などによって医療を巡る社会経済は大きな困難に直面している。

　本章では、健康保険制度を中心にわが国の医療保障の特徴、基本的な仕組み、国民皆保険体制を維持していくための今後の改革課題、について学ぶ。

第1節 医療保障

1 わが国の医療保障

（1）基本的な枠組み

　わが国においては、平均寿命の延伸、乳児死亡率の低下と出生児数の減少が急速に進んできたが、国民医療費は国内総生産（GDP）比で見ると先進国の中では低位にあるところから、わが国の医療保障制度は、公平かつ効率的でパフォーマンスが高いと評価されている。[*1]

　これは戦後、経済成長、所得水準の向上などに伴って、食生活と栄養の改善、公衆衛生や環境衛生の改善充実、医療サービスの供給体制の整備普及、疾病の診断や治療に貢献する新薬の供給などが進んだことによる。特に、昭和36（1961）年4月から実施された「**国民皆保険**」体制のもとで行われた保険給付の改善充実が大きな役割を果たしたが、これも高い経済成長によって財政支出増加が可能であったことによる。

　日本の国民皆保険制度についての基本的な特徴・意義と、国民皆保険を支える医療費の財源構造について簡単に要約すると、**図2-2-1**の

*1
本双書第6巻第7章参照。

〈図2-2-1〉国民皆保険制度の意義

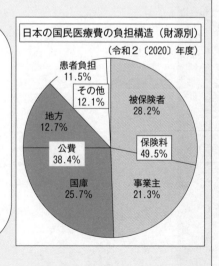

○　わが国は、国民皆保険制度を通じて世界最高レベルの平均寿命と保健医療水準を実現。
○　今後とも現行の社会保険方式による国民皆保険を堅持し、国民の安全・安心な暮らしを保障していくことが必要。

【日本の国民皆保険制度の特徴】

①国民全員を公的医療保険で保障

②医療機関を自由に選べる（フリーアクセス）

③安い医療費で高度な医療

④社会保険方式を基本としつつ、皆保険を維持するため、公費を投入

日本の国民医療費の負担構造（財源別）
（令和2〔2020〕年度）

患者負担 11.5%
その他 12.1%
被保険者 28.2%
保険料 49.5%
事業主 21.3%
国庫 25.7%
公費 38.4%
地方 12.7%

（出典）厚生労働省資料をもとに一部改変

とおりである。

　世界の医療保障制度は、その国の社会・経済の歴史と現状等を反映して多様な姿となっており（**表2－2－1**）、「社会保険方式」と税財源による「保健医療サービス方式」とに大別することができるが、日本は社会保険方式を基本としている。

　わが国の医療保障制度の概要と現況を簡単にまとめると、**図2－2－2**のとおりであり、①国民皆保険の体制、②現物給付・出来高払いの原則、③自由開業医制の原則・フリーアクセスの保障、の3点が、わが国の医療保障の基本的な特徴としてあげられる。

❶国民皆保険の体制

　すべての国民は、いずれかの公的医療保険が適用されることが原則となっており、被用者保険に加入していない者は国民健康保険への加入が義務付けられている。[*2]

❷現物給付・出来高払いの原則

　患者は受診時に定率の一部負担を医療機関に支払うことにより、医療

*2
無所得・低所得の者については、国民健康保険への加入が免除され、生活保護制度の「医療扶助」が適用される。

〈図2－2－2〉**わが国の医療保障制度の概要**

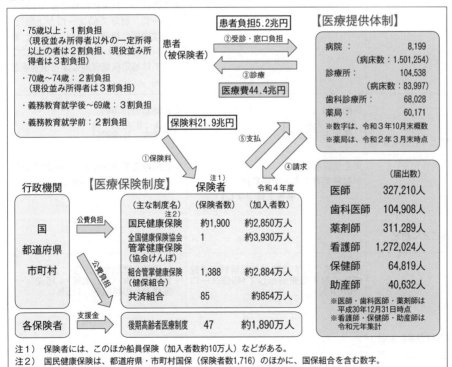

注1）　保険者には、このほか船員保険（加入者数約10万人）などがある。
注2）　国民健康保険は、都道府県・市町村国保（保険者数1,716）のほかに、国保組合を含む数字。

（出典）厚生労働省資料をもとに一部改変

〈表2-2-1〉主要国の医療保障制度概要

		日本 (2017)	ドイツ (2017)	フランス (2017)
制度類型		**社会保険方式** ※国民皆保険 ※職域保険及び地域保険の二本立て ※職域保険：健保組合、協会けんぽ、船員保険 ※地域保険：国保、国保組合、後期高齢者医療保険	**社会保険方式** ※国民の約87%が加入。 ※被用者は職域もしくは地域ごとに公的医療保険に加入 ※一定所得以上の被用者、自営業者、公務員等は強制適用ではない（任意加入） ※強制適用の対象でない者に対しては民間医療保険への加入が義務付けられており、事実上の国民皆保険	**社会保険方式** ※国民皆保険（国民の99%が加入） ※職域ごとに被用者制度、非被用者制度（自営業者）等に加入。（強制適用の対象とならない者：普遍的医療給付制度の対象となる。）
自己負担		・3割（原則） 　義務教育就学前　2割 　70歳～74歳：2割 　　　　（現役並み所得者は3割） 　75歳以上：1割 　　　（現役並み所得者以外の一定所得以上の者は2割、現役並み所得者は3割）	・外来：なし ・入院：1日につき10ユーロ（年28日を限度） ・薬剤：10%定率負担（上限10ユーロ、下限5ユーロ）	・外来：30% ・入院：20% ・薬剤：35% 　（抗がん剤等の代替薬のない高額な医薬品0%、抗生物質など著しい効果の認められる薬剤35%、胃薬等70%、有用性の低い薬剤85%、ビタミン剤や強壮剤100%） ※償還制で、一旦窓口で全額を支払う必要あり（入院等の場合は現物給付。外来についても、医療機関への直接払いを実施） ※自己負担分を補填する補足疾病保険への加入を義務化（2016年～） ※そのほか、外来診療負担金（1回1ユーロ、暦年で50ユーロが上限）。入院定額負担金（1日18ユーロ、精神科は13.50ユーロ）。この負担については補足疾病保険による償還を禁止
財源	保険料	被用者保険 　健保組合 　・組合ごとに設定 　・事業主負担を5割よりも高くすることも可 　協会けんぽ 　・報酬総額の10% 　・労使折半負担 国保 　市町村ごとに設定 後期高齢者医療制度 　都道府県の広域連合ごとに設定	報酬の14.6% （本人：7.3% 　事業主：7.3%） ※全被保険者共通 ※自営業者：本人全額負担（事業主負担なし）	賃金総額の13.64% （本人：0.75% 　事業主：12.89%） ※民間商工業者が加入する被用者保険制度（一般制度）の場合
	国庫負担	協会けんぽ 　給付費の16.4% 国保 　給付費の50% 後期高齢者医療 　給付費の33% 　（別に都道府県、市町村が各8.3%）	被扶養者に対する給付や保険料率の軽減等に対する充当として140億ユーロ（2016年）	・一般社会拠出金（CSG）：36.0% ・目的税（タバコ、酒等）：15.2% ・国庫からの移転等：1.5%

（つづく）

		スウェーデン（2017）	イギリス（2017）	アメリカ（2017）
制度類型		**税方式による公営の 保健・医療サービス** ※全居住者を対象 ※広域自治体（ランスティングなど）が提供主体（現金給付は国の事業として実施）	**税方式による国営の 国民保健サービス （NHS）** ※全居住者を対象	**社会保険方式 （メディケア・メディケイド）** ※メディケア：65歳以上の高齢者及び障害者等を対象 ※メディケイド：低所得者を対象 ※医療保険の加入を原則義務化。現役世代は民間保険が中心（67.5％）で、無保険者は8.8％（2016年） ※企業に対し医療保険の提供を原則義務化
自己負担		・外来：ランスティングが独自に設定。プライマリケアの場合の自己負担は、1回0～300クローナ ※患者自己負担額の上限は、物価基礎額の0.025倍（1,100クローナ〔2017年〕）。ランスティングはこれより低い額を定めることもできる ※多くのランスティングでは20歳未満については無料 ・入院：日額、物価基礎額の0.0023倍を上限 ※100クローナ（2017年）の範囲内でランスティングが独自に設定 ※多くのランスティングは18～20歳まで無料 ・薬剤：物価基礎額の0.05倍（2,200クローナ〔2017年〕）を上限	・原則、自己負担なし ※外来処方薬については1処方当たり定額負担（8.60ポンド〔2017年〕） ※歯科治療については3種類の定額負担あり。 ※高齢者、低所得者、妊婦等については免除があり、薬剤については免除者が多い。	・入院（パートA）（強制加入）： 　～60日：$1,340までは自己負担 　61日～90日：$335/日 　91日～：$670/日 　※生涯に通算60日だけ給付、それを超えた場合は全額自己負担 ・外来（パートB）（任意加入）： 　年間$183＋医療費の20％ ・薬剤（パートD）（任意加入）： 　$405まで：全額負担 　$405～$3,750：25％負担 　$3,750～$4,850： 　35％負担（ブランド薬）／44％負担（ジェネリック） 　$5,000～：5％または$3.35（ジェネリック）／$8.35（ブランド薬）
財源	保険料	・なし	・なし ※NHS費用の2割強は、退職年金等の現金給付に充てられる国民保険の保険料から充当されている。	入院（パートA） 給与の2.9％（労使折半） 　※自営業者は本人全額負担 外来（パートB） 月約134～428.6ドル（全額本人負担）（2018年）
	国庫負担	ランスティングの税収（主に住民所得税）により運営 ※国からの一般交付税、補助金もわずかだがあり	主に税財源により運営（NHS費用の約8割）	任意加入の保険の収支差を国が負担

（出典）厚生労働省資料をもとに一部改変

＊3
本節3（3）参照。

＊4
（個人の尊重、生命・自由・幸福追求の権利の尊重）すべて国民は、個人として尊重される。生命、自由及び幸福追求に対する国民の権利については、公共の福祉に反しない限り、立法その他の国政の上で、最大の尊重を必要とする（憲法第13条）。

＊5
（法の下の平等）すべて国民は、法の下に平等であつて、人種、信条、性別、社会的身分又は門地により、政治的、経済的又は社会的関係において、差別されない（憲法第14条）。

＊6
（生存権、国の生存権保障義務）すべて国民は、健康で文化的な最低限度の生活を営む権利を有する。
2　国は、すべての生活部面について、社会福祉、社会保障及び公衆衛生の向上及び増進に努めなければならない（憲法第25条）。

＊7
「疾病、負傷、分娩、廃疾、死亡、老齢、失業、多子その他困窮の原因に対し、保険的方法又は直接公の負担において経済保障の途を講じ、生活困窮に陥った者に対しては、国家扶助によって最低限度の生活を保障するとともに、公衆衛生及び社会福祉の向上を図り、もってすべての国民が文化的社会の成員たるに値する生活を営むことができるようにすること」（昭和25〔1950〕年、社会保障制度審議会の勧告における社会保障の定義）。

機関で医療費の全額を支払うことなく、医療サービスを受けることができる（現物給付）。医療機関には、患者の加入している保険者から、その者に提供した医療サービスの種類・内容とその量・回数に応じて、患者が支払った一部負担金を除いた額の診療報酬が支払われる（出来高払い）。

❸自由開業医制の原則・フリーアクセスの保障

　医療法に基づく所定の条件を満たせば、民間人でも医療機関の開設運営が可能である。わが国では民間の医療機関が主体となっており、公設公営の医療機関が主体の欧米諸国とは異なっている。

　医療サービスの利用についても、患者は、受診する医療機関を自由に選択することができる「フリーアクセス」が基本となっている。

（2）社会保険方式が基本

　日本国憲法では、すべての国民は個人として尊重され、幸福追求の権利を有する（第13条）とともに、法の下に平等である（第14条）とされている。

　さらに、健康で文化的な最低限度の生活を営む権利を有すること、国は社会福祉、社会保障及び公衆衛生の向上・増進に努めなければならないこととされている（憲法第25条。第25条第2項に規定されている社会保障とは、社会保険をさすものと理解されている）。

　わが国の社会保障は、国民の「連帯と相互扶助」の考え方に基づく社会保険制度を基本としている。社会保険は、収支相当の考え方を基本に、不確定な生活上のリスク（保険事故という）に対して、大数の法則（確率）に基づいて算定された保険料をあらかじめ納付し、リスクにあったときには、プールされた財源から所定の保険給付を権利として受けることにより、生活困窮に陥らないようにするというものである。従前の「救貧」型の福祉制度の考え方ではなく、「防貧」の考え方に立脚し、国民の権利性を重視した制度ということができる。

　健康保険制度が昭和2（1927）年に初めて実施された後、年金保険制度、失業（雇用）保険制度、労災保険制度と逐次整備され、平成12（2000）年には5番めの社会保険として介護保険制度がスタートした。

　わが国における医療保障は、この健康保険制度を基本に、医療供給体制の整備に関する「医療法」、感染症対策に関する総合立法である「感染症法」、保健・医療分野の人材に関する「医師法」「保健師助産師看護師法」、住民の健康管理増進を目的とした「地域保健法」「健康増進法」、

障害者の医療費自己負担額を軽減する自立支援医療制度に関する「障害者総合支援法」（障害者の日常生活及び社会生活を総合的に支援するための法律）、効果的な治療法が確立していない難病患者に対する医療費助成等を行う「難病法」（難病の患者に対する医療等に関する法律）及び「児童福祉法」、社会保障の最後のよりどころ（セーフティネット）である「生活保護法」に基づく医療扶助など、多くの関連法制度によって実施されている。

2 医療保障制度の社会経済的な位置 －医療費と国民経済

（1）医療費

　近年増加の著しい75歳以上の後期高齢者の医療費の特性は、**図2－2－3**に示すとおりである。

　国民医療費は、平成12（2000）年度の介護保険制度実施により高齢者の医療費の一部が介護保険に移行したこと、診療報酬・薬価が定期的に改定されたこと、受診時の一部負担が高齢者については定率の1割（平成14〔2002〕年）に、その他の者については原則3割（平成15〔2003〕

〈図2－2－3〉 後期高齢者医療費の特性

令和2 （2020）年度

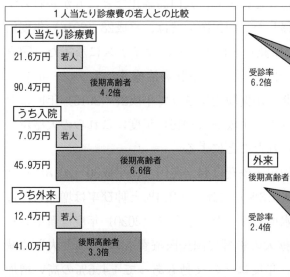

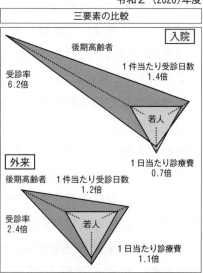

（注）1．後期高齢者とは後期高齢者医療制度の被保険者であり、若人とは後期高齢者医療制度以外の医療保険加入者である。
　　　2．入院は、入院時食事療養費・入院時生活療養費（医科）を含んでおり、外来は、入院外（医科）及び調剤費用額の合計である。
　　　3．後期高齢者の1人当たり医療費は92.1万円となっており、若人の1人当たり医療費22.0万円の4.2倍となっている。後期高齢者の1件当たり診療費を若人と比較すると、入院1.1倍、外来1.4倍。1年間の受診頻度を示す1人当たり日数で比較すると、入院8.8倍、外来2.9倍。
（出典）厚生労働省保険局調査課資料をもとに一部改変

〈図2-2-4〉国民医療費の動向

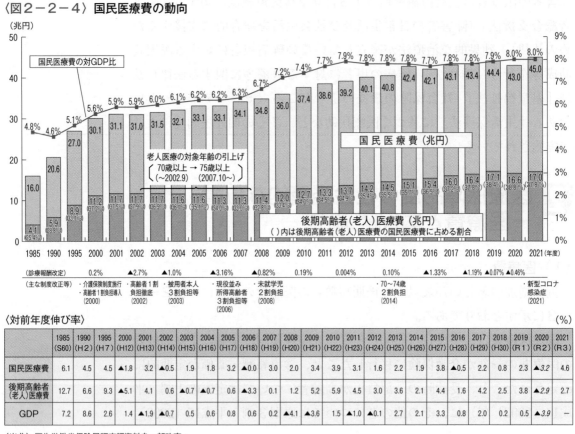

（出典）厚生労働省保険局調査課資料を一部改変

〈対前年度伸び率〉(%)

	1985 (S60)	1990 (H2)	1995 (H7)	2000 (H12)	2001 (H13)	2002 (H14)	2003 (H15)	2004 (H16)	2005 (H17)	2006 (H18)	2007 (H19)	2008 (H20)	2009 (H21)	2010 (H22)	2011 (H23)	2012 (H24)	2013 (H25)	2014 (H26)	2015 (H27)	2016 (H28)	2017 (H29)	2018 (H30)	2019 (R1)	2020 (R2)	2021 (R3)
国民医療費	6.1	4.5	4.5	▲1.8	3.2	▲0.5	1.9	1.8	3.2	▲0.0	3.0	2.0	3.4	3.9	3.1	1.6	2.2	1.9	3.8	▲0.5	2.2	0.8	2.3	▲3.2	4.6
後期高齢者 （老人）医療費	12.7	6.6	9.3	▲5.1	4.1	0.6	▲0.7	▲0.7	0.6	▲3.3	0.1	1.2	5.2	5.9	4.5	3.0	3.6	2.1	4.4	1.6	4.2	2.5	3.8	▲2.9	2.7
GDP	7.2	8.6	2.6	1.4	▲1.9	▲0.7	0.5	0.6	0.8	0.6	0.2	▲4.1	▲3.6	1.5	▲1.0	▲0.1	2.7	2.1	3.3	0.8	2.0	0.2	0.5	▲3.9	—

年）に引き上げられたことなどにより、人口高齢化などにもかかわらず微減あるいは横ばいで推移した。国民医療費は、平成28（2016）年度約42.1兆円（対前年度比0.5%減）と10年ぶりにマイナスになった（**図2-2-4**）。これは、ハーボニーなどC型肝炎治療薬、オプジーボ等のがん治療薬など超高額の薬剤が保険適用されて平成27（2015）年度に薬剤費が急増したことを受けて、平成28（2016）年度にこれらの大型新薬の薬価が大幅に引き下げられたことによる。

令和元（2019）年度の国民医療費は44.4兆円で、平成30（2018）年度の43.4兆円（対前年度比＋0.8%）に比べ＋2.4%と伸び率は増加し、近年の経済成長率とほぼ同水準となった。令和2（2020）年度は新型コロナウイルス感染症の感染拡大の影響で国民医療費も▲3.2%と大きく減少したが、令和3（2021）年度はその反動もあって＋4.6%の高い増加率となった（**図2-2-4**）。国内総生産（GDP。令和2〔2020〕年度537.6兆円）に対する国民医療費の比率を見ると（令和2〔2020〕年度）、わが国は8.0%となっている。

〈図２-２-５〉国民医療費の構造（令和３〔2021〕年度）

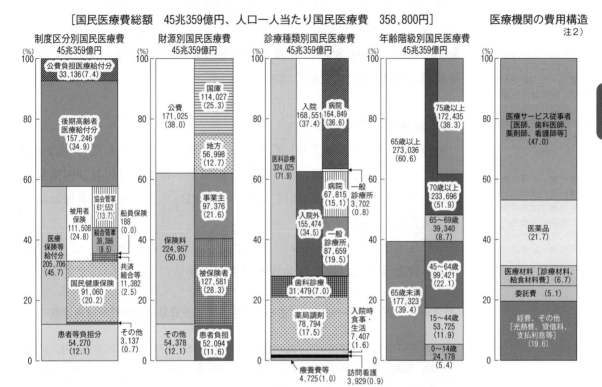

注：1）括弧なし数値は推計額（単位：億円）、括弧内の数値は構成割合（単位：％）
　　2）制度区分別国民医療費は令和３年度内の診療についての支払確定額を積み上げたものである（ただし、患者負担分は推計値）

（出典）厚生労働省「医療保険に関する基礎資料」をもとに一部改変

　わが国の国民医療費の構成・内容を見ると（令和元〔2019〕年度）、病院医療費のウエイトが51.8％（病院の入院医療費37.2％、外来医療費14.6％）で、欧米と比べ病院の外来医療費の高い割合が特徴的である（**図２-２-５**）。

　病院における**平均在院日数**は、昭和59（1984）年45.5日、平成11（1999）年41.8日から見ると令和４（2022）年12月26.5日とかなり短縮してきているが、欧米と比べるとなお２～３倍長い。

　また、医療費の約５割は人件費が占め、**薬剤費比率**も21.6％（令和元〔2019〕年度）と欧米と比べて高い。

　近年、生活習慣病の増加、医薬分業の急速な進展に伴い、調剤医療費は、７兆7,059億円へと急速に増加しており（令和３〔2021〕年度）、国民医療費に占める調剤医療費割合も平成17（2005）年の13.8％から令和３（2021）年度には17.5％へと増大している。

（2）社会保障費用と医療

社会保障給付費は令和5（2023）年度134.3兆円（予算ベース）で、そのうち、医療給付費は41.6兆円（社会保障給付費総額の31.0%）、年金60.1兆円（同44.8%）、介護・福祉その他は32.5兆円（24.2%。うち介護13.5兆円〔同10.1%〕）となっている。

（3）医療費と国の予算

国の一般会計予算（当初）の総額は、令和5（2023）年度114兆3,812億円で、そのうち一般歳出（一般会計の額から地方交付税及び国債費を除いた分）は、72兆7,317億円（**表２-２-２**）、そのうち社会保障関係費は36兆8,889億円である。

令和5（2023）年度の国の一般会計予算の歳出内訳をみると、社会保障関係費と地方交付税交付金等と国債費（国債の元利払いに充てられる

〈表２-２-２〉**国の一般歳出に占める厚生労働省予算及び医療費国庫負担額（当初予算額）**

	昭和55年度	平成2年度	7	10	15	20	24	28
一般歳出（億円）	307,332	353,731	421,417	445,362	475,922	472,845	517,957	578,286
（対前年度伸び率）(%)	5.1	3.8	3.1	-1.3	0.1	0.7	-4.2	2.4
厚生労働省予算（億円）	81,495	115,652	140,115	149,990	193,787	221,223	266,873	303,110
（対前年度伸び率）(%)	7.9	6.7	2.9	1.9	3.8	3.0	-7.9	1.3
医療費国庫負担（億円）	35,871	51,872	62,017	68,632	77,772	85,644	102,442	112,231
（対前年度伸び率）(%)	6.9	4.2	5.9	4.3	4.0	1.6	3.3	0.5
一般歳出に占める厚生労働省予算の割合(%)	26.5	32.7	33.2	33.7	40.7	46.8	51.5	52.4
一般歳出に占める医療費国庫負担の割合(%)	11.7	14.7	14.7	15.4	16.3	18.1	19.8	19.4
厚生労働省予算に占める医療費国庫負担の割合(%)	44.0	44.9	44.3	45.8	40.1	38.7	38.4	37.0

	31（令和元）	令和2年度	3	4	5
一般歳出（億円）	619,639	634,972	669,020	673,746	727,317
（対前年度伸び率）(%)	5.2	-2.5	5.4	0.7	
厚生労働省予算（億円）	320,358	329,861	331,380	335,160	331,685
（対前年度伸び率）(%)	2.9	3.2	0.5	+1.1	+1.6
医療費国庫負担（億円）	119,974	122,674	120,799	121,903	122,356
（対前年度伸び率）(%)	1.6	2.3	-1.5	0.9	0.5
一般歳出に占める厚生労働省予算の割合(%)	51.7	51.9	49.5	49.7	45.6
一般歳出に占める医療費国庫負担の割合(%)	19.4	19.3	18.1	18.1	16.7
厚生労働省予算に占める医療費国庫負担の割合(%)	37.4	37.2	36.5	36.4	36.9

（出典）厚生労働省資料

費用）で歳出全体の３分の２を上回っている。令和５（2023）年度の一般会計予算における歳入のうち税収は約69兆円を見込んでいる。本来、その年の歳出はその年の税収やその他収入でまかなうべきであるが、令和５（2023）年度予算では歳出全体の約３分の２しかまかなえず、残りの３分の１を公債金（国債、すなわち借金）に依存している。これは将来世代の負担となる。また、社会保障の目的財源とされている消費税の税収は23.4兆円と、税収の中では最多であるが、社会保障費36.9兆円の63％しかまかなうことができず、その結果、社会保障制度の財政や制度運営に大きな影響を及ぼしている。

厚生労働省関係の社会保障関係費[*10]は33兆1,685億円（対前年度＋1.6％）、その中で医療費国庫分は12兆2,356億円（社会保障関係費の36.9％、国の一般歳出の16.7％）と大変高いウエイトを占めている（**表2-2-2**）。

近年、救急医療や産科医療等に対する社会的不安の解消が課題となっており、また人口高齢化、医療ニーズの高度化等に伴って、医療費国庫負担の伸び率は経済成長率を上回る高い増加となっていることから、毎年の予算編成にあたって、医療費の適正化とその財源確保が大きな課題となっている。

（4）医療サービスの従事者・医療提供体制
❶医療従事者数の現況
わが国の医師数[*11]は、33万9,623人で、人口10万当たり269.2人となっている（令和２〔2020〕年末[*12]）。都道府県別に見ると、徳島県338.4人、京都府332.6人、高知県322.0人に比べ、埼玉県177.8人、茨城県193.8人、新潟県204.3人と地域格差が大きい。

また、歯科医師数[*13]は10万7,443人、人口10万当たり85.2人[*14]となっている。

就業看護師は128万911人（うち男性10万4,365人）、就業准看護師は28万4,589人（同２万726人）で、合計156万5,500人となっており[*15]、病院に98万5,343人、診療所26万1,732人、介護保険施設等17万1,178人、社会福祉施設３万2,576人が業務に従事している。

看護職員[*16]（保健師・助産師・看護師及び准看護師）は、令和２（2020）年末に166万人であるが、令和７（2025）年には196万～206万人必要となるものと予測されており、年間３万人ずつ増加してきている現状ペースでも、３万～13万人不足するという厳しい見通しとなっている。

医療サービスの従事者（常勤換算）は、平成28（2016）年10月には、

[*10]
政府全体では、36兆8,889億円（令和5〔2023〕年度）。

[*11]
医師については、本書第2部第6章第1節1参照。

[*12]
令和2（2020）年医師・歯科医師・薬剤師統計の概況。

[*13]
歯科医師については、本書第2部第6章第1節2参照。

[*14]
*12に同じ。

[*15]
令和2年衛生行政報告例（就業医療関係者）の概況。

[*16]
保健師・助産師・看護師等については、本書第2部第6章第1節4参照。

病院202万5,508人、一般診療所101万5,268人、歯科診療所44万459人で約350万人に達し、就業者総数約5,687万人の6.1％を占めている。薬局、訪問看護、あんま・はり・きゅうなどの療術業、健康相談施設、医薬品製造及び卸、臨床検査・給食・リネンサプライなど外部委託サービスや介護関連サービスなど関連産業を含めると、この割合はさらに大きいものとなる。

　なお、医療・福祉分野の就業者（事務職を含む）は右肩上がりで増加し、令和元（2019）年には843万人と、平成14（2002）年の約1.8倍になっている。全産業に占める医療・福祉の就業者の割合についても、平成14（2002）年段階では7.5％（13人に1人）だったものが、令和元（2019）年には12.5％に増え、約8人に1人が医療・福祉分野で働いていることになる。需要面から将来のこの分野の就業者数を推計すると、令和7（2025）年度に医療322万人、介護406万人で医療福祉分野全体では931万人が、令和22（2040）年には1,070万人（就業者全体の18〜20％）に増大すると見込まれている。

　厳しい近年の経済情勢であるが、今後、高齢化のいっそうの進展、看護・介護体制充実の要請などに伴って、従事者数は増加していくと見込まれており、近年、政府の掲げる成長戦略においても医療・介護分野は雇用者の増加が期待される有望な分野になると期待されている。

❷医療提供体制の国際比較

　わが国の医療施設の現況については、**表2−2−3**のとおりである。日本の医療提供の現状（平成29〔2017〕年）を先進各国と比較すると、**表2−2−4**のとおりである。日本の人口1,000人当たり臨床医師数は2.4人と、OECD諸国平均の3.5人を下回っているが、これは昭和60年代以降、政府が医学部入学定員を抑制してきたことによる。

　また、臨床看護職員数は人口1,000人当たり日本は11.3人で、OECD諸国平均をやや上回っている。他方、日本はOECD諸国の中で最も病床数が多く、一方で病床100床当たりの臨床看護職員数は86.5人と著しく少ない。また、平均在院日数も長いことなどから、「医療機能の分担と連携」が課題とされてきたが、近年ようやく改善されるようになってきた。

　療養病床（病床数38万床：平成16〔2004〕年10月）については、平成23（2011）年度末までに介護保険適用型（13万床：平成16〔2004〕年10月）を廃止し、医療保険適用型（25万床：同年）も真に医療の必要度の高いものに限って受け入れ15万床程度に削減することとされた。

〈表２－２－３〉医療施設数等の現況

（令和元〔2019〕年10月）

		施設数（か所）	施設総数	病床数
病院	一般病院	7,246	8,300	887,847
	（療養病床を有する病院）	3,662		308,444
	精神科病院（精神病床のみを有する病院）	1,054		326,666
	救急告示病院			—
一般診療所	有　床	6,644	102,616	90,825
	（療養病床を有する診療所）	780		7,882
	無　床	95,972		—
歯科診療所		68,500	68,500	—

（出典）厚生労働省資料をもとに作成

〈表２－２－４〉医療分野についての国際比較

（2017年）

	アメリカ	イギリス	ドイツ	フランス	スウェーデン	日本
人口千人当たり総病床数	2.8[※3]	2.5	8.0	6.0	2.2	13.1
人口千人当たり急性期医療病床数	2.4[※3]	2.1	6.0	3.1	2.0	7.8
人口千人当たり臨床医師数	2.6	2.8	4.3	3.2	4.1[※3]	2.4[※3]
病床百床当たり臨床医師数	93.5[※3]	110.8	53.1	52.8	176.0[※3]	18.5[※3]
人口千人当たり臨床看護職員数	11.7[#]	7.8	12.9	10.5[#]	10.9[※3]	11.3[※3]
病床百床当たり臨床看護職員数	419.9[※3#]	308.5	161.6	175.3[#]	466.1[※3]	86.5[※3]
平均在院日数	6.1[※3]	6.9	8.9	9.9[※3]	5.7	28.2
平均在院日数（急性期）	5.5[※3]	5.9	7.5	5.6[※3]	5.5	16.2
人口一人当たり外来診察回数	4.0[※2]	5.0[※1]	9.9	6.1[※3]	2.8	12.6[※3]
女性医師割合（％）	36.1	47.6	46.6	44.5	48.0[※3]	21.0[※3]
一人当たり医療費（米ドル）	10,207	3,943	5,848	4,931	5,264	4,630
総医療費の対GDP比（％）	17.1	9.6	11.2	11.3	11.0	10.9
OECD加盟諸国間での順位	1	13	4	3	5	6
平均寿命（男）(歳)	76.1	79.5	78.7	79.6	80.8	81.1
平均寿命（女)(歳)	81.1	83.1	83.4	85.6	84.1	87.3

（注1）「※1」は2009年、「※2」は2011年、「※3」は2016年。
（注2）「#」は実際に臨床にあたる職員に加え、研究機関等で勤務する職員を含む。
（注3）一人当たり医療費（米ドル）については、購買力平価である。
（注4）「病床百床当たり臨床医師数」は、臨床医師数を病床数で単純に割って100をかけた数値である。
（注5）「病床百床当たり臨床看護職員数」は、臨床看護職員数（アメリカ、フランスは研究機関等で勤務する職員を含む）を病床数で単純に割って100をかけた数値である。
（出典）「OECD Health Statistics 2019」「OECD.Stat」をもとに作成

これは、わが国の医療提供体制については、

①諸外国に比べ人口当たり病床数が多く、また、平均在院日数が長く入院医療の質の面や医療費の適正化の観点から問題が多いこと、

②急性期病院へ人材を再配置し病院機能を強化すること、

③在宅医療、在宅介護の充実を図る必要があること、

などから、療養病床の削減と介護老人保健施設等への転換が求められた[*17]ためである。

*17
本双書第3巻第5章第2節4（4）参照。

しかし、介護療養病床については、介護老人保健施設等への転換が進んでいないこと、また、利用者のニーズも強いこと（平成23年〔2011〕年の介護療養病床入院患者は8万4,400人。平成28〔2016〕年5万9,000人）などから、その廃止時期は平成29（2017）年度末まで6年間延期された。

平成30（2018）年4月から、介護療養病床に代わる新たな介護保険施設として「介護医療院」[*18]が新設された。既存の介護療養病床については、開設者の判断により、令和6（2024）年までの間に、介護医療院や介護老人保健施設、医療療養病床などへ転換することが進められている。

*18
*17に同じ。

また医師の質の向上を図るため、平成16（2004）年4月から臨床研修が必修化され、アルバイトをせずに実地研修に2年間専念することとされた。

近年、医師等の地域的な偏在、産科・小児科・救急部門などの不足に加えて、絶対数の不足が社会問題化してきており、医学部入学定員については、平成19（2007）年度の7,625人から平成29（2017）年度9,420人[*19]へと増員された。なお、平成28（2016）年4月に宮城県仙台市に、翌平成29（2017）年4月には千葉県成田市にそれぞれ医学部が新設されたほか、医師等の処遇改善、働き方改革などが進められている。

*19
令和2（2020）年度においては、9,330人（地域枠含む）に減員。

3 医療保険制度の概要

（1）医療保険の基本的な仕組み

医療保険は、疾病や傷害という「保険事故」に起因して発生する医療の費用負担や収入の低下に対する保障を目的とする社会保険である。保険事業を行う主体を「保険者」という。医療保険制度の「被保険者」は、保険者に対し「保険料」を納め、保険事故が発生した場合に「保険給付」を受けることになる。保険給付の概要は**表2－2－5**のとおりである。

また、被保険者に扶養されている者（主に被保険者の収入によって生計を維持している者）を「被扶養者」といい、保険給付の対象となる。

〈表2−2−5〉公的医療保険の保険給付の概要

(令和5〔2023〕年4月現在)

給付		国民健康保険・後期高齢者医療制度	健康保険・共済制度
医療給付	療養の給付 訪問看護療養費	義務教育就学前：8割、義務教育就学後から70歳未満：7割、70歳以上75歳未満：8割（現役並み所得者：7割）、75歳以上：9割（現役並み所得者以外の一定所得以上の者：8割（※）、現役並み所得者：7割） ※令和4年10月1日から施行。	
	入院時食事療養費	食事療養標準負担額：一食につき460円	低所得者： 一食につき210円 （低所得者で90日を超える入院： 一食につき160円） 特に所得の低い低所得者（70歳以上）：一食につき100円
	入院時生活療養費 （65歳〜）	生活療養標準負担額： 一食につき460円（＊）＋370円（居住費） （＊）入院時生活療養（Ⅱ）を算定する 保険医療機関では420円	低所得者：一食につき210円（食費）＋370円（居住費） 特に所得の低い低所得者： 一食につき130円（食費）＋370円（居住費） 老齢福祉年金受給者：一食につき100円（食費） 注：難病等の患者の負担は食事療養標準負担額と同額
	高額療養費 （自己負担限度額）	70歳未満の者 （括弧内の額は、4か月目以降の多数該当） ＜年収約1,160万円〜＞ 252,600円＋（医療費−842,000）×1％ （140,100円） ＜年収約770〜約1,160万円＞ 167,400円＋（医療費−558,000）×1％ （93,000円） ＜年収約370〜約770万円＞ 80,100円＋（医療費−267,000）×1％ （44,400円） ＜〜年収約370万円＞ 57,600円 （44,400円） ＜住民税非課税＞ 35,400円 （24,600円）	70歳以上の者 （括弧内の額は、4か月目以降の多数該当） 入院 外来【個人ごと】 ＜年収約1,160万円〜＞ 252,600円＋（医療費−842,000）×1％ （140,100円） ＜年収770〜約1,160万円＞ 167,400円＋（医療費−558,000）×1％ （93,000円） ＜年収約370〜約770万円＞ 80,100円＋（医療費−267,000）×1％ （44,400円） ＜一般＞ 57,600円 18,000円 （44,400円） ［年間上限144,000円］ ＜低所得者＞ 24,600円 8,000円 ＜低所得者のうち特に所得の低い者＞ 15,000円 8,000円
現金給付	出産育児一時金 （※1）	被保険者またはその被扶養者が出産した場合、原則50万円を支給。国民健康保険では、支給額は、条例または規約の定めるところによる（多くの保険者で原則50万円）。	
	埋葬料（※2）	被保険者またはその被扶養者が死亡した場合、健康保険・共済組合においては埋葬料を定額5万円を支給。また、国民健康保険、後期高齢者医療制度においては、条例または規約の定める額を支給（ほとんどの市町村、後期高齢者医療広域連合で実施。1〜5万円程度を支給）。	
	傷病手当金	任意給付	被保険者が業務外の事由による療養のため労務不能となった場合、その期間中、最長で1年6か月、1日に付き直近12か月の標準報酬月額を平均した額の30分の1に相当する額の3分の2に相当する金額を支給
	出産手当金		被保険者本人の産休中（出産日以前42日から出産日後56日まで）の間、1日に付き直近12か月の標準報酬月額を平均した額の30分の1に相当する額の3分の2に相当する金額

（※1）後期高齢者医療制度では出産に対する給付がない。また、健康保険の被扶養者については家族出産育児一時金、共済制度では出産費、家族出産費の名称で給付される。

（※2）被扶養者については、「家族埋葬料」の名称で給付、国民健康保険・後期高齢者医療制度では「葬祭費」の名称で給付される。

（出典）厚生労働省資料をもとに一部改変

（2）分立している医療保険制度と保険者

わが国の医療保険制度は、大別すると、企業に雇用されているサラリーマン・労働者及びその被扶養者を対象とする被用者保険、農業・自営業・無職の者を対象とする地域保険（国民健康保険）とに分かれている（**図2−2−6、表2−2−6**）。

昭和58（1983）年2月に創設された「老人保健制度」は、平成20（2008）年3月末に廃止され、75歳以上の者については、独立型の「後期高齢者医療制度」の被保険者として適用されている。

また、74歳未満の者については、それぞれの者の加入する医療保険に継続加入し、保険者間で前期高齢者の加入割合を平均化する観点に立っ

〈図２−２−６〉医療保険制度の体系

（令和４〔2022〕年度）

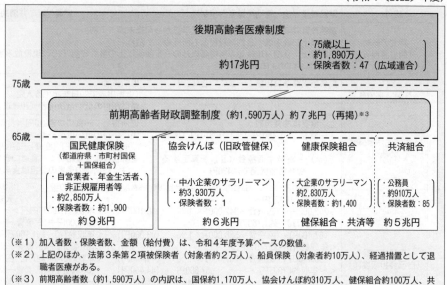

後期高齢者医療制度

約17兆円

・75歳以上
・約1,890万人
・保険者数：47（広域連合）

75歳

前期高齢者財政調整制度（約1,590万人）約７兆円（再掲）※３

65歳

国民健康保険 （都道府県・市町村国保 ＋国保組合）	協会けんぽ（旧政管健保）	健康保険組合	共済組合
・自営業者、年金生活者、 　非正規雇用者等 ・約2,850万人 ・保険者数：約1,900	・中小企業のサラリーマン ・約3,930万人 ・保険者数：1	・大企業のサラリーマン ・約2,830万人 ・保険者数：約1,400	・公務員 ・約910万人 ・保険者数：85
約９兆円	約６兆円	健保組合・共済等　約５兆円	

（※１）加入者数・保険者数、金額（給付費）は、令和４年度予算ベースの数値。
（※２）上記のほか、法第３条第２項被保険者（対象者約２万人）、船員保険（対象者約10万人）、経過措置として退職者医療がある。
（※３）前期高齢者数（約1,590万人）の内訳は、国保約1,170万人、協会けんぽ約310万人、健保組合約100万人、共済組合約20万人。

（出典）厚生労働省資料

た財政調整が行われる仕組み（前期高齢者財政調査制度）に移行している。

（3）保険給付の仕組み

　保険給付には２通りの給付があり、医療機関にかかって医療サービスや薬剤など物の形で診療行為を受け取ることを「現物給付」（療養の給付）といい、保険者から「傷病手当金」や「出産育児一時金」のように現金の形で受け取ることを「現金給付」という。

　医療機関等の申請に基づいて厚生労働大臣が「保険医療機関」「保険薬局」の指定を行う。

　保険医療機関などが医療保険制度の加入者に対して医療サービスを提供した場合には、加入者は、保険医療機関などの窓口で「一部負担金」を支払い、保険医療機関などは「審査支払機関」を通じて、保険者に患者の一部負担金（**図２−２−７**）を除いた「診療報酬」の請求をし、その額が保険者から審査支払機関を通じて保険医療機関に支払われることとなる（**図２−２−８**）。こうした仕組みを「現物給付」という。

　審査支払機関
　・被用者保険：**社会保険診療報酬支払基金**（支払基金）
　・国民健康保険：**国民健康保険団体連合会**（国保連）

〈表２－２－６〉各保険者の比較

	市町村国保	協会けんぽ	組合健保	共済組合	後期高齢者医療制度
保険者数 （令和２年３月末）	1,716	1	1,388	85	47
加入者数 （令和２年３月末）	2,660万人 （1,733万世帯）	4,044万人 （被保険者2,479万人 被扶養者1,565万人）	2,884万人 （被保険者1,635万人 被扶養者1,249万人）	854万人 （被保険者456万人 被扶養者398万人）	1,803万人
加入者平均年齢 （令和元年度）	53.6歳	38.1歳	35.2歳	32.9歳	82.5歳
65～74歳の割合 （令和元年度）	43.6%	7.7%	3.4%	1.4%	1.7%（※1)
加入者一人当たり 医療費（令和元年度）	37.9万円	18.6万円	16.4万円	16.3万円	95.4万円
加入者一人当たり 平均所得（※2） （令和元年度）	86万円 （一世帯当たり 133万円）	159万円 （一世帯当たり（※3） 260万円）	227万円 （一世帯当たり（※3） 400万円）	248万円 （一世帯当たり（※3） 462万円）	86万円
加入者一人当たり 平均保険料 （令和元年度）（※4） 〈事業主負担込〉	8.9万円 （一世帯当たり 13.8万円）	11.9万円〈23.8万円〉 （被保険者一人当たり 19.5万円〈38.9万円〉）	13.2万円〈28.9万円〉 （被保険者一人当たり 23.2万円〈50.8万円〉）	14.4万円〈28.8万円〉 （被保険者一人当たり 26.8万円〈53.6万円〉）	7.2万円
保険料負担率	10.3%	7.5%	5.8%	5.8%	8.4%
公費負担	給付費等の50% ＋保険料軽減等	給付費等の16.4%	後期高齢者支援金等 の負担が重い保険者 等への補助	なし	給付費等の約50% ＋保険料軽減等
公費負担額（※5） （令和４年度予算ベース）	4兆3,034億円 （国3兆1,115億円）	1兆2,360億円 （全額国費）	725億円 （全額国費）		8兆5,885億円 （国5兆4,653億円）

（※1）広域連合が一定の障害の状態にあると認定した者の割合。
（※2）市町村国保及び後期高齢者医療制度については、「総所得金額（収入総額から必要経費、給与所得控除、公的年金等控除を差し引いたもの）及び山林所得金額」に「雑損失の繰越控除額」と「分離譲渡所得金額」を加えたものを加入者数で除したもの。協会けんぽ、組合健保、共済組合については、「標準報酬総額」から「給与所得控除に相当する額」を除いたものを、年度平均加入者数で除した参考値。
（※3）被保険者一人当たりの金額。
（※4）加入者一人当たり保険料は、市町村国保・後期高齢者医療制度は現年分保険料調定額、被用者保険は決算における保険料額を基に推計。（保険料額に介護保険分は含まない。）
（※5）介護納付金・特定健診・特定保健指導等に対する負担金・補助金は含まれていない。
（出典）厚生労働省資料をもとに一部改変

（4）わが国の医療保険制度の特徴

わが国の医療保険制度の特徴には、以下の点などがあげられる。

①強制加入

強制適用、強制加入の社会保険であること

②保険者

各人の属することになる保険者は、勤務先の企業、居住地などによって法令の定めにより決定され、個人は自由に選べないこと

③公法人

保険者は、特別の法人（健康保険組合、共済組合、全国健康保険協会など）、市町村などの公的機関がなること

④保険給付

保険給付の種類や金額は、法令で定められていること（医療の給付については「診療報酬点数表」や「薬価基準」、療養担当規則など

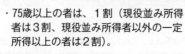

〈図2−2−7〉医療費の一部負担（自己負担）割合

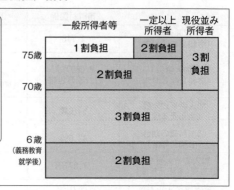

・75歳以上の者は、1割（現役並み所得者は3割、現役並み所得者以外の一定所得以上の者は2割）。

・70歳から74歳までの者は、2割（現役並み所得者は3割）。

・70歳未満の者は3割。6歳（義務教育就学前）未満の者は2割。

（出典）厚生労働省資料を一部改変

〈図2−2−8〉わが国の医療保険制度の仕組み

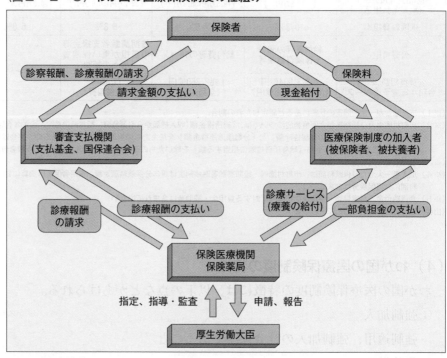

（出典）厚生労働省資料

　の法令によって公定されている〔**表2−2−5**〕）

⑤診療報酬

　診療報酬は、いわゆる「出来高払い」の方式が基本となっているが、近年、高齢者医療などの分野で徐々に包括的な「定額払い」が導入されるようになってきたこと

⑥一部負担金

患者は、受診時に保険医療機関及び保険薬局の窓口で、年齢や所得に応じて法律で定められた一部負担金を支払うこと。

負担率は年齢に応じた一定率（義務教育就学前2割、義務教育就学後～70歳未満3割、70歳以上75歳未満2割、75歳以上1割）が法定されている[20]。ただし、一定の所得のある75歳以上の後期高齢者は2割負担、現役世代並みの所得のある70歳以上の者については後期高齢者を含め3割負担とされている（**図2-2-7**）。

また、入院時の患者については、在宅患者の負担との公平などの観点から、食事・居住費に関し標準的な負担額が設定されている。

⑦高額療養費制度

受診時の患者負担は、定率負担であるため高額な医療費の場合には支払い能力を超える場合が生ずるため、「**高額療養費制度**」が設けられている（**表2-2-5**）。

患者の自己負担限度額は、年齢及び所得水準（年収）によって月ごとの限度額が法定されており、また、年間の多数回該当の場合や同一世帯の患者の自己負担の合算の仕組み等も設けられている。

また、長期にわたって高額な医療を必要とする腎臓病の血液透析、血友病、エイズ患者については、月額の自己負担限度額は原則1万円とされている。

（5）被用者保険と地域保険

❶被用者保険

「**被用者保険**」は、事業所に使用されている者を被保険者とし、その被扶養者も給付対象とする医療保険である。企業ごとに、または同種の企業が集まってその従業員で組織する「**健康保険組合**」が運営している組合管掌健康保険、それ以外の主として中小の民間企業の従業員を対象とした「**全国健康保険協会**」（通称、**協会けんぽ**。平成20〔2008〕年10月発足）のほかに、公務員や私立学校の教職員などを対象とした「**共済組合**」、船員を対象とした「船員保険」がある。

被用者保険では、保険料については「事業主負担」があり、原則として労使折半の保険料負担とされている。また、給付の面では「傷病手当金」「出産育児一時金」といった「現金給付」が法定されている。

❷地域保険

「**地域保険**」は、同一地域内に居住する人を被保険者とする医療保険

[20]
・現行制度となる以前は、被用者保険の本人は自己負担なし（現物給付）が原則で、その家族や国保の被保険者は定率の負担があった（被用者保険の被扶養者や国保の被保険者は5割保険給付・5割自己負担から保険適用が始まった）。
・給付率の引き上げが逐次行われ、さらに高齢者は昭和48（1973）～58（1983）年までは税財源の公費負担で自己負担なしの老人医療費無料化が行われていた。
・昭和58（1983）年からは老人保健法が実施され「定額負担」の仕組みが導入された。
・昭和50年代後半から平成10年代にかけて、「定率負担」の導入によって制度間・世代間の公平化が図られるようになった。
・現在では年齢別に負担率が設定され、所得の高い高齢者については負担率が3割に引き上げられている。

である。市町村及び特別区の運営する「**国民健康保険**」がこれに該当し、国民健康保険は、被用者保険のいずれの制度にも加入できない農業者、自営業者、無職の者などを被保険者としている（国保においては被扶養者という仕組みはなく、すべての加入者が被保険者となっている）。

　また、国民健康保険には市町村国民健康保険のほかに、自営業である医師や土木建築業者などの同業者で組織する「**国民健康保険組合**」がある。

　各保険者の間には、加入者の年齢構成や、所得水準等に差異があること、給付内容や保険料水準に格差があることなどから、老人保健制度及び退職者医療制度の創設や給付率（自己負担割合）の統一等により、制度間の格差の是正、公平化が進められてきた。

（6）診療報酬

❶診療報酬

　診療報酬は、医科、歯科、調剤報酬とに分かれる。具体的な診療報酬の額は、施した医療行為ごとにそれぞれの項目に対応した点数によって計算され（いわゆる「出来高払い」）、１点の単価は10円である。例えば盲腸で入院した場合、初診料、入院料×入院日数、盲腸の手術代、検査料、薬剤料などが加算されて算定され、医療機関は、その合計額から患者の一部負担分を差し引いた額を審査支払機関から受け取ることになる。

　診療報酬は、中央社会保険医療協議会（中医協）が実施する医療経済実態調査の結果をふまえて国が改定率を定め、それを受けて、社会保障審議会（医療部会及び医療保険部会）の改定基本方針にそって改定される。これまで２年に一度改定され、４月に実施されてきたが、令和６（2024）年度からは、医療機関等のシステム改修等実務負担の緩和の観点などから、６月実施に変更されることとなった。

❷DPC制度（DPC/PDPS）

　平成15（2003）年度から、特定機能病院等における急性の入院患者について、「**DPC制度（DPC/PDPS）**」（疾病の態様に応じた１日当たりの包括的な支払い方式）が導入されている。適用病院は逐年増加し、わが国の一般病床数の５割以上に適用されるようになってきている。

❸包括評価

　慢性期入院医療については、平成18（2006）年４月から医療の必要性の程度、患者のADL（日常生活動作）の状況等に基づく「患者分類を

用いた包括評価」が行われており、医療の必要性の高い者については評価（診療報酬点数）を高くし、医療の必要性の低い者については評価を低くしている。

❹薬価基準と特定保険医療材料価格基準

「薬価基準」は厚生労働大臣が定めており、保険診療において使用可能な医薬費の「品目リスト」、保険者から医療機関、薬局等への「支払価格の基準表」という2つの役割をもっている。

薬価基準には現在、個々の医薬品の銘柄ごとに約1万6,000品目が収載されている。「薬価調査」によって把握した市場実勢価格に基づいて診療報酬点数表と同時期に原則2年に1回全面改定されてきたが[*21]、令和3（2021）年度からは、毎年度実施される薬価調査の結果に基づいて、中間年においても薬価基準の価格改定が行われることになった（毎年薬価改定）。

ペースメーカーや人工関節などの医療材料は、その「機能区分」ごとに材料価格基準が個別に評価・設定されている（特定保険医療材料価格基準）。

4 高齢者医療制度

わが国では国民健康保険と被用者保険の2本立てで国民皆保険を実現しているが、所得が高く医療費の低い現役世代は被用者保険に多く加入する一方、退職して所得が下がり医療費が高い高齢期になると国民健康保険に加入するといった構造的な課題がある。

高齢期になると医療費がかかるようになるため、人口の年齢構成の違いは保険財政に大きな影響を与える。中でも国民健康保険においては、被用者保険の高齢退職者が加入するため高齢者の加入率が特に高くなっており、医療費の負担が重くなってきた。

このため、高齢者にかかる医療費を国民健康保険にしわ寄せするのではなく、国民全体で公平に負担する目的で、昭和58（1983）年から国・県・市町村及び医療保険の各保険者が共同で負担する「老人保健制度」が創設され、受診時における一部負担の制度が設けられる（有料化）とともに、新たに老人保健事業（ヘルス事業）が行われることとなった。

この老人保健制度は、運営実施の主体が不明確で医療費の適正化・効率化のインセンティブが機能しないといった批判が強かったことから、

平成20（2008）年3月末に廃止され、同年4月から新たな「高齢者医療制度」に移行した。この新制度は、高齢者医療を社会全体で支える観点に立って、75歳以上については都道府県ごとにすべての市町村で構成される「**広域連合**」が「**後期高齢者医療制度**」を運営し、現役世代からの支援金と公費で約9割をまかなうこととされている。

また、65〜74歳の「前期高齢者」については、保険者間の財政調整を行う仕組みが設けられた。

後期高齢者の医療費を後期高齢者以外の者（若人とよぶ）と比較すると（**図2−2−3**）のような特性がみられ、その特性に応じた特別な制度的対応が必要とされてきた。

（1）後期高齢者医療制度

後期高齢者医療制度の概要は、**図2−2−9**に示すとおりである（令和4〔2022〕年度予算ベース）。

〔運営主体〕都道府県ごとに、すべての市町村によって構成される「後期高齢者医療広域連合」。

〔対象者〕75歳以上の後期高齢者（約1,890万人）。

〔後期高齢者の保険料〕約1割（軽減措置により実質9％程度）。被保険者としてすべての者が保険料を負担（1人当たり全国平均月額6,400円）。基礎年金のみを受給している者は月額約1,180円。

〔後期高齢者医療費〕18.4兆円（給付費17.0兆円、受診時の患者負担1.5兆円）。

〈図2−2−9〉後期高齢者医療制度の財政構造（令和4〔2022〕年度予算）

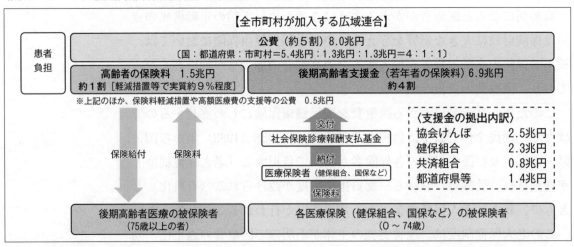

（出典）厚生労働省資料

〔公費〕約5割（8.0兆円）、国5.4兆円、都道府県1.3兆円、市町村1.3兆円（国4：都道府県1：市町村1）。

〔患者負担〕1.5兆円（原則1割負担。自己負担の上限を定める「高額療養費制度」により負担軽減の仕組みがある）。

〔後期高齢者支援金〕6.9兆円（約4割）。協会けんぽ2.5兆円、健保組合2.3兆円、共済組合0.8兆円、都道府県等1.4兆円。

　被用者保険が負担する後期高齢者支援金は、平成20（2008）年4月の制度発足当初は各保険者がその加入者数に応じて負担することとされた。その後、高齢加入者の多い保険者に対する財政支援・国庫負担額の削減の観点から、平成22（2010）年度から各被用者保険の保険者の総報酬額に応じた負担方法が段階的に導入され、平成29（2017）年度からは「全面総報酬割制」による算定となっている。

（2）前期高齢者医療制度（財政調整）

　前期高齢者（65〜74歳。約1,590万人）の医療費は、令和4（2022）年度、約6.7兆円と見込まれている。各保険者における前期高齢者の加入率は、国民健康保険は高く、協会けんぽと健康保険組合は低い実態があり、このような前期高齢者の偏在は保険者の財政に大きな影響を及ぼしていた。この不均衡を是正するため、前期高齢者の医療費の負担について保険者間の財政調整が行われている（**図2−2−10**）。

　各保険者は、その加入者数（0〜74歳）に応じて前期高齢者の医療費を負担する仕組みとなっており、全国平均を上回る加入率の保険者は「調整金」を受け取り、全国平均を下回る保険者は調整金を拠出する。

〈**図2−2−10**〉**前期高齢者医療費についての財政調整制度（令和4〔2022〕年度予算）**

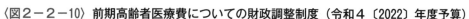
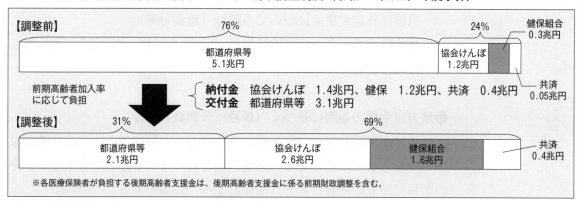

※各医療保険者が負担する後期高齢者支援金は、後期高齢者支援金に係る前期財政調整を含む。

（出典）厚生労働省資料をもとに一部改変

5 公費負担医療制度

（1）公費負担医療制度の仕組み

　「**公費負担医療制度**」は、医療保険制度とは別に、社会的弱者・障害者の救済と福祉、戦争による健康被害への国家補償、難病・慢性疾患の治療研究と助成、公衆衛生の向上といった観点から国民の医療を保障する公的な仕組みである。病気の種類や対象者の事情に応じて、医療費の全額または医療保険の患者一部負担額を「公費」で肩代わりしている。[*22]

❶公費優先制度

　医療費の全額を公費で負担する「公費優先」は、次のとおり。
- ・戦傷病者の公務上認定傷病への医療給付（戦傷病者特別援護法）
- ・原爆被爆者の認定疾病医療（原爆被爆者援護法）
- ・新感染症の入院医療（感染症法）
- ・生活保護の医療扶助（生活保護法）

❷保険優先制度

　患者の健康保険の一部負担分を公費で肩代わりする「保険優先」は、それぞれの制度によって医療費の一定割合の負担または所得に応じた患者負担の仕組みとなっている。
- ・感染症法の命令入所、一類感染症・二類感染症・新型インフルエンザ等感染症・指定感染症の入院医療、精神保健・麻薬・向精神薬の措置入院、などに伴う医療（社会防衛の観点）
- ・結核や精神疾患の通院医療など、適正医療の普及を目的とするもの（適正医療）
- ・原因不明で治療方法も未確立の「難病」、両親の負担が大きい「小児慢性特定疾患」についての給付（難病対策）
- ・身体障害児・者の自立支援医療（旧 更生医療、旧 育成医療）などの福祉的給付

❸地方自治体の条例に基づく（単独）公費負担制度

　このほか、乳幼児やひとり親家庭の子ども、障害者、小中高生を対象とした地方単独事業としての助成制度を行っているところもあるが、その名称や助成の内容は地方自治体によって差異がある。

[*22]
・令和2（2020）年度の公費負担医療の医療費は、3兆1,222億円（国民医療費の7.3%）である。
・そのうち、生活保護の医療扶助は1兆7,496億円で公費負担医療費全体の約6割、生活保護費の56.4%を占めている。
・障害者総合支援法による医療費は4,349億円、母子保健法・児童福祉法・精神保健福祉法・感染症法等による医療費及び地方自治体単独の実施事業による医療費は合計9,587億円。このうち、感染症法の給付は38億円。

（2）感染症法と感染症類型、新型コロナウイルス感染症

❶感染症法の制定

　人類は、疾病、とりわけペスト・痘そう・コレラ等の感染症の流行により多大な苦難を経験した。ときには文明存亡の危機に追いやった感染症の根絶は、まさに人類の悲願といえるものである。医学・医療の進歩や衛生水準の著しい向上により、多くの感染症が克服されてきた。しかし、新たな感染症の出現や既知の感染症の再興により、また国際交流の進展等に伴い、感染症は、新たな形で今なお人類に脅威を与えている。

　わが国においては、過去に、ハンセン病や後天性免疫不全症候群等（エイズ）の感染症の患者などに対するいわれのない差別や偏見が存在したこの事実を重く受け止め、伝染病予防法・性病予防法・エイズ予防法の３法を統合して「感染症法」（感染症の予防及び感染症の患者に対する医療に関する法律）が平成10（1998）年に制定され、さらに平成19（2007）年には、結核予防法も統合された。

　この感染症法に基づき、患者等の人権を尊重し、良質かつ適切な医療の提供を確保し、迅速かつ適確に対応する視点に立って総合的な施策の推進が図られている。

❷新型インフルエンザ等対策特別措置法と新型コロナウイルス感染症（COVID-19）

　21世紀に入って日本でも、重症呼吸器症候群（SARS、平成14〔2002〕年）、鳥インフルエンザ（平成19〔2007〕年）、新型インフルエンザ（平成21〔2009〕年）、中東呼吸器症候群（MERS、平成24〔2012〕年）が流行したことから、新型インフルエンザ等対策特別措置法が平成24（2012）年に制定された。

　令和3（2021）年2月、新型コロナウイルス感染症（COVID-19）が感染症法上「新型インフルエンザ等感染症」として位置付けられた（当初、法施行日から最長2年間の対象とされ、その後、この期限は撤廃された）。

　当初、新型コロナウイルス感染症は、「感染症類型2類相当」として位置付けられ、医療費とワクチン接種の公費負担、宿泊療養・自宅療養の協力要請、入院措置に応じない場合や入院先から逃げた場合の「罰則」、緊急時における医療関係者・検査機関への協力要請、正当な理由なく応じなかったときの勧告・公表等が定められ、また、「緊急事態宣言」「まん延防止等重点措置」等の措置をとることが可能となった。

〈表２−２−７〉感染症の類型と医療費の負担

感染症類型	主な対応	医療体制		医療費負担
新感染症	入院	特定感染症指定医療機関 （国が指定、全国に数か所）		全額公費（医療保険の適用なし）
１類感染症（ペスト、エボラ出血熱、南米出血熱等）	入院	第１種感染症指定医療機関 〔都道府県知事が指定。各都道府県に１か所〕		医療保険適用残額は公費で負担（入院について）
２類感染症（特定鳥インフルエンザ、結核、MERS等）		第２種感染症指定医療機関 〔都道府県知事が指定。各２次医療圏に１か所〕		
３類感染症（コレラ、腸管出血性大腸菌感染症等）	特定業務への就業制限	一般の医療機関		医療保険適用 （自己負担あり）
４類感染症（鳥インフルエンザ〔特定鳥インフルエンザを除く〕、ジカウイルス感染症等）	消毒等の対物措置			
５類感染症（インフルエンザ〔鳥インフルエンザ及び新型インフルエンザ等感染症を除く〕、新型コロナ感染症、エイズ、ウイルス性肝炎〔E型肝炎及びA型肝炎を除く〕等）	発生動向の把握・提供			
新型インフルエンザ等感染症（新型インフルエンザ、新型コロナウイルス感染症等）	入院 ※新型コロナウイルス感染症（COVID-19）については、宿泊療養・自宅療養による対応も可。	特定感染症指定医療機関・第１種感染症指定医療機関・第２種感染症指定医療機関		医療保険適用残額は公費で負担（入院について）

※１〜３類感染症以外で緊急の対応の必要が生じた感染症については、「指定感染症」として、政令で指定し、原則１年限りで１〜３類の感染症に準じた対応を行う。
（出典）厚生労働省資料

　「感染症類型２類相当」の場合には、新型コロナウイルス感染症患者の一部負担は感染症法の規定に基づき公費負担とされ、自己負担なしであったが、令和５（2023）年５月、新型コロナウイルス感染状況の変化等に伴って、新型コロナウイルス感染症の類型が「２類相当」から「５類」に変更され、患者自己負担が生じることとなった。

❸感染症の類型と医療費の負担
　感染症法による感染症の類型、医療提供施設、医療費の患者負担については、表２−２−７に示している。

（３）難病法
　難病の患者に対する医療等に関する法律（**難病法**）が平成27（2015）年１月から施行されており、従前、予算措置により実施されてきた特定疾患治療研究費等の事業は法律に基づく事業に改められた。難病法により、対象疾患の拡大、効果的な治療方法が確立されるまでの間の医療費の公費負担、所得に応じた一部負担の導入など、公平かつ安定的な医療費助成制度に改められるとともに、関連施策の総合的推進のための基本方針の策定、調査研究の推進、療養生活環境整備事業などが進められる

 こととなった。

　令和 3 （2021）年11月現在、338の疾病が**指定難病**として公費負担の
対象となっている。公費負担を受けるためには市区町村あるいは都道府
県・指定都市に申請して認定を受け、医療受給者証の交付を受ける必要
がある。令和 2 （2020）年度の難病法による医療費助成事業（補助率 2
分の 1 ）の規模は、2,288億円（うち国費1,137億円）である。

6　無料低額診療事業

　無料低額診療事業は、社会福祉法（第 2 条第 3 項第 9 号）に基づき、
生活困難者が、経済的な理由によって必要な医療を受ける機会を制限さ
れることのないよう、無料または低額の料金で診療を行う事業である。
診療施設において取り扱う患者の診療方針、診療報酬については、健康
保険法の例によることとされている。

　対象者は、低所得者・要保護者・ホームレス・DV被害者・人身取引
被害者・外国人などの生計困難者で、生活が改善するまでの一時的な措
置であり、無料診療の場合には生活保護開始までの原則 1 か月、最大 3
か月（一部負担の全額減免と一部免除には 6 か月）を基準に、保険診療
の受診時の自己負担の一部または全額が減免される。

　この事業は、社会福祉法の定める「第二種社会福祉事業」として位置
付けられており、経営主体によっては法人税・法人住民税、固定資産税
や不動産取得税の非課税などについて税制上の優遇措置が講じられる。
病院や診療所の事業主体が第二種社会福祉事業の届出を行い、都道府県
などが受理することにより事業を開始することができ、済生会・日本赤
十字社などの社会福祉法人、公益法人（社団・財団）、生活協同組合、
医療法人、宗教法人等が実施している。

　生活保護を受けている患者と無料または10％以上の減免を受けた患者
が全患者の 1 割以上などの基準が設けられており、診療費の減免方法の
明示、医療上・生活上の相談に応ずる医療ソーシャルワーカーの配置、
生計困難者を対象とする定期的な無料健康相談、保健教育等を行うこと
などが義務付けられている。

　令和 3 （2021）年度の実績を見ると、367病院、366診療所、合計733
施設で、延べ684万2,704人が無料低額診療事業を利用している。

第2節 医療費に関する政策動向

1 医薬分業

医薬分業とは、医師から「処方せん」をもらって、その医療機関の外部にあり、経営主体の異なる独立した「保険薬局」で薬を調剤してもらうことをいう（**図2−2−11**）。医薬分業により、医師と薬剤師が薬の処方内容をチェックし合えること、薬について薬剤師から適切な説明を受けられること、薬局における薬歴管理により複数の医療機関から薬の重複投与や薬の相互作用による副作用を回避することができること、医療費の効率化に資すること、が期待されている。

医薬分業の実施率は近年急速に上昇してきており、令和2（2020）年度には75.7％になったが、秋田県89.6％、青森県・岩手県86.2％と高い地域がある反面、56.4％の福井県、58.9％の和歌山県など低いところもあって、地域間の格差は依然として大きい。

医薬分業の進展に伴い、保険薬局による調剤医療費の増加は顕著で、令和3（2021）年度は7.8兆円（概算医療費[*23]の17.5％。平成3〔1991〕

*23
概算医療費とは、医療機関からの診療報酬の請求（レセプト）に基づいて、医療保険及び公費負担医療の医療費を集計したものをいう。労災や全額自費の医療費が含まれないため、国民医療費の約98％に相当する。

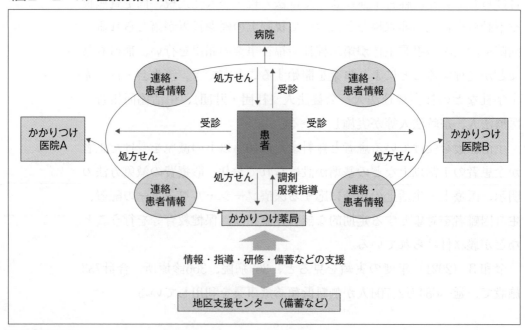

〈図2−2−11〉 医薬分業の体制

（資料）厚生労働省

年度は同2.8％）に達しており、歯科医療費3.1兆円（同7.1％）の約2.5倍になっている。^{*24}

＊24
本章第1節2参照。

調剤医療費の内訳をみると、薬剤料5兆6,800億円（うち、後発医薬品1兆1,391億円）、特定保険医療材料費156億円、調剤技術料2兆103億円となっており、処方せん1枚当たり調剤医療費は9,648円（対前年度比▲2.0％）となっている（令和3〔2021〕年度）。

2 医療保障制度の直面している問題

人口の急速な少子高齢化、生活習慣病中心の疾病構造への変化、国民の保健・医療ニーズの高度化と多様化等が進む中で、医療供給体制は充実してきた。

他方、より快適で多様なサービスを求める患者のニーズに柔軟に対応していない、医学的根拠に基づく医療の提供（Evidence-based Medicine：EBM）と医療内容の標準化が立ち遅れている、患者に対する医療内容の適切な説明と情報の開示が不十分である、という批判も強く、医療過誤・医療事故も多発している。

特に、21世紀に入っての小泉・安倍内閣の行財政改革による社会保障費の削減は、医師・看護師不足、産科・救急医療問題など地域医療崩壊をもたらしたという批判が強まった。平成21（2009）年8月の衆議院議員総選挙においては、後期高齢者医療制度、地域医療の崩壊、急性期病院勤務医師等の人材流出等が大きな争点となった。さらに、令和2（2020）年に入ると、新型コロナウイルス感染症の拡大、緊急事態宣言の発令などに直面し、医療提供体制のひっ迫（医療崩壊）という事態を招いて、国民や医療関係者に大きな不安や負担を与えることにもなった。

社会保障体制の再構築が内政上の最重要課題となってきているなか、医療・介護・年金の社会保障3分野の安定財源を確保するため、消費税は「社会保障目的税」化され、平成26（2014）年4月に消費税率は8％に引き上げられた。平成27（2015）年10月に予定された消費税率10％への引き上げは、景気・経済への影響を懸念して令和元（2019）年10月へと2年半再延期して施行された。

さらに、政府は「全世代型社会保障」へ転換するため、幼児の保育・教育費の無償化など子育て支援にも拡充するほか、増税による負担増と景気への影響を緩和する対策として食料品等についての軽減税率や、プレミアム商品券の導入などを講じ、社会保障目的財源が不足する恐れも

強まった。医療保障制度の安定的な運営に対する影響が強まって、医療費抑制策が強化されることは避けられない見込みである。

　また、新型コロナウイルス感染症の大流行が国民生活や事業運営などに大きな影響を及ぼしたことから、給付金の給付、事業者に対する財政支援等の大規模な財政出動が実施され、これによって国や地方の財政はいっそう厳しい状況に直面している。

　医療や介護、年金などにかかった令和3（2021）年度の社会保障給付費は、138兆7,433億円と過去最高であった（前年度比＋6.5兆円。＋4.9％）。人口1人当たり110万5,500円で、前年度比より5万7,400円増加し（＋5.5％）、国内総生産（GDP）に対する割合も同0.61ポイント増の25.20％と初めて25％を超えた。

　分野別にみると、「医療」は、新型コロナウイルスのワクチン接種が本格化し、関連費用が増えて47兆4,205億円（＋4兆7,013億円。＋11.0％）と伸びが最も大きく、次いで増加率が高いのは介護や雇用などの「福祉その他」で35兆5,076億円（＋1兆6,455億円。＋4.9％）であった。「年金」給付は、55兆8,151億円と最も多いが、対前年度伸び率は＋0.3％と小さい。

　高齢化の進展、寿命の延伸は「医療」「介護」や「年金」にかかる費用の増加に直結するが、年金制度については、給付費の伸びを「支え手」（現役世代）の減少などに応じて調整するマクロ経済スライドが導入されており、また、支給開始年齢の延伸によって高齢化による給付費増を吸収する仕組みが導入されて伸びも鈍化してきている。

　いわゆる団塊世代は令和7（2025）年度には全員が後期高齢者となり、また、令和22（2040）年度にかけて支え手となる現役世代人口が急速に減少していく。他方、超高額薬剤の保険適用が相次ぎ、また、新たな作用機序を有する認知症治療薬の登場など医療の高度化・高額化はいっそう加速し、介護サービス費も増大する。

　新型コロナウイルス拡大の影響により令和2（2020）年3月以降（1人当たり）医療費は大きく減少したが、その反動で令和3（2021）年3月以降は大きく上昇に転じており、令和3（2021）年度の医療費は新型コロナ流行前の令和元（2019）年度と比較すると、1年当たり＋2.2％の伸びとなった。令和4（2022）年度の医療費は、新型コロナ流行の影響もあって4～3月の単純平均伸び率は＋6.6％と高く、流行前の令和元（2019）年度と比較すると1年当たり＋3.7％の高い伸びとなり、また、令和5（2023）年4月の伸び率は＋5％台と見込まれている。

　医療と介護の社会保障給付の費用は今後も増加が見込まれるが、少子化に歯止めがかかっていない深刻な現状の下では、現役世代層の社会保障負担の過重な増大に歯止めをかける政策が必要となってきている。診療報酬・介護報酬の改定にあたって、まずは医療と介護分野の給付のあり方の見直しを徹底し、給付の重点化・効率化の徹底が課題とされている。

　また、年齢にかかわらず負担能力に応じて公平に負担する仕組みとすることが医療保険制度改革の大きな流れになってきている。医療の受診時や介護サービス利用時の負担のあり方の見直し、薬剤負担のあり方の見直し、医療DXの推進がいっそう重視される必要がある。さらに保険料負担についても少子化や非婚化が進むなか、扶養者の保険料負担のあり方や、フローの所得・収入に加えて資産の評価のあり方も、今後検討の課題となってくる。

　医療保障制度については、次のような問題が指摘されている。

（1）医療費の増加と安定財源の確保

　医療費は、経済成長率を上回る高い伸びを続けた。他方、企業や国民の所得は、厳しい経済情勢を反映して伸び悩み、国や地方の財政も大変窮迫してきたことから、国民所得（NI）、国内総生産（GDP）に占める医療費の割合も高まり、医療費負担能力との乖離（かいり）が大きくなった。

　社会保障制度の基本は保険料による支え合いであるが、保険料のみでは負担が現役世代に集中してしまうため、公費も充てられている。他方、また実際には、必要な公費負担を税金でまかないきれておらず、借金に頼っており、私たちの子や孫の世代に負担を先送りしている状況にある（**図２－２－12**）。

　特に高い伸びを続ける老人医療費をめぐって、現役世代や事業主の保険料負担、国や地方の財政負担が重くなったことから、老人医療費の伸びを適正化し、負担能力に見合ったものにすることがいっそう強く求められるようになった。

　国民皆保険体制の持続性を確保するためにはまた、医療費にかかる国及び地方の負担の財源、被保険者・事業主の負担の財源をどのように確保していくかが大きな政治課題となっている。

（2）医療制度の改革

　平成24（2012）年8月、与党の民主党と野党であった自民・公明の3党合意により社会保障制度改革推進法が成立し、同法第2条（基本的な

〈図2－2－12〉少子高齢化と社会保障費用の増大

	平成2（1990）年度	令和3（2021）年度
被保険者負担	18.5兆円（28%）	39.8兆円（24%）
事業主負担	21.0兆円（32%）	35.7兆円（22%）
公費	16.2兆円（25%）	66.1兆円（40%）
給付費	47.4兆円	138.7兆円

※かっこ書きは全体の財源に占める割合

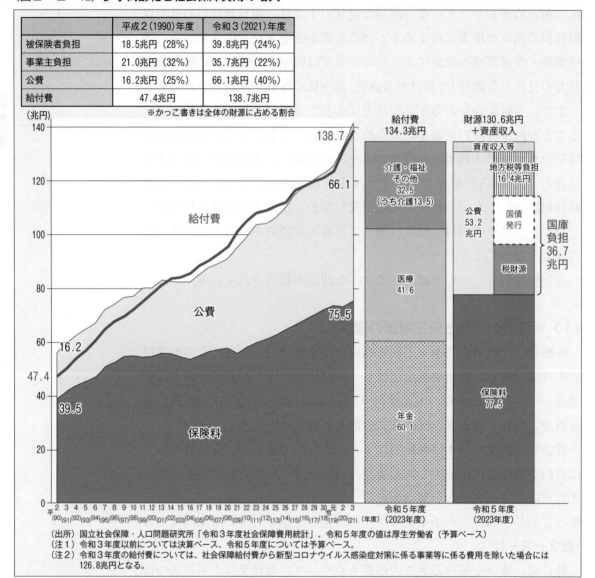

（出所）国立社会保障・人口問題研究所「令和3年度社会保障費用統計」、令和5年度の値は厚生労働省（予算ベース）
（注1）令和3年度以前については決算ベース、令和5年度については予算ベース。
（注2）令和3年度の給付費については、社会保障給付費から新型コロナウイルス感染症対策に係る事業等に係る費用を除いた場合には126.8兆円となる。

（出典）財務省『日本の財政関係資料（令和5年10月）』を一部改変

考え方）において、次の事項を基本に社会保障制度改革が行われることとなった。

①自助、共助及び公助が最も適切に組み合わされるよう留意しつつ、国民が自立した生活を営むことができるよう、家族相互及び国民相互の助け合いの仕組みを通じてその実現を支援していくこと

②社会保障の機能の充実と給付の重点化及び制度の運営の効率化とを同時に行い、税金や社会保険料を納付する者の立場に立って、負担の増大を抑制しつつ、持続可能な制度を実現すること

③年金、医療及び介護においては、社会保険制度を基本とし、国及び地方公共団体の負担は、社会保険料にかかる国民の負担の適正化に充てることを基本とすること

④国民が広く受益する社会保障にかかる費用をあらゆる世代が広く公平に分かち合う観点等から、社会保障給付に要する費用にかかる国及び地方公共団体の負担の主要な財源には、消費税及び地方消費税の収入を充てるものとすること

また、安倍内閣のもとで平成25（2013）年12月、次の事項を柱とした社会保障制度改革プログラム法が成立した。

①健康の維持増進、疾病の予防及び早期発見等を積極的に促進するとともに、医療従事者、医療施設等の確保及び有効活用等を図ることにより、国民負担の増大を抑制しつつ必要な医療を確保

②医療保険制度について、財政基盤の安定化、保険料にかかる国民の負担に関する公平の確保、保険給付の対象となる療養の範囲の適正化等を実施

③医療のあり方について、個人の尊厳が重んぜられ、患者の意思がより尊重されるよう必要な見直しを行い、特に人生の最終段階を穏やかに過ごすことができる環境を整備

④今後の高齢者医療制度にかかる改革の方針

（3）国民健康保険制度等の改革

❶国民健康保険

平成27（2015）年6月に国民健康保険法等が改正され、財政基盤の安定化、負担の公平化、医療費適正化、「患者申出療養」[25]の制度化等の措置が講じられた。

＊25
本節2 (11)「混合診療問題」参照。

国民健康保険は創設以来、市町村が保険者として実施運営の中心的役割を担ってきたが、平成30（2018）年度から、都道府県が財政運営の責任主体となるなど国民健康保険運営の中心的役割を担うこととなった。

また、国庫負担を削減する観点から、「後期高齢者医療支援金」について、保険者の加入者数に応じて負担させる仕組みを改めて、平成29（2017）年4月から「全面総報酬割」に移行した。

70〜74歳の高齢者の一部負担については、平成26（2014）年度から医療費の2割へ引き上げられた。平成17（2005）年度の介護保険法の改正により介護保険施設の入所者等について居住費（ホテルコスト）及び食費が自己負担とされたが、健康保険制度適用の療養病床のホテルコスト

及び食費についても、平成18（2006）年10月から自己負担とされた。さらに入院時の食事代についても、在宅療養患者との公平等の観点から、調理費コストが含まれるように引き上げられた。

❷被用者保険

他方、経済情勢の悪化、老人医療費への支援金の負担増等もあって、財政が悪化した健康保険組合の解散が相次ぐようになった。

平成20（2008）年10月から、政管健保（政府管掌健康保険）は社会保険庁の事業から切り離され、新たな特別の民間法人である「全国健康保険協会（協会けんぽ）」によって運営されている。協会けんぽは、政管健保の時代と異なり、全国一律の保険料を廃止して、各都道府県の医療費水準を反映した「都道府県別の保険料率」によって運営されている。

協会けんぽに対する国庫負担は「当分の間16.4%」と法定された。なお、被保険者の所得水準の高い「国民健康保険組合」については所得水準に応じた国庫補助の仕組みに改められた。

（4）診療報酬の改定

診療報酬については、「出来高払い」の原則のもとで諸外国に比べて著しく長い入院、多剤多量の薬剤使用などの弊害をもたらしたと指摘されてきた。

*26
本章第1節3（6）❷参照。

このため、急性期の入院患者については、平成15（2003）年から「DPC制度（DPC/PDPS）」が採用され、大学附属病院（本院）等の「特定機能病院」や病床数の多い民間病院について導入された。

また、医療保険適用の「療養病床」については、患者の医療の必要度と日常生活動作（ADL）に応じた包括的な支払額が設定されている。

75歳以上の高齢者は、老化に伴う生理機能低下や認知症を伴うケースが多いこと、いずれ死がやってくることといった心身の特性をふまえ、今後、一人ひとりの尊厳と生活を重視した医療、本人とその家族が安心・納得できる医療が提供されることを政策の基本としていくことが求められる。このため、患者を総合的に診る医療、関係者による情報の共有、退院後を見通した計画的な入院医療と退院前後の支援などが円滑に進められるよう、その方向にそった診療報酬の算定、看取りのあり方の見直しなどが課題となっている。

なお、診療報酬の改定率は内閣が決定し、その改定率の下で診療報酬の具体的な内容は、**社会保障審議会**（医療部会及び医療保険部会）の定

める基本方針にそって、**中央社会保険医療協議会**において審議が行われ、その答申をもとに厚生労働大臣が告示で定める。

　平成26（2014）年４月からの消費税率引き上げ（５％→８％）にあたっては、その影響分（いわゆる「損税」）を同年４月の診療報酬改定において、診療報酬・薬価等に加算する措置がとられた。

　平成28（2016）年４月には診療報酬（本体）及び薬価・医療材料の価格基準が改定され、診療報酬（本体）は＋0.49％であるが、薬価▲1.22％、特定医療保険材料価格▲0.11％で、全体としてマイナス改定となった。

　平成30（2018）年４月には、診療報酬及び介護報酬について６年に１回となる同時改定が行われ、人生100年時代を見据え、地域包括ケアシステムの構築、制度の安定性・持続可能性の確保と医療・介護現場の新たな働き方改革の推進を図ることとされた。

　平成30（2018）年度の国の予算編成は、厳しい経済財政状況を反映して社会保障費の増加を対前年度比で5,000億円の範囲内にとどめるという政府の基本方針のもとで行われた。その際、医療費及び介護サービス費のあり方が最大の課題となり、平成30（2018）年４月の診療報酬改定は＋0.55％（医科＋0.63％、歯科＋0.69％、調剤＋0.19％）の引き上げ、他方、薬価（▲1.65％）、特定保険医療材料価格（▲0.09％）の引き下げが行われたことから、全体としてはマイナス改定となった。また、介護報酬については、＋0.54％の引き上げになった。

　令和元（2019）年10月、消費税等が10％に引き上げられたが、これに伴って医療機関等が負担した消費税分について、従前と同様に診療報酬・薬価等に加算する措置がとられた。

　令和２（2020）年４月に診療報酬改定が行われ、医療従事者の負担軽減、医師等の働き方改革の推進、患者・国民にとって身近であって安心安全で質の高い医療の実現、効率化・適正化を通じた制度の安定性・持続可能性の向上の観点から、診療報酬本体＋0.55％、薬価▲0.99％、材料▲0.02％の改定が行われた。

　令和４（2022）年４月の診療報酬改定は、＋0.43％のプラス改定（医科＋0.26％、歯科＋0.29％、調剤＋0.08％）となった。うち、看護の処遇改善のための特例的対応が＋0.20％、リフィル処方せん（反復利用できる処方せん）の導入・活用促進による効率化▲0.1％が織り込まれている。薬価は▲1.35％、医療材料価格は▲0.02％のマイナス改定であった。なお、不妊治療の保険適用のために＋0.09％の財源が充てられた。

令和4（2022）年改定の重点課題は次のとおりである。

・医療機能の分化・強化、連携の推進に向け、提供されている医療機能や患者像の実態に即した、看護配置7対1の入院基本料を含む入院医療の評価の適正化

・在院日数を含めた医療の標準化に向けた、DPC制度の算定方法の見直し等のさらなる包括払いの推進

・「医師の働き方改革」に係る診療報酬上の措置について実効的な仕組みとなるよう見直し

・外来医療の機能分化・連携に向けた、「かかりつけ医機能」に係る診療報酬上の措置の実態に即した適切な見直し

・費用対効果を踏まえた「後発医薬品の調剤体制」に係る評価の見直し

・薬局の収益状況、経営の効率性等も踏まえた多店舗を有する薬局等の評価の適正化

・OTC類似医薬品等の既収載の医薬品の保険給付範囲の見直しなど、薬剤給付の適正化の観点からの湿布薬の処方の適正化

（5）薬価及び特定保険医療価格制度の改革

近年、革新的かつ非常に高額な医薬品等が登場し、国民負担や医療保険財政に与える影響が懸念されるようになってきており、国民皆保険の持続性とイノベーション推進との両立、医療の質の向上と国民負担の軽減を図ることが一層重要となってきた。

なお、薬価基準の改定は従来2年ごとに行われていたが、令和3（2021）年度から毎年改定となった。

（6）こども家庭政策の財源と健康保険

令和5（2023）年5月12日に成立した健康保険法等の改正法において、出産育児一時金に要する費用の一部について後期高齢者医療制度が支援する仕組みが導入され、後期高齢者も含め全世代が負担能力に応じて公平に医療費を負担することになった。

また、「経済財政運営と改革の基本方針2023」（骨太の方針）によると、「次元の異なる少子化対策」、将来的なこども・子育て予算倍増の方針の下で、児童手当の拡充、教育費の負担軽減など「経済的支援の強化」、新たな保育所制度の創設など「子育て世帯へのサービス拡充」、育休給付率の引き上げなど「共働き・共育ての推進」等の幅広い少子化対策の

確立などが検討されている。

　さらに、こども関連予算を一元的に管理する特別会計として「こども金庫」が創設され、その財源として「こども特例公債」（仮称）を2年程度発行し、その償還財源に充てるため「支援金制度」を創設する方針も示されている。

　こうした少子化対策費用のための財源確保は、税と社会保障一体改革の観点からも、本来、消費税率や歳出のあり方の見直しが重要な第一の選択肢であり、国民が広く負担し合っていくことは当然である。他方、社会保険制度は負担と給付の関係が明確であることを制度の基本原理としており、医療に直接かかわらない対策や事業の財源確保のために、健康保険料率に幅広い少子化対策費用分を上乗せして医療保険者が一体的に徴収することは、社会保険制度の本旨からも、また、子育てを担う現役世代の負担緩和の面からも慎重であるべきとの主張が保険者、経済界、労働界から出されている。なお、介護保険制度における第2号保険料の賦課徴収の例は、医療保険者の本来業務ではなく、介護保険料の確実かつ効率的確保のために介護保険者による徴収代行業務として位置付けられている。

（7）出産と医療保険

　産科医療施設は3,116施設、内訳は、病院・診療所が2,655、助産所が461となっている（令和5〔2023〕年9月）。出産にかかる費用は、平成24（2012）年度48.6万円から、令和3（2021）年度53.8万円へと増加し、これに伴って健康保険制度の「出産育児一時金」も令和5（2023）年4月から50万円に引き上げられている。

　また、令和4（2022）年4月から「不妊治療の保険適用」が実施され、さらに令和8（2026）年度をめどに出産（正常分娩）が保険適用される予定である。その場合、出産費用の見える化、請求費用の内訳開示、出産の質の担保、標準化、異常分娩の説明などが課題となってくる。その際、次のような問題が議論の課題になると予想されている。

・「選定療養」の適用と自己負担（室料差額、無痛分娩、食事の扱い）
・出産費用について、大きな地域間の格差、医療機関間の格差
・保険給付の対象範囲と価格（診療報酬）
・一部負担の扱い（定率、定額、負担額の上限設定）
・病院、診療所ではない「助産所」「助産師」の医療保険制度における位置付けと診療報酬のあり方

*27
助産所については本書第2部第4章第1節1（2）参照。

（8）情報通信技術化（ICT化）とデータヘルス計画

　患者のニーズの高度化、生活習慣病中心型の疾病構造への変化が進む中で、医師による十分な説明・情報開示と患者の納得（インフォームド・コンセント）を基本に、患者を主体とした医療、多様な専門職能の連携によるチーム医療が求められるようになってきた。

　また、診療録（カルテ）の電子化、保険医療機関等からの診療報酬の請求事務の電子化（レセプトオンライン化）、医療分野のICT化など、インフラ整備が進んだ。こうした中、保険者による「特定健康診査・特定保健指導」は保健事業の大きな柱となってきており、医療保険制度全体の健全化、効率化を図るための有効な手段として注目されている。

　「データヘルス計画」は平成25（2013）年に閣議決定され、保険者が保有するレセプト（診療報酬請求明細書）や上記の特定健診・特定保健指導などの情報を活用し、個々の加入者の疾病予防・重症化予防につなげることを目的としたものであり、平成27（2015）年度からデータヘルス事業の取り組みが開始されている。

（9）被保険者証とマイナンバーカード

　医療保険の被保険者証は適用の資格確認、受療者に対する保険給付の適正な管理のため、これまでは医療機関・薬局の窓口で紙またはカードの「被保険者証」を提示し診療することとされてきた。令和3（2021）年10月から「マイナンバーカード」を提示することにより保険診療を受けることもできるようになった。[28]令和5（2023）年4月からオンライン資格確認の導入が原則として医療機関・薬局に義務付けられた。

　しかし、マイナンバーカードを取得している者は令和4（2022）年8月47.4％、令和5（2023）年10月76.8％、医療機関等でカードリーダーを設置しているところが令和4（2022）年7月5万7,317施設・約24％、令和5（2023）年8月時点で約92％が設置申し込みをしている。

　政府は、令和6（2024）年の秋をめどに保険者による被保険者証を原則廃止し、マイナンバーカードに一本化する方針を決定した。

　マイナンバーカードを取得していない者、マイナンバーカードの健康保険証利用登録をしていない者については、本人の申請によらず保険者が「資格確認書」を発行し、その有効期間は5年以内で保険者が設定することとされた。新生児、紛失等による再交付、海外からの転入者などについては速やかにカードを使用できるようにすることが求められる。

*28
マイナンバーカードを被保険者証として利用できるようにするためには、市区町村の窓口で事前の申し込みを行うか、医療機関等の窓口に設置されている顔認証付きカードリーダーで利用申し込みを行う必要がある。

(10)　オンライン資格確認

　オンライン資格確認等システムの導入により、医療機関・薬局の窓口で、患者の直近の資格情報や一部負担割合、自己負担限度額が確認できるようになり、期限切れの被保険者証による受診の過誤請求や、手入力作業に伴う事務コストの削減が期待されている。

　また、マイナンバーカードによる資格確認によって、医療機関において特定健診や診療・投薬・薬剤情報の閲覧ができるようになることから、よりよい医療を受けることができる環境の整備が進むことに資すると考えられている。医療機関・薬局におけるオンライン資格確認の導入状況をみると、全施設数20万1,104のうち18万8,623施設で運用が開始されている（令和5〔2023〕年8月時点）。顔認証付きカードリーダーは20万6,087施設（全体の9割強）が申し込みを済ませるところまできた。今後、オンライン診療の適切な実施やかかりつけ医・かかりつけ薬局の普及に役立ち、また、高額療養費制度の適用を受ける場合などにおける事務負担の軽減等に役立つ仕組みになると考えられている。

(11)　混合診療問題

　「混合診療」については、平成18（2006）年10月から従来の特定療養費制度が見直されて「**保険外併用療養費制度**」と名称が改められ、高度先進医療以外に、やや先進的な医療（先進医療）を加えるとともに、対象医療機関も大病院以外にも拡大されることとなった（評価医療制度）。また、患者の選択によって、保険医療と組み合わせて受ける制限回数を超えた検査等の自由な診療の範囲も拡大された（選定医療制度）。

　経済団体や政府の規制改革会議などを中心に、混合診療の大幅拡大という主張が強くなり、平成27（2015）年の健康保険法等の改正により、保険外併用療養費制度に新たに「患者申出療養制度」が新設された。この制度は、患者の申し出に基づき、東京大学など15の臨床研究中核病院を中心に、未承認の医薬品・医療機器等について、2～6週間の短期間の迅速な審査により、混合診療の実施を認めるというものである。

(12)　医療提供体制の改革

　医療提供面においては、医療機関の特性に応じた役割分担と連携の促進、医療資源の効率的利用、急性期・救急医療体制の整備が課題となっている。また、療養病床の削減方針が見直され、必要な病床数を確保する方向となった。

＊29
国民生活や社会経済の
安定・効率化などの公
共上の観点から、国が
自ら主体となって直接
実施する必要がないも
ののうち、民間の主体
に委ねた場合には必ず
しも実施されない恐れ
があるもの、または一
の主体に独占して行わ
せることが必要である
ものについて、これを
効果的かつ効率的に行
わせるために設立され
た法人をいう。
国の各府省の行政活動
の実施部門から一定の
ものを分離して担当す
ることを目的としてい
る。各府省の主務大臣
の定める目標に基づい
て各法人の自主性、自
律性の下で事業が行わ
れる。
・目標管理
・厳正な事後管理
・廃止・民営化を含め
　た定期的見直し
・企業的経営手法
・民間人登用などの人
　事

また、平成16（2004）年4月から、国立病院や国立大学附属病院は「独立行政法人」[＊29]による運営に移行した。さらに、国立がんセンター、国立循環器病センターなどの6つのナショナルセンターについても、平成22（2010）年4月、国立から独立行政法人による経営に移行した。社会保険病院及び厚生年金病院については、民間売却の方針を改め、平成26（2014）年4月から独立行政法人「地域医療機能推進機構」により一元的に運営されている。

さらに、平成26（2014）年に成立した「医療介護総合確保推進法」の一環として、医療法が改正され、**図2−2−13**に示すような基本的な枠組みの方向にそって医療提供体制の再編成が進められることとなった。平成27（2015）年4月より平成30（2018）年3月までの間に、都道府県は「地域医療構想」を定めることとされ、この構想は「二次医療圏」単位での策定が原則となっている。

これに関連し、これまで各医療機関の機能が明確ではなく見えにくかったため、各医療機関は自らの医療機能について「高度急性期機能」「急性期機能」「回復期機能」「慢性期機能」のうちのいずれかを自主的に選択して都道府県に届け出ることとされた。都道府県はこの報告等を活用して「地域医療構想」を策定し、さらなる機能分化と連携を推進することとなった。

病院・病床の分担と連携、医療機関間、医療と介護との間の連携を通

〈図2−2−13〉医療・介護機能の再編（将来像）

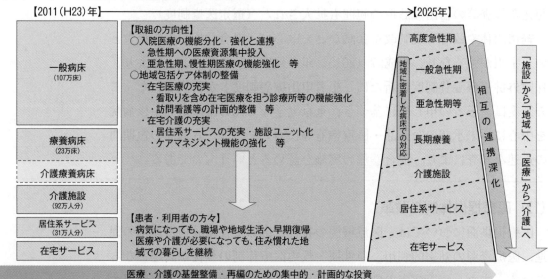

（出典）厚生労働省資料をもとに一部改変

じて、より効果的なサービス提供体制の構築は、今後の重要な政策課題となっている。

(13)　医療保障制度改革の方向

　政府の経済財政運営の基本方針となる「骨太の方針」では、高齢者給付を中心とした現行の社会保障を「全世代型社会保障制度」へと再構築するとともに、国民皆保険を維持し次世代に継承するために、引き続き次のような課題について検討と対応を進めるとしている。

・糖尿病等の生活習慣病と認知症の「予防」
・在宅での「看取り」等の推進
・技術革新を活用し医療介護サービスの「生産性向上」と「見える化」

(14)　高額医療費と認知症治療薬

　令和4（2022）年度の概算医療費は46.0兆円（＋1.8兆円）で前年度比＋4.0％と高い伸びとなったが、その要因をみると人口減少の影響で前年度比▲0.4％、薬価改定等で▲0.94％減少したのに対し、高齢化の影響による医療費の増加率は＋0.9％である。「その他の要因」による増加分は、医療の高度化・高額化による影響を含めて＋4.5％であった。国民皆保険制度の持続可能性の観点から、医療の効率化や合理化は不可欠であり、「その他の要因」による増加の実態について精細な調査分析が進められ、医療費の適正化と効率化に資する施策、診療報酬の改定が求められている。

　近年、画期的かつ高額な新薬の保険収載（当該薬剤の使用が健康保険の適用となる）が続いているが、健康保険組合連合会（健保連）が公表した令和4（2022）年度のレセプト資料をみると、1か月の医療費が1,000万円以上の高額医療の件数は、前年度より275件増加して1,792件（＋18％）と過去最多となった。最高額は、高額な脊髄性筋萎縮症治療薬（ゾルゲンスマ）の使用による1億6,700万円で、このほか高額ながん治療薬剤の使用による件数が多くを占めている。従前、高額医療費の最上位を続けてきた血友病は、血液凝固因子製剤に代わる抗体医薬品の新薬（ヘムライブラ）等の保険適用により医療費が低下してきている。

　これら高額薬剤は、生命の維持や治療のために「単回使用」されることが多いが、家計の負担能力を超える高額な医療への給付は医療保険制度の本旨にそうものでもある。また、患者の負担は高額療養費制度により最大でも月額十数万円にとどまり、残りは保険料と税の負担となる。

一方、保険財政への影響の視点に立つと、生活習慣病など患者数が多く長期間にわたって継続使用される薬剤について、薬価の設定、適正使用の確保に特に留意する必要がある。

アルツハイマー型認知症の新薬・レカネマブ（商品名・レケンビ）が令和5（2023）8月に医薬品医療機器法の製造承認を受けた。アルツハイマー型認知症の発症メカニズムに着目した遺伝子組換え技術による抗体医薬品で、脳内に蓄積する異常タンパク質「アミロイドβ」を取り除いて、認知症を27%抑制し進行を3年程度遅らせ緩やかにすることができるとされるが、他方、重篤な副作用の懸念も指摘されている。

米国では2023年1月に暫定承認を受けて使用開始されており、その販売価格は、患者一人当たり年間2万5,000ドル（約385万円）と高額である。日本では、公的医療保険制度の適用に向けて中央社会保険医療協議会（中医協）で薬価（保険償還価格）等の議論が行われ、患者一人当たり年間平均298万円で、令和5（2023）年12月20日から保険適用がされている。

日本国内の認知症患者は約700万人で、アルツハイマー型認知症の患者と発症前の軽度認知障害者（MCI）は約500万人で、その数は今後増加し、令和22（2040）年には65歳以上の高齢者の4人に1人が認知症患者という推計もある。新薬の登場は家族や社会の介護負担を軽減する歴史的転換となるとして医療・介護関係者や患者・家族から関心が高まり、製薬企業関係者の間には販売額が年間1兆円になると期待する声もある。

他方、医療・介護の関係者の間には社会保障財政の面などから慎重な検討を求める意見もある。レカネマブは、すでに発症したアルツハイマー型認知症患者の治療・回復の効果はなく、投与は発症前の者、軽度認知障害者に限られる。投与にあたっては事前に脳内のアミロイドβの蓄積状況を確認する脳の画像診断（PET検査）、脳脊髄液の採取が必要となるが、PETを有する医療機関は全国で約60施設にとどまっており、検査費用も高額である。静脈注射（点滴）による投与が必要で、脳浮腫・脳出血などの副作用の恐れも指摘されており、医療体制の整備や専門医の養成も不可欠となる。より簡便で精度の高い診断方法、剤型の改善が進められているが、保険財政、医療費問題の観点からは、投与対象患者の選定、長期にわたって漫然と使用が継続されないよう、進行抑制効果が低い患者への投与停止など適正使用の徹底が望まれる。

介護・看護人材の充実も含めた高齢者サービスの費用対効果評価と財源配分という広い視点も重要であり、よい人材確保による介護・看護サ

ービスなど非薬物療法との間で、費用対効果評価、財源配分といった社会政策の視点に立って丁寧に検証していくことが重要となっている。

(15) 終生期の医療のあり方[*30]

*30
本書第2部第7章第5
節参照。

　人生の最終段階における治療の開始・不開始及び中止等の医療のあり方の問題は、本人及びその家族にとって、また、医療や介護の現場においても、生命観・倫理観、病院だけでなく介護施設・在宅の現場などにおける医療供給体制のあり方にもかかわる重要な課題である。

　誰もが迎える人生の最終段階の態様、患者を取り巻く環境や国民の意識もさまざまであることから、これまで国は、人生の最終段階における医療の内容について何らかの定めを示すことに慎重であった。近年、人生の最終段階におけるよりよき医療・ケアの実現のためには、患者自身の意思決定を基本にして家族・医療側との間で事前に十分に合意形成できる体制の構築が望まれており、本人が家族等や医療・ケアチームと事前に繰り返し話し合う「アドバンス・ケア・プランニング」[*31]（ACP）が重要と考えられるようになった。

*31
本書第2部第5章第2
節5参照。

　患者の多くは自宅での看取りを希望しているが、事前の意思表示がほとんど行われていない。国民の約70％は意思表示の書面作成に賛成しているが、実際に作成したのは約3％にすぎない。自宅での「看取り」を行う診療所・病院は全体の約5％、自宅での死亡割合は12.7％にとどまり（平成26〔2014〕年）、医療機関での死亡が76.7％を占めている（平成27〔2015〕年人口動態統計）。

　在宅・介護施設の場で「看取り」を行う体制を整えていくためには、医師だけでなく、看護師・ソーシャルワーカー・介護支援専門員・介護職などの医療・ケアチームで、本人・家族等を支える体制をつくることが重要である。医療・ケアとしての医学的妥当性・適切性の確保も必要であるし、そうした取り組みを可能とする診療報酬・介護報酬とすることも不可欠となる。高齢者の医療と介護、精神保健や難病に関する制度における一体的な見直しが望まれている。

> BOOK **学びの参考図書**
>
> ●和田　勝・吉原健二『日本医療保険制度史 第3版』東洋経済新報社、2020年。
> 　　日本の医療保険制度の誕生から今日までの100年の歴史、経済社会の変遷、疾病構造の変化等に関する基本的文献。年表・図表等の資料も豊富。
>
> ●健康保険組合連合会 編『図表で見る医療保障 令和4年度版』健康保険組合連合会、2022年。
> 　　わが国の医療保険の保険者・被保険者や医療関係者にとって役立つデータ・図表が豊富で、推移や概要が見やすくわかりやすい。
>
> ●厚生労働省『令和5年版 厚生労働白書』2023年。
> 　　医療・介護分野を含め、社会保障の全体の姿と動きを正確に知り理解する上での基礎的文献。

第3章

保健医療対策

学習のねらい

　保健所は地域保健を推進する行政機関である。近年、再編・統合によりその総数は減少したが、地域医療の現状把握と分析、今後の医療の指針づくり（医療計画）において中心的役割を担っており、その業務はますます高度化・複雑化してきている。保健医療対策は、疾病では5疾病（がん、脳卒中、心血管疾患、糖尿病、精神疾患）を焦点として、主な事業では救急医療、災害時医療、へき地医療、周産期医療、小児医療、在宅医療を焦点として展開されている。

　近年、世界的に大きな課題となっているのが、薬剤耐性（AMR）による感染症問題である。治療が困難で死因として無視しがたい状況になる危険性が指摘され、WHOも各国に対応を求めている。

　本章では、こうした保健医療対策の概要を学ぶ。

第1節　保健所の役割

1 保健所の活動

　保健所は、地域の住民の疾病の予防、健康増進、快適な住まい環境、食品に関する相談及び各種検査など、保健・衛生・生活環境等に関する幅広い分野でサービスを実施する機関である。規模にもよるが、専門的な技術が求められるため、医師、保健師、栄養士、精神保健福祉相談員などが配置されており、原則的に所長は、医師が務めることになっている。

（1）保健所数

　保健所は、地域保健法に基づき、令和5（2023）年4月1日現在、都道府県に352か所、指定都市に26か所、中核市に62か所、その他政令で定める市に5か所、特別区（23区）に23か所、合計468か所設置されている（**図2-3-1**）。

（2）保健所が実施する事業

　保健所は、次に掲げる事項につき、企画、調整、指導及びこれらに必要な事業を行っている。

〈図2-3-1〉設置主体別保健所数の推移

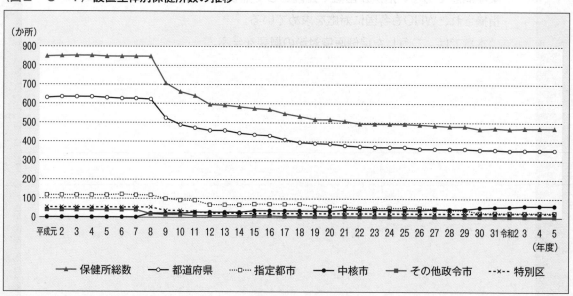

（出典）全国保健所長会「保健所設置数・推移」

①地域保健に関する思想の普及及び向上に関する事項

②人口動態統計その他地域保健にかかる統計に関する事項

③栄養の改善及び食品衛生に関する事項

④住宅、水道、下水道、廃棄物の処理、清掃その他の環境の衛生に関する事項

⑤医事及び薬事に関する事項

⑥保健師に関する事項

⑦公共医療事業の向上及び増進に関する事項

⑧母性及び乳幼児並びに老人の保健に関する事項

⑨歯科保健に関する事項

⑩精神保健に関する事項

⑪治療方法が確立していない疾病その他の特殊の疾病により長期に療養を必要とする者の保健に関する事項

⑫エイズ、結核、性病、伝染病その他の疾病の予防に関する事項

⑬衛生上の試験及び検査に関する事項

⑭その他地域住民の健康の保持及び増進に関する事項

　保健所は、上記のほかに、地域住民の健康の保持及び増進を図るために必要があるときは、次に掲げる事業を行うことができる。

①地域保健に関する情報を収集し、整理し、及び活用すること。

②地域保健に関する調査及び研究を行うこと。

③歯科疾患その他厚生労働大臣の指定する疾病の治療を行うこと。

④試験及び検査を行い、並びに医師、歯科医師、薬剤師その他の者に試験及び検査に関する施設を利用させること。

　さらに、都道府県の設置する保健所は、所管区域内の市町村の地域保健対策の実施に関し、市町村相互間の連絡調整を行い、及び市町村の求めに応じ、技術的助言、市町村職員の研修その他必要な援助を行うことができる。

2　医療計画における保健所の役割

　保健所は、本章第2節で示す医療計画のうち、特に在宅医療の充実に向けて、大きな役割を担う機関である。在宅医療の提供体制の構築にあたり、保健所には次のような役割が求められている（**図2−3−2**）。

〈図2－3－2〉保健所業務の現状

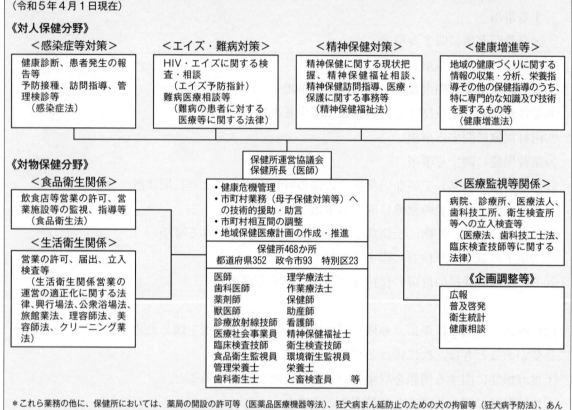

（出典）厚生労働省『令和5年版 厚生労働白書』2023年、資料編56頁

❶情報の収集・整理及び活用の推進

　所管区域にかかる医療に関する情報（例として、医療機関の人員、施設整備、診療機能等に関する情報）の収集、管理及び分析を行うこと。

❷地域における健康危機管理の拠点としての機能の強化

　①健康危機の発生に備え、地域の保健医療の管理機関として、平常時から法令に基づく監視業務等を行うことにより、健康危機の発生の防止に努めること。

　②地域の医師会及び消防機関等の救急医療にかかる関係機関と調整を行うこと。

　③保健衛生部門、警察等の関係機関及びボランティアを含む関係団体

と調整すること。

❸企画及び調整の機能の強化

①地域における保健・医療・福祉のシステムの構築、医療機関の機能分担と連携、地域における健康危機管理の拠点としての機能の強化等について企画及び調整を推進すること。

②医療計画作成指針において、「協議の場の設置の際、保健所は、地域医師会等と連携して会議を主催し、医療機関相互または医療機関と介護サービス事業所との調整を行うなど、積極的な役割を果たすものとする」と記載されており、この点に留意すること。[1]

＊1
厚生労働省健康局総務課長通知「医療計画の作成及び推進における保健所の役割について（抜粋）」（平成19年7月20日／健総発第0720001号）。

第2部
第
3
章

第2節　地域医療の指針（医療計画）

わが国では現在、高齢化の進行や医療技術の進歩、国民の意識の変化など、医療を取り巻く環境が大きく変わる中、誰もが安心して医療を受けられる環境の整備が求められている。特に患者数の多い5疾病（がん、脳卒中、心筋梗塞等の心血管疾患、糖尿病及び精神疾患）、及び大きな課題である5事業（救急医療、災害時における医療、へき地の医療、周産期医療及び小児医療〔小児救急を含む〕）、及び在宅医療については、対応できる医療提供体制の構築と、その実現に向けた医療計画の作成が各都道府県に求められている。

医療計画とは、医療法第30条の4に基づいて、都道府県が各地域の実情に応じて医療提供体制の確保を図るために定める計画をいう。平成26（2014）年には、地域における医療及び介護の総合的な確保を推進するために、地域医療構想が制度化された。地域医療構想の実現に向けて、各都道府県には、医療計画を策定し、二次医療圏を基本とした構想区域ごとに取り組みを進めることが求められている。

1 医療計画の目的

医療計画は、医療機能の分化・連携の推進を通じて、地域において切れ目のない医療の提供を実現し、良質かつ適切な医療を効率的に提供する体制の確保を図ることを目的としている。都道府県は、基本方針に即して、かつ、地域の実情に応じて、医療計画を定めることとされている。

医療計画の作成に際して、医療や行政の関係者に加え、住民（患者や家族を含む）が医療の現状について共通の認識をもち、課題の解決に向けて一体となって協議・検討を行うことは、今後の医療の進展に大きな意義をもつ。このため都道府県には、住民の作業部会等への参加やタウンミーティングの開催、ヒアリングやアンケート調査、パブリックコメントなどにより、広く意見を反映させることが推奨されている。医療計画の内容を次に示す。

2 医療計画に盛り込む事項

❶医療計画の基本的な考え方

　作成にあたって、次の事項について、都道府県における基本的な考え方を記載する。

①医療計画作成の趣旨：医療計画に関する根拠法令と作成の趣旨を明示する。

②基本理念：基本方針との整合性に留意の上、都道府県における基本的な理念を記載する。

③医療計画の位置付け：保健・福祉等ほかの関連する分野の内容を含む包括的な計画を作成している場合には、医療計画との関係を明示する。

④医療計画の期間：計画の対象期間を記載する。

❷地域の現状

　医療計画の前提条件となる地域の現状について記載する。地域の現状に関する指標としては次のようなものがある。

①地勢と交通：地域の特殊性、交通機関の状況、地理的状況、生活圏等

②人口構造：年齢三区分人口、高齢化率、世帯数等

③人口動態：出生数、死亡数、平均寿命等

④住民の健康状況：生活習慣の状況、生活習慣病の有病者・予備群の数等

⑤住民の受療状況：入院・外来患者数、二次医療圏または都道府県内における患者の受療状況、病床利用率、平均在院日数等

⑥医療提供施設の状況　㋐病院　㋑診療所　㋒薬局　㋓その他

❸5疾病・5事業及び在宅医療のそれぞれにかかる医療連携体制

　5疾病・5事業及び在宅医療のそれぞれについて、次の事項を記載する。

①住民の健康状態や患者の状態（成果〔アウトカム〕）、患者動向や医療資源・連携等の医療提供体制について把握した現状

②成果を達成するために必要となる医療機能

③課題、数値目標、数値目標を達成するために必要な施策

④各医療機能を担う医療機関等の名称

⑤評価・公表方法等

⑥公的医療機関等及び独法医療機関並びに社会医療法人の役割

⑦病病連携及び病診連携

　さらに必要な場合には、関係機関として、次の事項についても記載する。

⑧歯科医療機関（病院、歯科、歯科診療所）の役割

⑨薬局の役割

⑩訪問看護ステーションの役割

❹疾病の発生状況等に照らして都道府県知事が特に必要と認める医療

　5疾病・5事業以外で都道府県における疾病の発生の状況等に照らして、都道府県知事が特に必要と認める医療について明記する。

❺医療従事者の確保

　地域によっては、医療従事者の不足が問題となっている。医療連携体制を構築する取り組み自体が偏在解消への対策にもなる。都道府県が中心となって医師を地域の医療機関へ派遣する仕組みの再構築も求められている。これらのことをふまえて協議会を開催し、そこで決定した施策を記載する。

❻医療の安全の確保

　地域における医療の安全の確保について、下記の現状と目標を記載する。

①医療提供施設における医療の安全を確保するための措置に関する現状及び目標

②医療安全支援センターの現状及び目標：医療安全支援センターは、医療法に基づき、都道府県、保健所を設置する市及び特別区により、全国380か所以上設置されている。医療に関する苦情・心配や相談に対応するとともに、医療機関、患者・住民に対して、医療安全に関する助言及び情報提供等を行っている。

❼基準病床数

　地域ごとに、既定の算定式に基づいて次の基準病床数を算定する。

①療養病床及び一般病床

②精神病床、結核病床及び感染症病床

　③各区域における入院患者の流出入数の算出
　④基準病床数の算定の特例
　⑤都道府県知事の勧告

❽医療提供施設の整備の目標
　地域医療支援病院の整備目標を設定するにあたり、次の機能及び地域の実情を検討する。
　①かかりつけ医等からの紹介等、病診連携体制
　②共同利用の状況
　③救急医療体制
　④医療従事者に対する生涯教育等、その資質向上を図るための研修体
　　制

❾地域医療構想の取り組み
　全国的に高齢化が進み、医療需要が増大することが予測されている。各地域において「高度急性期」「急性期」「回復期」「慢性期」の4つの機能区分ごとに令和7（2025）年の医療需要と必要な病床数を推計し、それに応じた人員配置等、医療提供体制構築の取り組みについて記載する。

❿その他医療を提供する体制の確保に関し必要な事項
　5疾病・5事業及び在宅医療以外の疾病等について、都道府県における疾病等の状況に照らして特に必要と認める医療等があれば記載する。

⓫施策の評価及び見直し
　都道府県は、設定した数値目標等をもとに、施策の達成状況を検証し、次の医療計画の見直しに反映させることが求められる。

第3節　5疾病への対応

　都道府県の医療計画には「広範かつ継続的な医療の提供が必要と認められる疾病」の治療または予防にかかる事業について記載することになっており、**がん**（悪性新生物）、**脳卒中**（脳血管疾患）、**心筋梗塞等の心血管疾患**、**糖尿病**及び**精神疾患**の**5疾病**がそれに該当する。

　がん（悪性新生物）、脳卒中（脳血管疾患）、心筋梗塞等の心血管疾患は死因の上位を占め（**表2-3-1**）、糖尿病及び精神疾患は総患者数が多い（**表2-3-2**）。

1 がん

　がんはわが国の死因の第1位であり、患者数も多い。がん医療は、これまで均てん化（地域格差をなくし、全国どこでも等しく高度な医療を受けることができるようにすること）をめざして体制整備を行ってきた。しかし近年、がん医療が高度化、複雑化してきていることをふまえて、均てん化・集約化が必要な分野を検討する必要が生じている。また、がんの予防や社会復帰、治療と職業生活の両立に向けた支援に取り組むことも求められている。

2 脳卒中

　脳卒中も死因の上位を占めるとともに、要介護状態に至ることの多い

〈表2-3-1〉死因順位別死亡数　　（令和4年1月1日〜12月31日）

死因順位	死因	死亡数（人）
	全死因	1,568,961
1	悪性新生物〈腫瘍〉	385,787
2	心疾患（高血圧性を除く）	232,879
3	老衰	179,524
4	脳血管疾患	107,473
5	肺炎	74,002
6	誤嚥性肺炎	56,068
7	不慮の事故	43,357
8	腎不全	30,740
9	アルツハイマー病	24,860
10	血管性及び詳細不明の認知症	24,360

（出典）厚生労働省「令和4年（2022）人口動態統計月報年計（概数）の概況」

〈表2-3-2〉傷病分類別にみた推計患者数

令和2年10月 （単位：千人）

主な傷病	総患者入院数	総患者外来数
結　核	2.0	1.1
ウイルス性肝炎	0.5	9.3
悪性新生物（腫瘍）	112.9	182.2
糖尿病	15.2	215.0
脂質異常症	0.3	153.4
精神及び行動の障害	236.6	266.6
血管性及び詳細不明の認知症　（再掲）	25.3	13.8
統合失調症、統合失調症型障害及び妄想性障害　（再掲）	143.0	50.0
気分（感情）障害（躁うつ病を含む）　（再掲）	28.0	91.4
アルツハイマー病	50.6	45.4
高血圧性疾患	4.5	594.4
心疾患（高血圧性のものを除く）	58.4	129.6
脳血管疾患	123.3	74.2
慢性閉塞性肺疾患	6.4	15.6
喘　息	1.9	89.9
う　蝕	0.0	291.3
歯肉炎及び歯周疾患	0.1	505.4
肝疾患	6.2	24.8
慢性腎臓病	23.3	124.5
骨　折	97.4	96.8

（出典）厚生労働省　「令和2年（2020）患者調査」をもとに筆者作成

疾病である。脳血管疾患による死亡を防ぎ、また、要介護状態に至る患者を減少させるため、発症後、病院前救護を含め、早急に適切な急性期診療を実施する体制の構築を進める必要がある。急性期から慢性期を通じて、リハビリテーションや、再発・合併症予防を含めた、一貫した医療を提供する体制を構築することが求められている。

3 心筋梗塞等の心血管疾患

　平成30（2018）年度に始まった第7次医療計画では、それまでの「急性心筋梗塞」が「心筋梗塞等の心血管疾患」に改められ、心不全等の合併症等を含めた医療提供体制の構築を進めることが目標として掲げられた。急性心筋梗塞による突然死を防ぐため、発症後、病院前救護を含め、早急に適切な治療を開始する体制の構築を進めることとなった。急性期の治療に引き続き、回復期及び慢性期の適切な治療を含めた医療提供体制を構築することも求められている。

4 糖尿病

　糖尿病は死因の上位ではないが、患者数が多い疾病である。発症予防・重症化予防に重点を置いた対策を推進するため、地域における連携体制の構築をめざすこととされている。重症化予防対策には、受診中断患者数の減少や早期からの適切な指導・治療が重要であり、医療機関と薬局、保険者が連携する取り組みを進めることが求められている。日常生活に近い場でも栄養・運動等の指導を受けることが可能となるよう、医療従事者が地域での健康づくり・疾病予防に参加できる機会を創出することも重要である。

5 精神疾患

　精神障害者が、地域の一員として安心して自分らしい暮らしをすることができるよう、精神障害にも対応した地域包括ケアシステムの構築をめざすこととされている。このため、令和2（2020）年度末・令和7（2025）年の精神病床における入院需要（患者数）及び、地域移行に伴う基盤整備量（利用者数）の目標を明確にした上で、障害福祉計画等と整合性を図りながら基盤整備を推し進めることが求められている。統合失調症、うつ病・躁うつ病、認知症、児童・思春期精神疾患、依存症などの多様な精神疾患等に対応できる医療連携体制の構築に向けて、医療機関の役割分担・連携を推進するとともに、患者本位の医療を実現していけるよう、各医療機関の医療機能を明確化することが必要である。

第4節　5事業及び在宅医療の整備

1 救急医療

　救急医療は、各都道府県が医療計画によって、症状と緊急性から初期、第二次、第三次の3段階に分けて医療体制を整備している。

　第7次医療計画においては、次のような課題に取り組むこととなっている。

①円滑な受入体制の整備や出口問題[*2]に対応するため、救急医療機関とかかりつけ医や介護施設等の関係機関との連携・協議する体制を構築する。また、日頃からかかりつけ医をもつこと、救急車の適正利用等についての理解を深めるための取り組みを進める。

②救命救急センターの充実段階評価を見直し、地域連携の観点を取り入れる。合わせて、救急医療機関について、数年間、受け入れ実績がない場合には、都道府県による指定の見直しを検討する。

③初期救急医療機関の整備とともに休日・夜間対応できる薬局、精神科救急と一般救急との連携等をさらに進める。

*2
救急医療機関に搬送された患者が、重度の後遺症や合併症のために救急病床を長期間使用することで、新たな救急患者の受け入れができなくなる問題。

2 災害時医療

　災害には、地震、風水害といった自然災害から、テロ、鉄道事故といった人為災害等に至るまでさまざまな種類がある。また、同じ種類の災害であっても、発生場所、発生時刻や時期等によって被災・被害の程度は大きく異なる。**災害時における医療**については、災害発生時に、災害の種類や規模に応じて利用可能な医療資源を可能な限り有効に使う必要があるとともに、平時から災害を念頭に置いた関係機関による連携体制をあらかじめ構築しておくことが必要不可欠である。わが国の災害医療体制は、国や自治体が一部支援しつつ、関係機関（救急医療機関、日本赤十字社、地域医師会等）において、地域の実情に応じた体制が整備されてきた。

　第7次医療計画においては、次のような課題に取り組むこととなっている。

①被災地域の医療ニーズ等の情報収集や医療チーム（DMAT、DPAT、JMAT等）との連絡調整等を行う災害医療コーディネート

体制の整備を進める。さらに、大規模災害時に備え、災害時における近隣都道府県との連携を強化する。

⑦DMAT：Disaster Medical Assistance Team（災害派遣医療チーム）

災害急性期に活動できる機動性をもったトレーニングを受けた医療チーム

④DPAT：Disaster Psychiatric Assistance Team（災害派遣精神医療チーム）

自然災害や航空機・列車事故、犯罪事件などの集団災害の後、被災地域に入り、精神科医療及び精神保健活動の支援を行う専門的なチーム

⑦JMAT：Japan Medical Association Team（日本医師会災害医療チーム）

災害発生時に被災地へ派遣されて医療活動を行う、日本医師会が組織する災害医療チーム

②災害時の診療機能の低下軽減や早期回復を図るため、事業継続計画（Business Continuity Plan：BCP）の策定を推進する。事業継続計画とは、「災害時に重要業務が中断しない」または、「重要業務が中断したとしても目標時間内に再開する」ことによる「取引の他社流出」「シェアの低下」「企業評価の低下」などへの防止対策である。

3 へき地の医療

　へき地とは、交通条件及び自然的、経済的、社会的条件に恵まれない山間地、離島その他の地域のうち、医療の確保が困難であって、「無医地区」及び「無医地区に準じる地区」の要件に該当するものをいう。「無医地区」とは、医療機関のない地域で、当該地域の中心的な場所を起点として、おおむね半径4キロメートルの区域内に人口50人以上が居住している地域であって、かつ、容易に医療機関を利用することができない地区をいう。

　第7次医療計画においては、**へき地の医療**について次のような課題に取り組むこととなっている。

①へき地における医療従事者の確保やチーム医療の充実については、従来の「へき地保健医療計画」を「医療計画」に一本化した上で、医療計画における医療従事者の確保等の取り組みと連動して進める。

②へき地における巡回診療等の実績に基づいて、へき地医療拠点病院の要件を見直す。

4 周産期医療

　周産期とは、妊娠22週から出生後7日未満までの期間をいい、合併症妊娠や分娩時の新生児仮死など、母体・胎児や新生児の生命にかかわる事態が発生する可能性が高くなる期間である。周産期を含めた前後の期間における医療は、突発的な緊急事態に備えて産科・小児科双方からの一貫した総合的な体制が必要であることから、特に**周産期医療**とよばれている。

　第7次医療計画においては、次のような課題に取り組むこととなっている。

①周産期医療体制整備計画を医療計画に一本化し、基幹病院へのアクセス等の実情を考慮した圏域を設定する等の体制整備を進める。

②災害時に妊産婦・新生児等へ対応できる体制の構築を進めるため、災害時小児周産期リエゾンの養成を進める。災害時小児周産期リエゾンが担うべき機能は次のとおりである。

　⑦被災地における小児・周産期医療ニーズの情報収集と発信

　④被災地外における小児・妊産婦受け入れ体制の構築

　⑤平時における小児・周産期医療ネットワーク構築と訓練

　⑤行政機関と連携した災害時の小児や妊産婦にかかる医療や保健課題解決

③総合周産期母子医療センターにおいて、精神疾患を合併した妊婦への対応ができるような体制整備を進める。総合周産期母子医療センターは、母体・胎児集中治療管理室（Maternal Fetal Intensive Care Unit：MFICU）を含む産科病棟及び新生児集中治療管理室（Neonatal Intensive Care Unit：NICU）を備えた医療機関である。常時、母体・新生児搬送受入体制を有し、母体の救命救急への対応、ハイリスク妊娠に対する医療、高度な新生児医療等を担っている。

5 小児医療

　小児医療については、今後のわが国の社会を担う若い生命を守り育て、また、保護者の育児面における安心の確保を図る観点から、地域におい

ていつでも安心して医療サービスを受けられるよう、小児医療にかかる医療提供施設相互の連携体制の構築を推進している。特に小児救急医療については、小児初期救急センター、小児救急医療拠点病院、小児救命救急センターの整備等を支援している。

また、休日・夜間における小児の症状等に関する保護者等の不安解消等のため、小児の保護者等に対し小児科医や看護師等が電話で助言等を行う「子ども医療電話相談事業（♯8000事業）」の整備を進めている。平成16（2004）年度より開始され、平成22（2010）年度からは全都道府県で事業展開されている。

第7次医療計画においては、次のような課題に取り組むこととなっている。

①日本小児科学会の提言もふまえ、小児中核病院、地域小児医療センターのどちらも存在しない圏域では、「小児地域支援病院（仮称）」を設定し、拠点となる医療機関等と連携しつつ、地域に必要な入院診療を含む小児診療体制を確保する。

②研修等を通じて地域で活躍する人材の育成を図るとともに、引き続き子ども医療電話相談事業（♯8000事業）の普及等を進める。

6 在宅医療

在宅医療の体制構築にあたっては、「退院支援」「日常の療養支援」「急変時の対応」「看取り」といった場面に応じた4つの医療機能を確保していくことが必要である。また、在宅療養支援診療所・病院等の積極的な役割を担う医療機関や、医師会・市町村等の在宅医療に必要な連携を担う拠点等のはたらきにより、多職種連携を図りつつ、24時間体制で在宅医療を提供できる体制の確保が重要となる。

第7次医療計画においては、次のような課題に取り組むこととなっている。

①地域医療構想や介護保険事業計画と整合性のとれた、実効的な整備目標を設定し、在宅医療の提供体制を着実に整備する。

②多様な職種・事業者を想定した取り組み、市町村が担う地域支援事業と連携した取り組みなど、より効果的な施策を実施する。

第5節　薬剤耐性（AMR）対策

　近年、世界的に対策の必要性が高まっている問題の一つに薬剤耐性（Antimicrobial Resistance：AMR）菌がある。病原菌が増えるのを抑えたり、壊したりするために薬を使うことがあるが、病原菌がだんだん強くなると同じ薬が効かなくなってくる。このように、強くなって薬に耐える性質を**薬剤耐性**という。

　病原体がヒトの体に侵入しても、症状が現れる場合と現れない場合とがある。感染症が発症するかどうかは、病原体の感染力と体の抵抗力とのバランスで決まる。近年、抗菌薬が効かない薬剤耐性をもつ細菌が世界中で増えている。これは、病院をはじめとした医療機関内でも、それ以外のところでも問題となっている。また、動物のもっている薬剤耐性菌が、畜産物や農産物を介してヒトに広がったり、環境が汚染されたりする場合もあることがわかってきた。

　抗菌薬が効かない薬剤耐性菌が増えると、感染症の治療がむずかしくなる。また重症化しやすくなり、死に至る可能性も高まる。新しい抗菌薬の開発が追いつかず、薬剤耐性菌による感染症の治療はますますむずかしくなっている。

　このような状況をふまえて、世界保健機関（WHO）では、2015年5月に「薬剤耐性に関するグローバル・アクション・プラン」が採択され、加盟国は2年以内に自国のアクションプランを策定するよう要請された。

　日本では、平成28（2016）年4月に「薬剤耐性（AMR）対策アクションプラン　2016-2020」が取りまとめられた。このアクションプランでは、薬剤耐性の発生を遅らせ、拡大を防ぐために、平成28（2016）年からの5年間で取り組むこととして、次の6つの項目があげられている。

①普及啓発・教育：薬剤耐性に関する知識や理解を深め、専門職等への教育・研修を推進

②動向調査・監視：薬剤耐性及び抗微生物剤の使用量を継続的に監視し、薬剤耐性の変化や拡大の予兆を的確に把握

③感染予防・管理：適切な感染予防・管理の実践により、薬剤耐性微生物の拡大を阻止

④抗微生物剤の適正使用：医療、畜水産等の分野における抗微生物剤の適正な使用を推進

⑤研究開発・創薬：薬剤耐性の研究や、薬剤耐性微生物に対する予

防・診断・治療手段を確保するための研究開発を推進

⑥国際協力：国際的視野で多分野と協働し、薬剤耐性対策を推進

　これらの項目は、どのくらい取り組みを進められたか、毎年評価が行われている。

　これらの取り組みについて、動向調査の年次報告書がまとめられ、抗微生物薬適正使用の手引きも作成された。令和3（2021）年には、多くの国においてAMR対策の効果が出ていることが確認されたが、今後も感染症発生動向調査、医療体制、抗微生物剤の使い方、研究開発などについての議論を継続し、解決すべき課題を整理することとされた。

📖 **BOOK 学びの参考図書**

● 厚生労働省『厚生労働白書』
　保健医療関連だけでなく、労働、社会福祉など、さまざまな分野について、現状と課題及び解決に向けた政策を知ることができる一冊。毎年発行されており、厚生労働省のWebサイトでも公開されている。

参考文献

● 薬剤耐性ワンヘルス動向調査検討会『薬剤耐性ワンヘルス動向調査年次報告書2020』厚生労働省健康局結核感染症課、2021年
● 厚生労働省健康局結核感染症課 編『抗微生物薬適正使用の手引き 第二版』厚生労働省 健康局結核感染症課、2019年
● 東京AMR ワンヘルス会議『Tokyo AMR One Health Conference（第3回）』2021年

第**4**章

医療施設

学習のねらい

　医療施設は、医療法によって基本事項が定められており、病床は精神病床、感染症病床、結核病床、療養病床、一般病床に大別され、さらに医療の高度化に伴って特定機能病院が、地域医療を支える医療機関として地域医療支援病院が、医療法によって定められている。

　本章では、こうした医療施設の概要を学ぶ。

第1節　医療施設の概要

1 医療法の概要

わが国の医療提供体制は大きな転換期を迎えている。わが国の入院医療は、諸外国と比べ、人口当たりの病床数が多く、かつ、平均在院日数が長い一方、1床当たりの医師、看護師等の医療スタッフの数が少ないという特徴がある。しかし、近年では、急性期医療においては急速に平均在院日数の短期化が進んでおり、また、医療スタッフ数も手厚い方向に向かっている。いわゆる「団塊の世代」がすべて75歳以上になる令和7（2025）年に向けて、医療・介護ニーズの量的増大や質的なニーズへの変化が求められている。今後、急性期の病床、回復期の病床、療養病床、在宅医療及び介護関係施設までの流れを見据えた、病床全体の再編が進んでいくものと考えられ、それぞれの地域における医療提供体制をどのように構築していくかが大きな課題となっている。

その際、医療施設、医療計画、医療法人制度等に関する基本的な事項を定める法律である**医療法**の役割は重要である。

（1）医療法に定める基本的な事項

医療法は、医療の提供に関する基本的な事項を定めた法律である。医療に関する選択の支援及び医療に関する情報の提供、医業、歯科医業または助産師の業務等の広告、医療の安全の確保、病院、診療所及び助産所の開設、管理及び監督、医療提供体制の確保ならびに医療法人制度等に関する規定が設けられている。

また、平成18（2006）年における医療制度改革により、①都道府県を通じた医療機関に関する情報の公表制度の創設など情報提供の推進、②医療計画制度の見直し（がんや小児救急等のいわゆる5疾病・5事業及び在宅医療などに関する医療連携体制の構築、数値目標の設定等）、③地域や診療科による医師不足問題への対応（都道府県医療対策協議会の制度化等）、④医療安全の確保（医療安全支援センターの制度化等）、などの改正が行われている。

平成26（2014）年には、「医療介護総合確保推進法」において関係法律が改正され、医療法で、地域における効率的かつ効果的な医療提供体制を確保する観点から、①医療機関が都道府県知事に病床の機能（高度

急性期、急性期、回復期、慢性期）等を報告（病床機能報告制度）し、②都道府県は、それをもとに令和7（2025）年時点での医療需要、病床の必要量等、地域の医療提供体制の将来のあるべき姿とそれを実現するための方策を地域医療構想として策定し医療計画に盛り込むこととされた。

　地域医療構想は、平成28（2016）年度末までにすべての都道府県で策定が完了し、構想の実現に向け、地域ごとに機能を転換する病院・病床数等の具体的対応方針についての議論が行われている。

　平成30（2018）年には、格差の拡大が指摘されていた医師の地域偏在・診療科偏在に対応するため、医療法等の改正により、①医師少数区域等で勤務した医師を厚生労働大臣が評価・認定等する制度の創設、②都道府県における医師確保対策の実施体制の整備（地域医療対策協議会の機能強化等）、③医師養成課程を通じた医師確保対策の充実（医学部への地域枠・地元入学者枠の設定・拡充、臨床研修病院の指定権限等の国から都道府県への委譲等）、④地域の外来医療機能の偏在・不足等への対応などが行われた。

　令和3（2021）年には、医療法等の改正により、医師の働き方改革、各医療関係職種の専門性の活用、地域の実情に応じた医療提供体制の確保のため、①長時間労働の医師の労働時間短縮や健康確保措置等の整備、②医療関係職種の業務範囲の見直しや医師養成課程の見直し、③医療計画に新興感染症等への対応に関する事項の追加、④医療機関に医療資源を重点的に活用する外来等について報告を求める外来機能報告制度の創設などが行われた。

　令和5（2023）年には、医療法等の改正により、医療・介護の連携強化や提供体制等の強化を行うため、かかりつけ医機能が発揮される制度整備等が行われた。

（2）病院・診療所及び助産所

　医療法において、「『**病院**』とは、医師又は歯科医師が、公衆又は特定多数人のため医業又は歯科医業を行う場所であって、20人以上の患者を入院させるための施設を有するものをいう」（第1条の5第1項）。

　「『**診療所**』とは、医師又は歯科医師が、公衆又は特定多数人のため医業又は歯科医業を行う場所であって、患者を入院させるための施設を有しないもの又は19人以下の患者を入院させるための施設を有するものをいう」（第1条の5第2項）。

　「『**助産所**』とは、助産師が公衆又は特定多数人のためその業務（病院又は診療所において行うものを除く。）を行う場所をいう」（第2条第1項）とされている。

（3）医療法における病床の種別

　医療法における病床の種別は、以下のとおり定められている。

①**精神病床**：精神疾患を有する者を入院させるためのものをいう。

②**感染症病床**：感染症の予防及び感染症の患者に対する医療に関する法律に規定する一類感染症、二類感染症（結核を除く）、新型インフルエンザ等感染症及び指定感染症の患者ならびに新感染症の所見がある者を入院させるためのものをいう。

③**結核病床**：結核の患者を入院させるためのものをいう。

④**療養病床**：①～③以外の長期にわたり療養を必要とする患者を入院させるためのものをいう。

⑤**一般病床**：①～④以外のものをいう。

2　医療施設数

（1）医療施設数の年次推移

　厚生労働省「医療施設調査」（令和3〔2021〕年10月1日現在。以下、本項において同じ）によれば（**図2−4−1**、**表2−4−1**）、病院施設総数は平成2（1990）年の1万96病院をピークに1割以上減少し、8,205病院となっている。

　一般診療所（医科診療所）数は、10万4,292施設となっている。このうち、有床診療所数は、長期的に大幅に減少し、6,169施設となっている。一方、無床診療所は、長期的に増加傾向にあり、令和3（2021）年では、9万8,123施設となっている。

　歯科診療所は、6万7,899施設となっている。

（2）開設者別に見た施設・病床数

　医療施設を開設者別に見ると、民間医療機関（医療法人）は、病院数で5,681と69.2％、病院病床数158万3,783のうち一般病床が88万6,056と約56％を占め、わが国の医療の中核を担っている。

　個人及び民間医療機関には、中小規模の病院が多い。大規模病院は公的病院に多く、その中では自治体病院の占める割合が高い。

〈図2−4−1〉医療施設数の年次推移

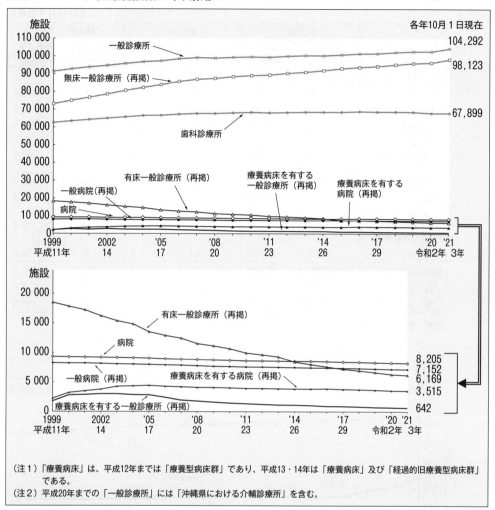

(注1)「療養病床」は、平成12年までは「療養型病床群」であり、平成13・14年は「療養病床」及び「経過的旧療養型病床群」である。
(注2)平成20年までの「一般診療所」には「沖縄県における介輔診療所」を含む。

(出典)厚生労働省「医療施設調査」をもとに一部改変

　一般診療所は、民間医療機関、特に医療法人及び個人診療所のシェアが圧倒的に高い。

（3）病院病床数の推移

　病院の病床数（令和3〔2021〕年）は158万3,783床で、前年に比べ9,850床減少している。

　一般病床は、平成5（1993）年以降、狭い意味での「一般病床（主に急性期または亜急性期の病床）」と「療養病床（慢性期の病床。平成12〔2000〕年までは療養型病床群）」に分化しているが、その合計数は微減傾向となっている（**図2−4−2**）。

〈表2－4－1〉施設の種類別に見た施設数

各年10月1日現在

	施設数		対前年		構成割合（%）	
	令和3年 （2021）	令和2年 （2020）	増減数	増減率 （%）	令和3年 （2021）	令和2年 （2020）
総　　数	180 396	178 724	1 672	0.9	…	…
病　　院	8 205	8 238	△　33	△　0.4	100.0	100.0
精神科病院	1 053	1 059	△　6	△　0.6	12.8	12.9
一般病院	7 152	7 179	△　27	△　0.4	87.2	87.1
（再掲） 　療養病床を有す 　る病院	3 515	3 554	△　39	△　1.1	42.8	43.1
一般診療所	104 292	102 612	1 680	1.6	100.0	100.0
有　床	6 169	6 303	△　134	△　2.1	5.9	6.1
（再掲） 　療養病床を有す 　る一般診療所	642	699	△　57	△　8.2	0.6	0.7
無　床	98 123	96 309	1 814	1.9	94.1	93.9
歯科診療所	67 899	67 874	25	0.0	100.0	100.0
有　床	21	21	—	—	0.0	0.0
無　床	67 878	67 853	25	0.0	100.0	100.0

（出典）厚生労働省「医療施設調査」

〈図2－4－2〉病床の種類別に見た病院病床数の年次推移

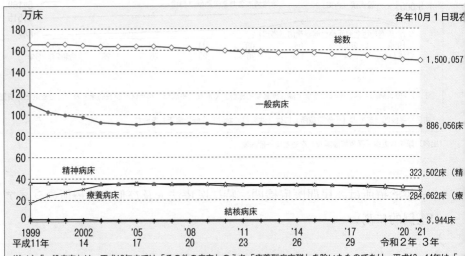

（注1）「一般病床」は、平成12年までは「その他の病床」のうち「療養型病床群」を除いたものであり、平成13・14年は「一般病床」及び「経過的旧その他の病床（経過的旧療養型病床群を除く。）」である。

（注2）「療養病床」は、平成12年までは「療養型病床群」であり、平成13・14年は「療養病床」及び「経過的旧療養型病床群」である。

（出典）厚生労働省「医療施設調査」

（4）都道府県別に見た人口10万対病院病床数

　人口10万対病院病床数（令和3〔2021〕年）を病床の種類ごとに見ると、「全病床」は1,195.2床で、前年に比べ0.1床増加している。病床の種類別では、「精神病床」257.8床、「療養病床」226.8床、「一般病床」

〈図２－４－３〉都道府県別に見た人口10万対病院病床数

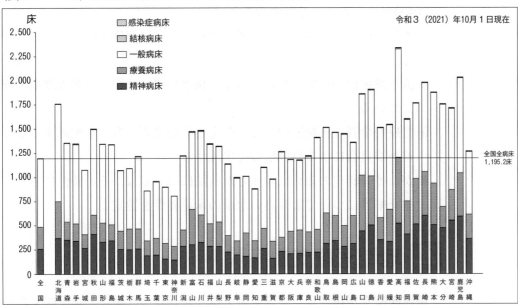

(出典) 厚生労働省「医療施設調査」

706.0床となっている。

　これを都道府県別に見ると、「全病床」は高知県（2,334.9床）が最も多く、「精神病床」は長崎県（600.7床）が最も多くなっている。「療養病床」は高知県（684.8床）が最も多く、「一般病床」も高知県（1,118.7床）が最も多くなっている。また、それぞれ最も多い県と最も少ない県の比を見ると、「全病床」は2.9倍、「精神病床」は4.1倍、「療養病床」は4.9倍、「一般病床」は2.2倍となっている（**図２－４－３**）。

③ 特定機能病院

　特定機能病院は、医療施設機能の体系化の一環として、高度の医療の提供、高度の医療技術の開発及び高度の医療に関する研修を実施する能力等を備えた病院について、医療法に基づき、厚生労働大臣が個別に承認するものである。

　特定機能病院の承認の要件は以下のとおりであり、令和4（2022）年12月1日現在で、88病院が承認されている。

　①高度の医療の提供、開発及び評価、ならびに研修を実施する能力を
　　有すること。

　②ほかの病院または診療所から紹介された患者に対し、医療を提供す

第2部

第4章

ること。紹介率は50％以上、逆紹介率40％以上を維持すること。

③400床以上の病床を有すること。

④人員配置は、医師について通常の病院の2倍程度の配置であること等。

⑤構造設備について、集中治療室、無菌病室、医薬品情報管理室を備えていること。

⑥医療安全管理体制について、医療安全管理責任者等を配置すること。監査委員会による外部監査を実施すること　等。

※がん等の特定の領域に特化した病院については、その特性に応じて紹介率等についてより高い水準の承認要件を設定。

4 地域医療支援病院

地域医療支援病院は、地域医療を担うかかりつけ医などを支援する能力を備え、地域医療の確保を図る病院としてふさわしい医療機関について、医療法に基づき、都道府県知事が個別に承認するものである。

　具体的な地域医療支援病院の役割は、①紹介患者に対する医療の提供（かかりつけ医等への患者の逆紹介を含む）、②医療機器の共同利用の実施、③救急医療の提供、④地域の医療従事者に対する研修の実施等である。地域医療支援病院の承認の要件は次のとおりである。

①開設主体は、原則として国、都道府県、市町村、特別医療法人、公的医療機関、医療法人等であること。

②紹介患者中心の医療を提供していること。次の㋐～㋒のいずれかの要件を満たすこと。㋐紹介率は80％を上回っていること、㋑紹介率が65％を超え、かつ逆紹介率が40％を超えること、㋒紹介率が50％を超え、かつ逆紹介率が70％を超えること。

③救急医療を提供する能力を有すること。

④建物、設備、機器等を地域の医師等が利用できる体制を確保していること。

⑤地域医療従事者に対する研修を行っていること。

⑥原則として200床以上の病床、及び地域医療支援病院としてふさわしい施設を有すること。

5 医療事故調査制度

　医療事故調査制度は、相次ぐ医療事故の発生を受け、平成27（2015）年10月から施行された制度である。医療事故が発生した医療機関にて院内調査を行い、その調査報告を民間の第三者機関（医療事故調査・支援センター）が収集・分析することで再発防止につなげることにより、医療の安全を確保することを目的としている。

　制度の対象となる医療事故は、医療機関（病院、診療所、助産所）に勤務する医療従事者が提供した医療に起因し、または起因すると疑われる死亡または死産であって、当該医療機関の管理者がその死亡または死産を予期しなかったものとされており、「医療事故」に該当するかどうかの判断は、医療機関の管理者が行うこととされている。

　対象となる医療事故が発生した場合、医療機関は、遺族への説明、医療事故調査・支援センター（以下、センター）への報告、必要な調査の実施、調査結果について遺族への説明及びセンターへの報告を行うこととされている。調査結果の遺族への説明にあたっては、口頭または書面もしくはその双方の適切な方法により行い、遺族が希望する方法で説明するよう努めなければならないこととされている。

　また、医療機関または遺族から調査の依頼があったものについては、

〈図２－４－４〉　**医療事故にかかる調査の流れ**

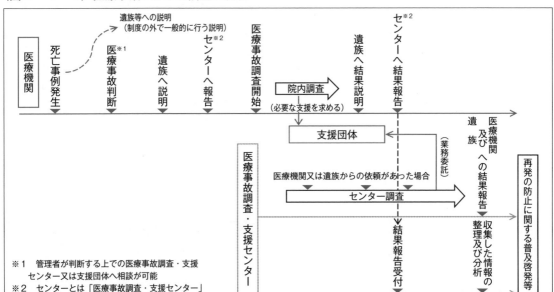

※1　管理者が判断する上での医療事故調査・支援センター又は支援団体へ相談が可能
※2　センターとは「医療事故調査・支援センター」

（出典）厚生労働省資料

センターが調査を行い、その結果を医療機関及び遺族に報告すること
とされているほか、センターは、医療機関が行った調査結果の報告にかか
る整理・分析を行い、医療事故の再発の防止に関する普及啓発を行うこ
ととされている（**図2-4-4**）。

　医療事故調査制度開始後のセンターの状況については、令和5
（2023）年7月末時点で、医療事故報告件数が累計2,719件、医療機関の
院内調査結果報告件数が累計2,366件、医療機関・遺族等からの相談件
数が累計1万4,214件、センターへの調査依頼件数が累計214件、センタ
ーによる調査報告の件数が累計147件となっている。

第5章

保健医療における倫理

学習のねらい

　医療における倫理は、患者に害を与えない、という「ヒポクラテスの誓い」を原点とする。ところが第二次世界大戦中、医師による捕虜などへの人体実験、虐待が行われたことへの反省から、「ニュルンベルク綱領」が宣言された。その後、世界医師会が内容を改定して「ヘルシンキ宣言」として公表し、一部修正しつつ現在まで医療倫理の基本として広く受け入れられている。

　インフォームド・コンセントは医療倫理の中心となる考え方で、患者個人が自律的に決定に参加することを重視する。現在、高度生殖医療、出生前診断、脳死と臓器移植、尊厳死問題などをめぐって倫理的なさまざまな議論がなされ、今後も多様な意見が出てくると思われる。

　本章では、こうした保健医療における倫理についての基本的考え方を学ぶ。

第1節　医療技術の発展と生命倫理

1 保健医療にかかわる倫理：医療倫理の4原則

　どのような専門職でも、その職業集団の特色を示す規定をもつことが一般的である。特に人間を対象としている職業では、明確な倫理規定を集団の内外に宣言している。

　その中で、最も古くから存在し、原点のようになっているのが、紀元前5世紀にまとめられた「ヒポクラテスの誓い」[*1]である。

ヒポクラテスの誓い

　医神アポロン、アスクレピオス、ヒギエイア、パナケイア及びすべての男神と女神に誓う[*2]、私の能力と判断に従ってこの誓いと約束を守ることを。この術を私に教えた人をわが親のごとく敬い、わが財を分かって、その必要あるとき助ける。その子孫を私自身の兄弟のごとくみて、彼らが学ぶことを欲すれば報酬なしにこの術を教える。そして書き物や講義その他あらゆる方法で、私のもつ医術の知識をわが息子、わが師の息子、また医の規則に基づき約束と誓いで結ばれている弟子どもに分かち与え、それ以外の誰にも与えない。私は能力と判断の限り患者に利益すると思う養生法をとり、悪くて有害と知る方法を決してとらない。

　頼まれても死に導くような薬を与えない。それを覚らせることもしない。同様に婦人を流産に導く道具を与えない。

　純粋と神聖をもってわが生涯を貫き、わが術を行う。結石を切りだすことは神かけてしない。それを業とするものに任せる。

　いかなる患家を訪れるときも、それはただ病者を利益するためであり、あらゆる勝手な戯れや堕落の行いを避ける。女と男、自由人と奴隷の違いを考慮しない。医に関すると否とにかかわらず他人の生活についての秘密を守る。

　この誓いを守り続ける限り、私は、いつも医術の実践を楽しみつつ生きてすべての人から尊敬されるであろう。もしもこの誓いを破るならば、その反対の運命をたまわりたい。

（出典）丸井英二 編『新簡明 衛生公衆衛生 改訂6版』南山堂、2010年、246頁より

　ここに明確に表現されている医師としての誓い（同業者との連帯、患

者には益となることを行い、害を与えないこと、自殺幇助をせず、堕胎、砕石術をしないこと、純粋で神聖な生涯を送ること、患者との戯れや堕落〔性的関係〕を避け、男女や身分で差別をせず、秘密を守ること）は、現在にも通用する原則として、長く医師の教育に使用されてきた。

医師－患者関係に新しい倫理規定を追加する必要が生じたのは、医療技術の発展に伴い、医学の進歩のための研究に、患者や健康な人間が対象とされるようになってきたことが背景にある。第二次世界大戦の最中に行われた軍部による捕虜を対象とした人体実験に医師が参加したことの反省から、本人による同意なしに医学的研究をしてはならないことが強調された。戦争裁判の判決文の中に記載され、ニュルンベルク[*3]（Nuremberg）綱領とよばれている。

この流れを受けて、1964年に世界医師会がヘルシンキ（Helsinki）で開催されたときに、「人間を対象とする医学的研究の倫理的原則」を採択した。この原則は、その後現在に至るまで、世界医師会の開催時に数回の修正が繰り返されているが、「ヘルシンキ宣言」という名称はそのまま使用されている。

保健医療の進歩に伴って倫理問題を討議する共通の基盤が必要とされるようになり、1979年にビーチャム（Beauchamp, T. L.）とチルドレス（Childress, J. F.）が、以下の「**医療倫理の4原則**」を提唱した。疑義を唱える人もいるが、現在のところ国際的にもほぼ定着しているといえよう。

原則1「自律性の尊重」（respect for autonomy）は、前節のインフォームド・コンセントの基礎となる原則で、個人の自律を最大限に尊重することである。個人情報保護やプライバシー保護の基盤でもあり、自律性の弱い立場の人（小児、高齢者、精神障害者、捕虜、囚人など）の保護にも関連する。原則2「無危害原則」（non-maleficence）と原則3「善行原則」（beneficence）は、ヒポクラテスの誓いにもみられる倫理の原則で、患者・対象者に害を与えず、益を求めることである。原則4「正義（公正）」（justice）は、原則1で個人の自律を重視するあまり、特定個人に偏る利益がないようにすることであり、社会正義や公平性の原則として機能する。4つの原則相互に矛盾する内容の治療・研究もあり、絶えざる検討が続けられている。

*3
第二次世界大戦終了後の1947年に、連合軍によって開催された国際裁判において、ナチスの戦争犯罪者が裁かれた、この記録に、ナチスの医師たちに対しての判決文に示された10か条をいう。本人の自発的承認を得ないで、研究対象とすることを厳しく戒め、現在のインフォームド・コンセントの出発点とされている。ニュルンベルクはドイツ南東部バイエルン州の都市。

BOOK 学びの参考図書
●ビーチャム T. L.・チルドレス J. F 著、永安幸正・立本教夫 監訳『生命医学倫理』成文堂、1997年。
　生命倫理の現代的古典と評価されている。西洋の哲学・倫理学をふまえ、自律、無危害、仁恵、正義という四大原理を中心に体系的な理論を構築したことで有名。

2 倫理的課題：高度生殖医療・出生前診断・脳死と臓器移植・尊厳死・身体拘束

（1）高度生殖医療

ヒトは生物として、生殖により次世代を作り出す。この過程への最近の技術の進歩はめざましいものがあり、生命現象の解明をめざし、ヒトの生命を操作する技術が開発されてきている。医療倫理の4原則に照らし合わせても、生まれてくる次世代、両親や家族を含めて社会全体としてどう考えるべきかの基準を決めかねる問題が多い。生殖医療の出発点である人工授精は、精子を採取して、洗浄・濃縮し、女性の排卵時期に合わせて子宮内に注入するものであり、高度な医療には含めていない。[*4]精子・卵子・胚の冷凍保存の技術が発展し、高度生殖医療として体外受精・胚移植が日本で最初に実施されたのは昭和58（1983）年である。日本産婦人科学会は、昭和61（1986）年より報告制度をつくり、運用している。この統計によれば、平成27（2015）年には出生数が5万人以上となり、令和2（2020）年には6万人を超えている。[*5]これまでこの治療は保険適用外であり高額の負担が課題であったが、令和4（2022）年4月から保険適用となった。

生殖補助医療の制度整備について、平成13（2001）年、厚生科学審議会に生殖補助医療部会が設置され、27回に及ぶ検討を経て報告書が公表され、[*6]生殖補助医療を受けられる者の条件などが提言された。この報告書の基本的考え方は以下のように示されている。①生まれてくる子の福祉を優先する、②人をもっぱら生殖の手段として扱ってはならない、③安全性に十分配慮する、④優生思想を排除する、⑤商業主義を排除する、⑥人間の尊厳を守る。

（2）出生前診断

出生前に胎児の状態を知りたいというのは、親としての自然な思いであろう。医学・医療技術の進歩により、単純な性別から、奇形の有無、遺伝子レベルの診断にまで範囲が拡大し、倫理的に大きな問題となっている。最大の問題は、出生前に親が望んでいない胎児であれば、これを中絶することが許されるかということである。ヒポクラテスは明確に否定しているが、近代医学の発展と倫理原則の議論の変遷により、親、特に母親の望まない妊娠の中絶は、女性の権利の一つであると認められる社会が増えてきた。日本は昭和23（1948）年に優生保護法が公布され、

*4
人工授精は、高度生殖医療には含まれないが、不妊治療の一つとして倫理的な問題は共通するものがあり、「生殖補助医療」に含めて検討されている。

*5
「令和2（2020）年体外受精・胚移植等の臨床実施成績」（日本産婦人科学会）。

*6
「精子・卵子・胚の提供等による生殖補助医療制度の整備に関する報告書」（平成15〔2003〕年4月28日公表）。

〈表2－5－1〉出生前診断の主な検査法

検査の対象	検査内容	時期	診断の精度
1.受精卵（体外受精）	遺伝子解析	受精直後（着床前）	確定的
2.母体			
1）子宮全体（胎児）	超音波画像	胎児の存在	非確定的
2）絨毛	染色体・遺伝子・代謝異常	妊娠15週ごろまで	確定的
3）羊水	染色体・遺伝子・代謝異常	妊娠27週ごろまで	確定的
4）血液	血清マーカー	妊娠27週ごろまで	非確定的
5）血液	NIPT	妊娠9週ごろから	非確定的

※NIPT：non-invasive prenatal genetic testing
（筆者作成）

「優生上の見地から不良な子孫の出生を防止する」目的での人工妊娠中絶を認めていたが、平成8（1996）年、これを反省し、母体保護法と名前を変えて、母親の心身の健康を守るためにのみ中絶を認めることとした。

　出生前診断の主な検査法を**表2－5－1**にまとめた。母体血清や受精卵の検査には、遺伝子解析の技術が使用されるが、現状でわかることはかなり限られているため、日本産婦人科学会では、「見解」をまとめて公表し、慎重な運用を求めた。[*7]

　その後、周産期医療の発展と社会情勢の変化を受けて、令和3（2021）年に、厚生科学審議会科学技術部会から「NIPT等の出生前検査に関する専門委員会報告書」が公表され、日本における出生前診断の現状と課題が明確にされてきている。

（3）脳死と臓器移植（移植医療）

　先端的医療技術として、**臓器移植**が開始されたのは1936年、当時のソビエト連邦での腎臓移植とされている。臓器としては、角膜、肺、肝臓、心臓、膵臓がすでに実施されている。臓器移植で問題となるのは、提供者（ドナー）である。死体からの臓器移植では、死の判定が問題となる。これを避けるために、生体からの移植も試みられてきた。古くから治療方法として定着している輸血も血液の移植と考えることもできる。さらに動物の臓器のヒトへの移植や、ヒトの遺伝子を操作して動物に臓器を作成してそれをヒトに移植する技術も開発されてきている。どこまでが人間の尊厳を保った治療といえるのかが議論されている。

　ドナーの死の判定に関しては、日本では昭和43（1968）年、和田寿郎医師による心臓移植が大きな話題になった。死体からの臓器移植では、

*7
平成25（2013）年6月に「出生前に行われる遺伝学的検査および診断に関する見解」として、それまでのいくつかの関連する「見解」を一つにまとめた。概念が整理され、「十分な遺伝医学の基礎的・臨床的知識のある専門職（臨床遺伝専門医等）による適正な遺伝カウンセリングが提供できる体制下で実施すべきである」としている。

第2部　第5章

　ドナーの死後可能な限り早期の臓器摘出が必要となる。しかし、古来の死の判定の三主徴（心停止・呼吸停止・瞳孔の散大ないしは対光反射の喪失）を、生命維持装置の進歩により、遅らせることができるようになってきた。三主徴出現の前に判定可能な「**脳死**」という状態の出現が確認されたことで、死体からの臓器移植が促進されたといえよう。**表2－5－2**に脳死の判定基準（昭和60〔1985〕年に厚生省〔当時〕が示したもの）を示す。その後臓器移植法が成立（平成9〔1997〕年）し、本人の意思と遺族の承諾によりドナーとなることが可能となり、平成21（2009）年には、本人の意思が不明でも遺族の承認があれば臓器提供が可能となっている。また改正前には本人の意思表示ということで、15歳以上に限られていたドナーが、15歳未満でも家族の承認で可能になっている。一方で、死体からの臓器移植の煩雑さを避けて、生体からの臓器移植が日本では多くなっている。日本移植学会では、「健常なドナーに侵襲を及ぼすような医療行為は望ましくない」という声明を出しているが、肝臓、腎臓に関しては圧倒的に生体移植が多いのが現状である。また、「臓器」ではない組織の移植に関して、皮膚・骨・血管などの移植組織バンクをつくる動きもある。このモデルは、角膜移植におけるアイバンク（臓器移植法以前から存在し、臓器移植法にも含まれている）と血液疾患における骨髄バンク（平成3〔1991〕年に日本赤十字社の協力で設立され、臓器移植法の対象には含まれない）がある。骨髄バンクは、臍帯血バンクとともに、「移植に用いる造血幹細胞の適切な提供の推進に関する法律」（平成26〔2014〕年施行）のもとで、事業が展開されている。

　臓器や組織など人の身体の一部を善意でほかの病める人のために提供することは、よいことであり、正当な行為であるが、そこに金銭の授受が絡んだり、研究者の功名心や特定の個人または集団の利益がからんだりするようになると、倫理的にも大きな問題となる。また、動物の利用

〈表2－5－2〉　脳死に関する判定基準

①深昏睡
②自発呼吸の消失
③瞳孔が固定し、瞳孔径：左右とも4mm以上
④脳幹反射の消失（対光・角膜・毛様脊髄・眼球頭・前庭・咽頭・咳などの反射の消失）
⑤平坦脳波
⑥①〜⑤の条件を満たし、6時間経過をみて変化がない（2次性脳障害、6歳以上の小児では6時間以上観察する。6歳未満は除外）

（出典）丸井英二　編『新簡明 衛生公衆衛生 改訂6版』南山堂、2010年、248頁

や、人の病気の進行や死を阻止することを最優先することの意義などは、宗教や哲学上の問題にもなってきている。

（4）安楽死と尊厳死

ヒポクラテスの誓いは、「頼まれても死に導くような薬は与えない。それを覚らせる（指導する）こともしない」と宣言する。いいかえれば、当時でも医師の自殺幇助がなされていたことが示唆される。胎児と異なり、自分の意思で死を願うにはそれなりの理由がある。姥捨て山のようにその人の属する集団で風習となっていることがそれを助長することもあろう。しかし、医の倫理では一貫して、人に死をもたらす行為はすべきでないと主張してきた。それが大きく変わってきたのは、高度先進医療により、長期の延命が可能になってきた20世紀後半からのことである。

その後現在まで、本人または家族の希望により、医師が患者の命を縮める行為（**安楽死**）を実施することについて、多くの議論が継続している。法律を制定してある条件のもとでの安楽死を認める国・自治体もいくつか存在するようになった。ただし、認められる安楽死の条件はかなり厳しく規定されていることは、理解する必要がある。世界医師会としてはまだ安楽死は許されないとしている。

安楽死の議論で注意すべきことは、「安楽死」の定義が少しずつ違っていることである。

少なくとも積極的安楽死と消極的安楽死[8]の区別はしておきたい。前者は、致死薬を注射または服用させたり救命装置を取り外したりして、意図的に患者の死期を早めるが、それに対して、後者は、患者のQOL向上を目的として、薬物の投与をしたり延命措置を中止したりするもので、死期の早まるのは予測しても意図することはない対応であり、緩和ケアに含まれるものである。後者に関しては緩和ケアとの区別はむずかしく、多くの医師は、実践はしているが安楽死とは意識していないと考えられる。

人口の高齢化と高度先進医療技術の進歩による医療費の高騰の中で、人生の最終段階における医療について、意識のはっきりしているうちに、自分の意思を明らかにしておきたいと希望する人々が増えてきた。アメリカで安楽死協会が発足したのは、1938年である。その後1967年、安楽死教育財団の設置と安楽死宣言「リビング・ウイル」普及運動の展開を開始して、飛躍的に加入者が増加した。「リビング・ウイル」とは、自分のための**尊厳死**申請書である。

*8
積極的安楽死と消極的安楽死という表現は、清水哲郎によるとあまり好ましくないとされる。積極的、消極的は、医療行為において、前者が薬品や器具を使用する行為であり、後者は使用していたものを中断、中止する行為とした方がわかりやすい。意図的に達成された死と非意図的に結果として達成された死に分けて、前者のみを安楽死とよぶべきと主張している。

📖 **BOOK 学びの参考図書**

●清水哲郎『医療現場に臨む哲学』勁草書房、1997年。
慢性疾患を抱える家族をもつ哲学者として、医療現場で体験したことを誠実に記録し、思考してきた結果の書物である。専門家と患者の対話に必要な視点が具体的に表現されている貴重な書籍である。

日本でも、昭和51（1976）年に設立された日本安楽死協会が昭和58（1983）年に日本尊厳死協会に名前を変えて、リビング・ウィルの普及に努めている。[*9]尊厳死を消極的安楽死と同じと考える立場もある。

（5）身体拘束

日本での高齢者に対する**身体拘束**禁止の取り組みは、平成10（1998）年ごろから始まり、平成11（1999）年厚生省（現　厚生労働省）から介護保険施設などにおける「身体拘束禁止規定」が省令として公布され、[*10]平成12（2000）年厚生労働省に「身体拘束ゼロ作戦推進会議」が発足した。

急性期医療の現場では、患者の生命を守る目的から、多くの身体拘束処置が考案され実施されているが、これがそのまま慢性疾患や介護の施設に持ち込んで行われていることに、人権擁護の観点から問題が提起された。身体拘束の弊害は、高齢者のQOLの低下や死期を早める要因にもなり、家族にとっても重大な心痛になることから、国の立場からの規制を厳しく定めていくこととなった。

具体的な身体拘束は、**表２－５－３**に示す11項目である。

現実には、各施設で、患者・利用者の安全確保、事故防止、職員の負担軽減などの理由から身体拘束をゼロにすることは困難であり、緊急やむを得ない場合の条件を満たす場合には認められることになっている（**表２－５－４**）。切迫性、代替性、一時性をどのように確認していくかは、現場の責任者の裁量に委ねられることになっており、かなり減少してきていることは確実であるが、ゼロに到達するためにはまだ時間がかかると思われる。施設でのまずなすべき５つの方針が提案されている（**表２－５－５**）。

一方、在宅医療においては、家族が介護をすることが多いため、身体拘束はほとんど問題にならないが、福祉施設ではない療養型病院などにおいて、どこまで身体拘束を減少することができるかは、医療行為との兼ね合いもあって、むずかしい問題を含んでいるといえよう。

〈表２−５−３〉身体拘束禁止の対象となる具体的な行為

① 徘徊しないように車椅子や椅子、ベッドに体幹や四肢を紐等で縛る。
② 転落しないように、ベッドに体幹や四肢を紐等で縛る。
③ 自分で降りられないように、ベッドを柵（サイドレール）で囲む。
④ 点滴、経管栄養等のチューブを抜かないように、四肢を紐等で縛る。
⑤ 点滴、経管栄養等のチューブを抜かないように、または皮膚をかきむしらないように、手指の機能を制限するミトン型の手袋等をつける。
⑥ 車椅子や椅子から落ちたり、立ち上がったりしないように、Y字型拘束帯や腰ベルト、車椅子テーブルをつける。
⑦ 立ち上がる能力のある人の立ち上がりを妨げるような椅子を使用する。
⑧ 脱衣やおむつはずしを制限するために、介護衣（つなぎ服）を着せる。
⑨ 他人への迷惑行為を防ぐために、ベッドなどに体幹や四肢を紐等で縛る。
⑩ 行動を落ち着かせるために、向精神薬を過剰に投与する。
⑪ 自分の意思で開けることのできない居室等に隔離する。

〈表２−５−４〉身体拘束の三原則

【切迫性】身体拘束を行わない場合利用者等の生命または身体が危険にさらされる可能性が高い
　　（意識障害、説明理解力低下、精神症状に伴う不穏、興奮）
【非代替性】身体拘束その他の行動制限以外に患者の安全を確保する方法がない
　　（薬剤の使用、病室内環境の工夫では対処不能、継続的な見守りが困難など）
【一時性】身体拘束その他の行動制限は一時的であること

〈表２−５−５〉身体拘束廃止のために、まず、なすべきこと−５つの方針

① トップが決断し、施設や病院が一丸となって取り組む
② みんなで議論し、共通の意識を持つ
③ まず、身体拘束を必要としない状態の実現を目指す
　・スタッフの行為や言葉かけが不適当か、またはその意味が分からない場合
　・自分の意思にそぐわないと感じている場合
　・不安や孤独を感じている場合
　・身体的な不快や苦痛を感じている場合
　・身の危険を感じている場合
　・何らかの意思表示をしようとしている場合
　このような利用者の状況を解決することによって身体拘束を必要としない環境を作る
④ 事故の起きない環境を整備し、柔軟な応援態勢を確保する
⑤ 常に代替的な方法を考え、身体拘束する場合は極めて限定的にする

（出典）表２−５−３〜表２−５−５は、厚生労働省・身体拘束ゼロ作戦推進会議「身体拘束ゼロへの手引き〜高齢者ケアに関わるすべての人に〜」2001年

第2部 第5章

第2節 自己決定権の尊重

1 患者中心の医療

　現在、医療の現場において「患者中心の医療」という考え方は当たり前のものとして受け入れられている。近年に至るまで、専門家である医療者が、患者のためを思って治療方針を決定し、最善の医療を提供することが医療者の倫理であるとされてきた。しかし、こうした医療のあり方はパターナリズム[*11]であると批判されるようになり、現在においては、どのような治療を受けるのかは、患者自身がよく考えて決める、そういう自己決定権の考え方が医療の中心になった。

　そして、医療において患者の自己決定権を尊重する仕組み、プロセスが**インフォームド・コンセント**である。

2 インフォームド・コンセントの歴史

　インフォームド・コンセントの成立については、医学研究と臨床医療の2つの側面がある。

　医学研究におけるインフォームド・コンセントは、第二次世界大戦中に行われたナチス・ドイツによる人体実験への反省に端を発し、「ニュルンベルク綱領」（本章第1節 * 3 参照）の中で、医学実験に際して、十分な説明に基づく被験者の自発的同意が必要であることが定められた。

　その後、世界医師会は「ヘルシンキ宣言」[*12]（最新版2013年）を公表した。そこでは、人間を対象とするいかなる研究においても、研究対象者はその研究の目的・方法等の説明を受けなければならないこと、参加を拒む自由があること、参加の同意を自由に取り消し得ること、そして医師はその同意をできるなら書類の形で得ておかねばならないことなどが定められ、本人の同意原則がより徹底された。

　それに対し、臨床医療におけるインフォームド・コンセントは、主にアメリカにおける医療過誤訴訟に端を発する。検査のための開腹には同意していたものの、手術は拒否していた女性患者が、麻酔から覚めると腫瘍が摘出されていたとして訴えたシュレンドルフ事件（1914年）、腹部大動脈への造影剤の注入によって下半身がまひしてしまったサルゴ事件（1957年）の裁判などを通して、患者の自発的同意の重要性、治療に

---

*11
パターナリズムとは、「父親」を意味するラテン語paterに由来し、父親が判断能力の乏しい子どものためを思って助言したり干渉したりするように、強い立場にある者が弱い立場にある者の利益になるようにと、本人の意思に反して、行動に介入・干渉することをいう。「温情的父権主義」などと訳される。

*12
1964年、世界医師会総会で採択された「人間を対象とする医学研究の倫理的原則」を表した宣言である。その後、随時改定され、2013年に改定されたものが最新版となっている。

関する情報開示が不可欠であることなどが示されていった。

　また、1960年代からアメリカでは公民権運動、消費者運動などが盛んになり、そうした権利意識の高まりを受け、アメリカ病院協会は1973年に「患者の権利章典」を公表し、インフォームド・コンセントは浸透していった。さらに、世界医師会は1981年に「患者の権利についての世界医師会のリスボン宣言」（1995年改定、2005年編集上の修正、2015年再確認）を採択し、良質な医療を受ける権利、自己決定の権利など、患者の11項目の権利について宣言がなされ、患者中心の医療の精神が徹底された。

　こうしてインフォームド・コンセントの成立から確立への流れをながめてみると、「本人の同意原則」から「患者の自己決定権の尊重」が強調される倫理へと移り変わってきたことが見てとれる。

＊13
アメリカ病院協会は、2003年に患者の権利についての公文書を「患者の権利章典」から「治療におけるパートナーシップ」に置き換えた。

3 インフォームド・コンセントの基礎にある考え方

　インフォームド・コンセントとは、字義的には「情報を提供された上での同意」という意味である。簡単に定義すると「患者が医療者から現在の病状、検査や可能な治療法とそのリスク、治療拒否の場合の予後等の十分な説明を受け、それを理解した上で、医療者が行う治療行為のいずれかに対して、患者が自由意思に基づいて同意すること、あるいは拒否すること」である。

　ここで、その基礎にある考えを確認しておくと、インフォームド・コンセントは、患者の自律性と自己決定権を尊重するという考えが基盤にある。患者は自律的な個人として理解力と判断力を備えており、理解可能な言葉で語られた情報に基づいて、いかなる強制も受けずに、自発的に判断できる存在である。そして、他人に危害を与えない限り、患者がよく考え決定したことであれば、その決定が医師や他人から見て明らかに不適切なように思えても、またその結果が不合理に思えても、その決定は最大限に尊重されてしかるべき、という個人の自由の考え方に基づいている。

　また、先の成立の歴史でも見たように、インフォームド・コンセントとは、患者の権利にかかわる概念である。つまり、患者が自ら受ける治療を理解した上で、医療者に治療を行う権限を委譲するのであり、そのため医療者には情報を提供する義務や同意を得る義務が発生する。

そして、「インフォームド」と受動態になっていることからもわかるように、この語の主体（主語）はあくまで患者である。それゆえ、医療現場でよく耳にする「インフォームド・コンセントをする」「インフォームド・コンセントをとる」という言い回しは、医療者を主語にしなければ意味が通らなくなるため間違いである。

4 インフォームド・コンセントの実際

さて、ここまで確認してきたように、インフォームド・コンセントは「患者の自己決定権」に基づいているが、実際の医療現場を念頭に置くならば、当然ながら、自己決定権の尊重だけでは解決できない問題も多くある。例えば、その決定事項が本人の自己決定権の範囲を超えている場合や同意能力がないか十分でない場合（乳幼児、子ども、認知症患者、意識障害の状態にある者など）などである。前者については、他者へ危害が及ぶ可能性や社会に与える影響が大きい場合（例えば、安楽死への希望など）には、自己決定権といえども制約を受けることになる。また、後者のように、患者が成人でなかったり患者に意識がなかったりし、同意能力がない、もしくは十分ではない場合には、両親等の法的保護者が代理決定することになる。

ただ、近年、小児の患者を対象とする治療や医学系研究においては、法的保護者へのインフォームド・コンセントに加え、対象者となる小児への**インフォームド・アセント**が重視されてきている。インフォームド・アセントとは、対象者である小児の理解度に応じてわかりやすく説明し、小児本人から賛同（assent）を得ることである。日本ではアセントを取得する年齢に明確な規定はないが、おおむね中学生以上には口頭と文書により、小学生以上には口頭を中心に説明がなされる。インフォームド・アセントは、法的に同意能力のない小児であっても、一人の人間として尊重し、本人が理解できるよう年齢に応じてていねいに説明し、小児本人の自発的な気持ちを確認して賛同を得ることに意義がある。医療者は、本人の理解力、判断能力が不十分とみなされる場合であっても、可能な限り本人への説明と意向を確認する努力を怠ってはならない。

また、実際の臨床場面では、通常の生活においては理解力、判断能力がある成人であっても、病気である事実を突きつけられると、気持ちが揺れ動く患者がほとんどである。インフォームド・コンセントには、患者の自己決定権を擁護するという法的側面があるが、揺れ動く患者の気

持ちを受け止め、患者にとってよりよい治療を探るという心理的側面もあり、この側面が重要になる。医療者は、健康な生活を営んでいたときに有していた価値観が通用しなくなり、将来への不安に苛まれる患者の感情の浮き沈みや考えの変化に目を向けることも必要である。

5 自己決定権の尊重と意思決定支援

インフォームド・コンセントが自己決定権の尊重という理念に基づいている、また、現在の医療が患者の自己決定に重きを置いているからといって、患者の側からすれば、自己決定権を振りかざし、好きに決めていいという話ではない。医療者の側からすれば、患者に丸投げすればいい、という話でもない。医療行為がそもそも共同行為であることを考えるならば、医療者は専門家としての見解を述べるとともに、患者の価値観や意思を考慮し、患者の意思決定を支援していくことが求められる。

最近、患者の**意思決定支援**の文脈で**アドバンス・ケア・プランニング**[*14]（Advance Care Planning：**ACP**）という言葉を耳にする機会が増え、臨床の現場でも重視されてきている。ACPとは、人生の最終段階（終末期）において、患者と医療者、家族が、患者の将来のケアについての意向や希望を前もって話し合い、患者の意思決定を支援する「プロセス」のことである。厚生労働省は平成30（2018）年3月に、このACPの考え方をふまえ「人生の最終段階における医療・ケアの決定プロセス[*15]に関するガイドライン」を作成した。このガイドラインによれば、患者の意思は、その心身の状態の変化に応じて常に変化し得るものであること、本人が自らの意思を伝えられないようになる可能性をふまえ、医療・ケアチームと本人、そして家族等が、繰り返し話し合いをもつことが重要であるとされている。

もちろん、ACPが対象とする人生の最終段階の文脈から通常医療の文脈に話を戻せば、繰り返し話し合いをもつことで、患者の自己決定権の尊重という根本原則が脅かされないかという懸念はあるかもしれない。しかしながら、「患者中心の医療」という言葉をそのまま理解するならば、患者の意向を尊重しつつ、その上でその患者にとって何が最善なのかを皆が考えていくこと、そしてどう合意を作り上げていくのかを考えていくことこそが意思決定支援においては重要であると考えられる。

*14
本双書第3巻第5章第5節2参照。

*15
本双書第13巻第2部第2章第6節3参照。

第2部

第5章

参考文献
- R. R. フェイドン・T. L. ビーチャム、酒井忠昭・秦 洋一 訳『インフォームド・コンセント−患者の選択』みすず書房、1994年
- 服部健司「インフォームド・コンセント」浅井 篤ほか 編『医療倫理』勁草書房、2002年
- 黒崎 剛・金澤秀嗣「患者の権利と『インフォームド・コンセント』」黒崎 剛・野村 俊明 編著『生命倫理の教科書−何が問題なのか』ミネルヴァ書房、2014年

第**6**章

保健医療領域における
専門職の役割と連携

学習のねらい

　現在の医療は、一つの医療機関の医師や看護師だけで担えるものではなくなっている。

　第1に、医療機関内での連携が必要になる。リハビリテーション専門職や、検査実施・機器使用にかかわる専門職、薬剤師による服薬指導・薬剤情報提供、栄養士による栄養指導や特別調理食の提供など、多様なかかわりが求められる。

　第2に、地域医療機関、特に今後の患者の経過をみていく診療所、在宅医療機関、訪問看護ステーションとの連携が必要になることが多い。ときにはほかの専門医療機関に対して治療の依頼をすることもあるし、介護保険サービス利用をケアマネジャーとともに検討することもある。

　本章では、このようなさまざまな連携の実際について学習していく。

第1節 保健医療領域における専門職

社会福祉専門職が「医療従事者とその役割」を理解することは重要である。

保健医療サービスも、単に治療を目的とした医療サービスのみならず、健康を回復・改善・保持・増進することにまで拡大し、同時に地域生活を支えるための保健や介護、福祉のサービス提供が一体的に求められるようになった。

こうした現代において、多職種による専門的なチームでのサービス提供が核となっており、各種医療従事者ごとの業務内容を理解することで、医療機関内や福祉施設あるいは地域で連携して業務を進めることができる。さらに、各種医療従事者の相違を理解することで、利用者からの相談に応じ、各業種間で調整することが可能になると考えられるからである。

1 医師

医師とは、医師法に基づき、病気やけがの診察や治療、公衆衛生の普及に従事する業務を行う者とされ、医師としての資格をもたない場合、医業を行うことができない。医業を行うには、厚生労働省が認可する医師国家資格を取得することが必須条件となっている。

その業務内容については、医師法第17条から第24条に規定されている。

令和2（2020）年末現在における全国の届出医師数は33万9,623人で、人口10万対の医師数は269.2人（医療施設従事医師数では256.6人）である。[*1]

業務の種別に見ると、医療施設に従事する医師が95.3%とほとんどを占め、医療施設・介護老人保健施設・介護医療院以外の業務に従事する者は2.8%である。

医療施設に従事する医師では、病院・診療所の開設者または法人の代表者が総数の22.9%、医療施設の勤務者が72.4%となっている。医師の約3分の2は病院の従事者で、約3分の1は診療所の勤務者である。また、介護老人保健施設の従事者は1.0%である。

＊1
「令和2（2020）年医師・歯科医師・薬剤師統計の概況」（厚生労働省）。

　全国の医療施設従事医師数を年齢階級別の割合で見ると、50〜59歳が20.9%、40〜49歳が20.8%、30〜39歳が20.5%となっている。性別で見ると、男性は77.2%、女性は22.8%となっている。

　医療施設従事医師について、都道府県別の人口10万対医師数の分布状況を見ると、徳島県が最も多く338.4人、次いで京都府332.6人、高知県322.0人などが多く、埼玉県177.8人、茨城県193.8人、新潟県204.3人などが少なくなっており、都道府県間にはかなりの差がみられる。

　医師の養成に関しては、医師の供給過剰の懸念から昭和60（1985）年より医学部の定員が削減されてきた。しかし、近年の医師不足、医師の偏在などの問題から、平成18（2006）年8月の「新医師確保総合対策」、平成20（2008）年6月の「経済財政改革の基本方針」をふまえ、定員増が図られ、令和4（2022）年度定員は9,374人となった。なお、医師偏在の解消等をめざして平成30（2018）年7月に「医療法及び医師法の一部を改正する法律」が成立、平成31（2019）年4月から施行されている。

2 歯科医師

　歯科医師とは、「歯科医療及び保健指導を掌（つかさど）ることによって、公衆衛生の向上及び増進に寄与し、もって国民の健康な生活を確保するものとする」（歯科医師法第1条）ものであり、歯学に基づいて傷病の予防、診断及び治療、そして公衆衛生の普及を責務とする医療従事者である。

　令和2（2020）年末現在における全国の届出歯科医師数は10万7,443人[*2]で、平成30（2018）年に比べ2,535人、2.4%増加し、人口10万対の歯科医師数は85.2人となった。業務の種別に見ると、医療施設に従事する歯科医師が96.9%とほとんどであり、このうち医療施設の開設者または法人の代表者がおよそ6割を占めている。医師の約3分の2は病院の従事者であるのに対して、歯科医師の85.4%は歯科診療所の従事者である。

　歯科医師の養成に関しては、医師と同様に「歯科医師になろうとする者は、歯科医師国家試験に合格し、厚生労働大臣の免許を受けなければならない」（歯科医師法第2条）の定めにより、歯科医師国家試験が行われている。なお、歯科医師の資質の向上を図るため、昭和62（1987）年度から、卒業直後の歯科医師を対象として、歯科大学附属病院などにおいて総合的な診療能力を修得させるための臨床研修の義務化、平成18（2006）年から歯科医師臨床研修が必修化されている。

*2
＊1に同じ。

第2部

第6章

　近年では、歯科医師の供給過剰が指摘されているが、在宅、介護福祉施設を含むすべてのそれぞれの分野に歯科医療をどのように提供できるか、在宅歯科医療などの昨今の高齢化事情をふまえた新たな人材養成に期待されるところである。

③ 薬剤師

　薬剤師とは、「調剤、医薬品の供給その他薬事衛生をつかさどることによって、公衆衛生の向上及び増進に寄与し、もって国民の健康な生活を確保するものとする」（薬剤師法第1条）と規定されており、主に薬剤の取り扱い、薬事業務をつかさどる医療従事者である。

　令和2（2020）年末現在における全国の届出薬剤師数は32万1,982人[*3]で、平成30（2018）年に比べ1万693人、3.4%増加し、人口10万対の薬剤師数は255.2人である。業務の種別に見ると、薬局の勤務者が58.7%と多く、次いで病院・診療所で調剤・病棟業務に従事する者19.1%となっている。

　薬剤師の免許は、薬剤師国家試験に合格した者に対し、厚生労働大臣が与えるものである（薬剤師法第2条・第3条）。学部教育6年の大学の薬学を履修する課程を修めて卒業した者に薬剤師国家試験受験資格を与えること等を内容とする薬剤師法の一部を改正する法律が採択され、平成18（2006）年4月から施行された。平成24（2012）年には、薬学教育6年制に対応した初めての薬剤師国家試験が実施された。

　薬剤師の業務を見ると、病院や薬局で調剤に従事するほか、製薬企業、医薬品販売など多方面にわたり、医薬分業の進展に伴い、特に薬局薬剤師の需要が増大している。また、地域包括ケアシステムの推進に伴い、かかりつけ薬剤師・薬局の機能向上や、病院や地域におけるチーム医療に貢献することが想定されており、必要とされる知識や技術も高度化・多様化している。

④ 保健師、助産師、看護師

　保健師とは、「厚生労働大臣の免許を受けて、保健師の名称を用いて、保健指導に従事することを業とする者をいう」（保健師助産師看護師法第2条）とあり、**助産師**とは、「厚生労働大臣の免許を受けて、助産又は妊婦、じょく婦若しくは新生児の保健指導を行うことを業とする女

子」（同法第3条）、**看護師**とは、「厚生労働大臣の免許を受けて、傷病者若しくはじょく婦に対する療養上の世話又は診療の補助を行うことを業とする者をいう」（同法第5条）とされている。

　具体的に、保健師は、地域住民の健康生活に必要な保健指導を行う医療従事者であり、保健所や保健センター、市役所・町村役場の住民保健部署、学校や会社、病院などにおいて、病気の予防や健康の保持・増進、傷病者の療養指導などを行う。

　助産師は、妊娠中の母親の医学的な観察・指導・ケアを行い、新生児の観察・沐浴など、妊娠から出産、育児まで母子の健康を守る活動を行う医療従事者である。

　看護師は、医師等が患者を診療する際の補助、病気や障害のある人々の日常生活における援助、疾病の予防や健康の維持増進を目的とした教育などを行う医療従事者である。厚生労働大臣が免許を与える国家資格である「看護師」と、都道府県知事が免許を与える資格である「准看護師」とがある。

　また、保健師助産師看護師法で、保健師・助産師・看護師の3つの資格はいずれも看護を行う者である、とされており、この三者を看護職とよんでいる。

　令和2（2020）年末現在の就業保健師数は5万5,595人である。[4] 就業先別では、約7割が公的機関である保健所、市町村に勤務している。近年では、介護保険制度における「地域包括支援センター」において、社会福祉士や主任介護支援専門員（主任ケアマネジャー）とともに健康増進や介護予防を担う活動や、生活習慣病予防のための「特定健康診査」「特定保健指導」などにおいて中心的な役割を担うなど、その活躍の場は広がっている。

　また、就業助産師数は3万7,940人で、[5] 就業先別では、医療施設内分娩の普及、住宅事情などにより自宅における助産師立ち会いの分娩が少なくなるのに伴い、病院・診療所に従事する者が増加し、助産所で就業する者が減少している。

　価値観の多様化から妊産婦の複雑で多様なニーズへの対応や、晩婚化・晩産化が進行していることによるハイリスク妊娠や新生児などが安全で安心できる出産環境の提供が求められているなかで、高度医療が必要な母子が増加している。一方で産科医師不足により出産の取り扱いを中止する医療施設が増えたり、医療施設が偏在するといった状況にある地域があることから、病院をはじめ協力機関と医師と助産師の協働、役

第2部　第6章

*4
「令和2年衛生行政報告例（就業医療関係者）の概要」（厚生労働省）。

*5
*4に同じ。

347

割分担がよりいっそう求められている。

　看護師、准看護師の就業者数は156万5,500人であり、その約6割が病院で、約2割が診療所で就業している。平成4（1992）年6月に成立した「看護師等の人材確保の促進に関する法律」と同法に基づく基本指針をふまえ、各種施策を総合的に講ずることにより、「看護職員需給見通し」の達成に向けて取り組まれてきた。令和元（2019）年11月に発表された「医療従事者の需給に関する検討会 看護職員需給分科会 中間とりまとめ」によると、地域医療構想との整合性の確保や地域間偏在等の是正などの観点をふまえ、医師の需給推計方法との整合性を図りつつ、将来の医療需要をふまえた推計方法による検討を行った結果、令和7（2025）年における看護職員の供給推計に関しては175〜182万人程度と見込まれている。医療の高度化、在院日数の短縮化等、国民のニーズの変化や在宅医療等の推進を背景に、臨床現場で必要とされるなか、その活躍の場もさらに広がることが予想される。

　特に、従来の病院完結型から、医療や介護、生活が一体化した地域完結型の体制への転換が図られている昨今においては、医療機関に入院して受療していた人々の多くが、自宅を中心とした住み慣れた地域において健康の維持・増進、疾病の予防から療養生活の継続、看取りまでを支える必要性が高くなっている。多くの職種や関係機関が連携してチームで医療やケアを提供、それぞれの専門性を適切に発揮して患者を総合的にとらえ、質の高い医療・ケアを効率的に提供することが求められている。

5 その他の医療関係職種

（1）診療放射線技師、臨床検査技師

　診療放射線技師とは、「厚生労働大臣の免許を受けて、医師又は歯科医師の指示の下に、放射線を人体に対して照射（撮影を含み、照射機器又は放射性同位元素〔その化合物及び放射性同位元素又はその化合物の含有物を含む。〕を人体内にそう入して行なうものを除く。以下同じ。）することを業とする者をいう」（診療放射線技師法第2条第2項）とあり、主に放射線を人体に照射することを業とする医療従事者である。

　また、臨床検査技師とは、「厚生労働大臣の免許を受けて、臨床検査技師の名称を用いて、医師又は歯科医師の指示の下に」（臨床検査技師等に関する法律第2条）、微生物学的検査、血清学的検査、血液学的検

査、病理学的検査、寄生虫学的検査、生化学的検査及び心電図検査等の厚生労働省令で定める生理学的検査を行うことを業とする医療従事者である。

　令和 4 （2022）年末現在の免許取得者は、診療放射線技師 9 万6,080人、臨床検査技師21万3,518人である。

（2）理学療法士、作業療法士、視能訓練士、言語聴覚士、義肢装具士

　理学療法士（PT）とは、「厚生労働大臣の免許を受けて、理学療法士の名称を用いて、医師の指示の下に、理学療法を行なうことを業とする者をいう」（理学療法士及び作業療法士法第 2 条第 3 項）とあり、身体に障害がある者に対し、主としてその基本的動作能力の回復を図るため、治療体操その他の運動を行わせ、及び電気刺激、マッサージ、温熱その他の物理的手段を加えるといった「理学療法」を行うことを業とする医療従事者である。

　一方、**作業療法士**（OT）とは、「厚生労働大臣の免許を受けて、作業療法士の名称を用いて、医師の指示の下に、作業療法を行なうことを業とする者をいう」（同法第 2 条第 4 項）とあり、身体または精神に障害のある者に対し、主としてその応用的動作能力または社会的適応能力の回復を図るため、手芸、工作、その他の作業を行わせるといった「作業療法」[7]を行うことを業とする医療従事者である。

　令和 4 （2022）年末現在の免許取得者は、理学療法士が20万2,365人、作業療法士が10万9,064人である。

　また、**視能訓練士**（CO、ORT）とは、「厚生労働大臣の免許を受けて、視能訓練士の名称を用いて、医師の指示の下に、両眼視機能に障害のある者に対するその両眼視機能の回復のための矯正訓練及びこれに必要な検査を行なうことを業とする者をいう」（視能訓練士法第 2 条）とあり、令和 4 （2022）年末現在の免許取得者は 1 万8,520人である。

　言語聴覚士（ST）とは、平成 9 （1997）年に成立した言語聴覚士法により新設されたもので、「厚生労働大臣の免許を受けて、言語聴覚士の名称を用いて、音声機能、言語機能又は聴覚に障害のある者についてその機能の維持向上を図るため、言語訓練その他の訓練、これに必要な検査及び助言、指導その他の援助を行うことを業とする者をいう」（同法第 2 条）とあり、令和 4 （2022）年末現在の免許取得者は 3 万8,162人である。

*7
陶芸や編み物などの手芸や工作といった創作・表現活動以外で、掃除や調理などの生活における作業、風船バレーなどの運動や農作業といった仕事や学習に関する内容が含まれている。

　義肢装具士（PO）とは、「厚生労働大臣の免許を受けて、義肢装具士の名称を用いて、医師の指示の下に、義肢及び装具の装着部位の採型並びに義肢及び装具の製作及び身体への適合（略）を行うことを業とする者をいう」（義肢装具士法第2条第3項）とあり、義肢と装具の装着部位の採型、それらの製作と身体への適合を行うことを業とする医療従事者である。令和4（2022）年末現在の免許取得者は5,967人である。

（3）臨床工学技士

　臨床工学技士とは、「厚生労働大臣の免許を受けて、臨床工学技士の名称を用いて、医師の指示の下に、生命維持管理装置の操作（生命維持管理装置の先端部の身体への接続又は身体からの除去であって政令で定めるものを含む。以下同じ。）及び保守点検を行うことを業とする者をいう」（臨床工学技士法第2条第2項）とあり、人工心肺装置、血液透析装置、人工呼吸器などの生命維持管理装置の操作と保守点検を業とする医療従事者である。令和4（2022）年末現在の免許取得者は5万2,080人である。

（4）歯科衛生士、歯科技工士

　歯科衛生士は、「厚生労働大臣の免許を受けて、歯科医師（歯科医業をなすことのできる医師を含む。以下同じ。）の指導の下に、歯牙及び口腔の疾患の予防処置として次に掲げる行為を行うことを業とする者をいう」（歯科衛生士法第2条第1項）とされている。

　歯科衛生士は、歯科衛生士試験に合格し、厚生労働大臣の歯科衛生士免許を受けなければならない。歯科医師の指導の下に、歯科予防処置、歯科診療補助、歯科保健指導を行うことを業とする者である。令和2（2020）年末現在の就業者数は14万2,760人である。[8]

*8
*4に同じ。

　歯科技工士は、「厚生労働大臣の免許を受けて、歯科技工を業とする者」（歯科技工士法第2条第2項）とされ、「歯科技工」とは、「特定人に対する歯科医療の用に供する補てつ物、充てん物又は矯正装置を作成し、修理し、又は加工すること」（同法第2条第1項）とされる。歯科技工士国家試験に合格した者に対する厚生労働大臣免許の国家資格で、業務独占資格であり、令和2（2020）年度末現在の就業者数は3万4,826人である。[9]

*9
*4に同じ。

　なお、令和2（2020）年度末現在の免許取得者は、歯科衛生士が29万8,644人、歯科技工士が12万2,139人である。

（5）救急救命士

　救急救命士とは、「厚生労働大臣の免許を受けて、救急救命士の名称を用いて、医師の指示の下に、救急救命処置を行うことを業とする者」（救急救命士法第2条第2項）とされ、重度傷病者が病院や診療所に搬送されるまでの間に、これらの者に対して救急救命処置を行う者で、平成3（1991）年に成立した救急救命士法により新設され、全国の自治体の消防機関に配置される救急隊の救急車に、常時最低1名乗車させることが目標とされている。

　救急救命士は、救急救命士国家試験に合格し、厚生労働大臣の免許（同法第34条第5号を除く）を受けた者であり、令和4（2022）年度末現在の免許取得者は6万9,840人である。

（6）あん摩マッサージ指圧師、はり師、きゅう師、柔道整復師

　あん摩マッサージ指圧師、はり師、きゅう師とは、「あん摩マッサージ指圧師、はり師、きゅう師等に関する法律」（「あはき法」と略す場合がある）の第1条で、「医師以外の者で、あん摩、マッサージ若しくは指圧、はり又はきゅうを業としようとする者は、それぞれ、あん摩マッサージ指圧師免許、はり師免許又はきゅう師免許（略）を受けなければならない」とされ、あん摩マッサージ指圧師国家試験、はり師国家試験、きゅう師国家試験に合格し、それぞれ、あん摩マッサージ指圧師免許、はり師免許またはきゅう師免許を取得した者である。なお、あん摩マッサージ指圧師の資格とともに、はり師、きゅう師のすべての資格をもつ者を通称して、鍼灸マッサージ師または三療師ともいう。

　令和4（2022）年度末現在の免許取得者は、順に19万8,541人、18万8,533人、18万7,334人である。あん摩等は、あん摩マッサージ指圧師等の施術者独占業務である。

　柔道整復師とは、「柔道整復を業とする者」（柔道整復師法第2条第1項）とされ、柔道整復師国家試験に合格した者で柔道整復は柔道整復師のみが行うことができる（業務独占）。柔道整復師が業務する施設を柔道整復師法では「施術所」といい、同法第19条により保健所に届け出ることによって開設できる。柔道整復術を行うことができる免許取得者は、令和4（2022）年末現在9万495人である。

　これらの職種はいずれも、平成4（1992）年10月から厚生労働大臣による試験・免許となった。

（7）栄養士・管理栄養士

栄養士とは、「栄養士の名称を用いて栄養の指導に従事することを業とする者をいう」（栄養士法第1条第1項）と記され、**管理栄養士**とは、「厚生労働大臣の免許を受けて、管理栄養士の名称を用いて、傷病者に対する療養のため必要な栄養の指導、個人の身体の状況、栄養状態等に応じた高度の専門的知識及び技術を要する健康の保持増進のための栄養の指導並びに特定多数人に対して継続的に食事を供給する施設における利用者の身体の状況、栄養状態、利用の状況等に応じた特別の配慮を必要とする給食管理及びこれらの施設に対する栄養改善上必要な指導等を行うことを業とする者をいう」（同法第1条第2項）と規定されている。

栄養士の免許は、厚生労働大臣から栄養士養成施設として指定認可された学校（栄養士養成施設）に入学し、その課程を履修して卒業することが義務付けられている。栄養士養成施設には、4年・3年・2年の各種専門学校と、修業年限4年の大学、修業年限3年・2年の短期大学がある。また、管理栄養士になるためには、まず「栄養士の資格を所持していること」が前提となり、毎年1回実施される「管理栄養士国家試験」に合格した者が、厚生労働省に備える管理栄養士名簿に登録を受けて、管理栄養士免許を受けることができる。

令和4（2022）年度末現在、栄養士養成施設は294施設（うち管理栄養士養成施設数152施設）である。

さらに、栄養士免許交付数は114万8,982人（令和4〔2022〕年3月末現在）であり、管理栄養士免許交付数は27万4,377人（令和4〔2022〕年12月末現在）である。

（8）社会福祉士・介護福祉士・精神保健福祉士

社会福祉士と**介護福祉士**は、昭和62（1987）年に成立した「社会福祉士及び介護福祉士法」によって規定された国家資格である。社会福祉士とは、「社会福祉士の名称を用いて、専門的知識及び技術をもって、身体上若しくは精神上の障害があること又は環境上の理由により日常生活を営むのに支障がある者の福祉に関する相談に応じ、助言、指導、福祉サービスを提供する者又は医師その他の保健医療サービスを提供する者その他の関係者（略）との連絡及び調整その他の援助を行うこと（略）を業とする者」（同法第2条第1項）である。

介護福祉士とは、「介護福祉士の名称を用いて、専門的知識及び技術をもって、身体上又は精神上の障害があることにより日常生活を営むの

に支障がある者につき心身の状況に応じた介護（喀痰吸引その他のその者が日常生活を営むのに必要な行為であって、医師の指示の下に行われるもの〔略〕を含む）を行い、並びにその者及びその介護者に対して介護に関する指導を行うこと（略）を業とする者」（同法第2条第2項）である。

精神保健福祉士（PSW） とは、平成9（1997）年に誕生した精神保健福祉領域のソーシャルワーカーの国家資格であり、それまでは精神医学ソーシャルワーカーや精神科ソーシャルワーカーという名称で1950年代より精神科病院を中心に活動してきた福祉専門職である。

令和5（2023）年3月末現在の資格保持者（登録者）は、社会福祉士が28万968人、介護福祉士が188万1,860人、精神保健福祉士が10万2,069人となっている。[*10]

社会福祉士、介護福祉士、精神保健福祉士の内容においてよくソーシャルワーカーとの違いが論じられることが多いが、ソーシャルワーカーは社会福祉の諸分野において相談援助など専門職としてかかわっている人の総称である。特に、病院など保健医療機関等で働くソーシャルワーカーを医療ソーシャルワーカー（MSW：Medical Social Worker）、精神病院や精神障害者施設等で患者や家族の支援を行うソーシャルワーカーを精神科ソーシャルワーカー（PSW：Psychiatric Social Worker）、学校での不登校やいじめなど生活の問題に対する支援を行うソーシャルワーカーをスクールソーシャルワーカー（SSW：School Social Worker）とよんでいる。

ソーシャルワーカーとして業務を行うには国家資格を有することなく業務を行えるが、社会福祉士、介護福祉士、精神保健福祉士として業務を行うには、それぞれ前記の国家資格を有することが求められる。

（9）臨床心理士・公認心理師

臨床心理士とは、相談依頼者の諸問題を臨床心理学に基づく心理学的な知識や技術を用いて解決する専門職者であり、公益財団法人日本臨床心理士資格認定協会が実施する試験に合格し、認定を受けることで取得できる民間専門資格である。

臨床心理士に求められる固有な専門業務は、「臨床心理士資格審査規程」第11条において、「臨床心理士は、学校教育法に基づいた大学、大学院教育で得られる高度な心理学的知識と技能を用いて臨床心理査定、臨床心理面接、臨床心理的地域援助及びそれらの研究調査等の業務を行

＊10
社会福祉士、介護福祉士、精神保健福祉士については、本双書第9巻第3章参照。

第2部

第6章

う」とされている。また、こうした4種の業務について、さらなる自らの心理臨床能力の向上と、高邁な人格性の維持、研鑽に精進するために、「臨床心理士倫理綱領」の遵守、5年ごとの資格更新制度などが定められている。

　なお、令和5（2023）年4月1日現在で4万749人の「臨床心理士」が認定されている。教育分野では全国公立中学校や小学校にスクールカウンセラーとしての任用（派遣）され、医療・保健分野では心理療法士として、精神科医・心療内科医、作業療法士、言語聴覚士、精神保健福祉士などのコメディカルと連携し、リハビリテーションなどのチーム医療に従事している。福祉分野では心理判定員、児童心理司などとして任用され、利用者及びその家族などへの臨床心理査定に基づく心理判定、心理カウンセリング、心理教育、心理コンサルテーションなどを主に担当し、活躍の場を広げている。

*11
本双書第11巻第5章第5節参照。

　公認心理師[*11]とは、公認心理師登録簿への登録を受け、公認心理師の名称を用いて、保健医療・福祉・教育その他の分野において、心理学に関する専門的知識及び技術をもって、①心理に関する支援を要する者の心理状態の観察、その結果の分析、②心理に関する支援を要する者に対する、その心理に関する相談及び助言、指導その他の援助、③心理に関する支援を要する者の関係者に対する相談及び助言、指導その他の援助、④心の健康に関する知識の普及を図るための教育及び情報の提供を行うことを業とする者をいう（公認心理師法〔平成27年法律第68号〕）。

　平成27（2015）年に公認心理師法が成立し、平成29（2017）年から同法が施行、心理職において国内では初めてとなる国家資格となった。

（10）その他の専門職

　以上の各専門職以外、保健医療サービスやリハビリテーションに不可欠な職種は少なくない。保育士や児童相談員、臨床心理士や視覚障害者生活訓練専門職、あるいは**介護支援専門員（ケアマネジャー）**[*12]などとの連携が重要である。

*12
本双書第3巻第3章第2節3（2）参照。

　保健医療サービス分野のソーシャルワーカーの業務は、福祉関係職ばかりか、司法・教育・就労・住宅関係の専門職や行政職との幅広い連携が求められる場合が多い。また、地域の民生委員・児童委員をはじめとする地域の各種ボランティアやNPO、あるいは患者団体などの各種組織とも連絡調整することにより、重層的な社会援助が可能になる。

　健康運動指導士は、保健所・保健センター、病院・介護施設、スポー

ックラブといった施設において、保健医療関係者と連携しつつ安全で効果的な運動を実施するための運動プログラム作成及び実践指導計画の調整等を行う役割を担う者である。生涯を通じた国民の健康づくりに寄与する目的で、昭和63（1988）年から厚生大臣（現　厚生労働大臣）の認定事業としてその養成が始まり、厚生労働省所管の公益財団法人健康・体力づくり事業財団がその養成、資格の認定・登録事業を行っており、令和5（2023）年4月現在の登録者数は1万8,299人である。

　平成20（2008）年度から実施の特定健診・特定保健指導においては、運動・身体活動支援を担うなど生活習慣病を予防し、健康水準を保持・増進する観点から大きく貢献している。

　こうしたことから、生活習慣病予防が生涯を通じた個人の健康づくりだけでなく、中長期的な医療費適正化対策の柱の一つとして、一次予防にとどまらず二次予防も含めた健康づくりのための運動を指導する専門家としての健康運動指導士への期待が高まっている。

参考文献
● 厚生労働統計協会　編『国民衛生の動向2021/2022』厚生労働統計協会、2021年
● 厚生労働統計協会　編『国民の福祉と介護の動向2021/2022』厚生労働統計協会、2021年
● 健康・体力づくり事業財団ホームページ「健康運動指導士とは」
● 日本臨床心理士資格認定協会ホームページ

第2節 医療ソーシャルワーカーの役割

1 医療ソーシャルワーカーとは

　一般に、保健医療領域におけるソーシャルワーカーは、医療ソーシャルワーカー（MSW）と呼称される。病院、診療所、介護老人保健施設、精神障害者社会復帰施設、保健所、精神保健福祉センター等の保健医療機関に配置されている。

　MSWは、「**医療ソーシャルワーカー業務指針**」において、「保健医療の場において、社会福祉の立場から患者のかかえる経済的、心理的・社会的問題の解決、調整を援助し、社会復帰の促進を図る」ものとされる。[*13]医療専門職が治療・療養に関与するのに対して、MSWは、社会福祉学に基盤を置く専門職として、治療・療養に関与する心理・社会的側面、いわゆる生活にかかわる課題に関与するものである。

　健康・傷病と生活は、深いかかわりがある。健康状態の悪化は、生活上の困難をもたらす。例えば、傷病を得ることによって退職を余儀なくされるなど、社会的な役割を果たすことが困難となる場合がある。さら

*13
厚生労働省「医療ソーシャルワーカー業務指針」2002年。

〈図2−6−1〉医療ソーシャルワーカー数の推移

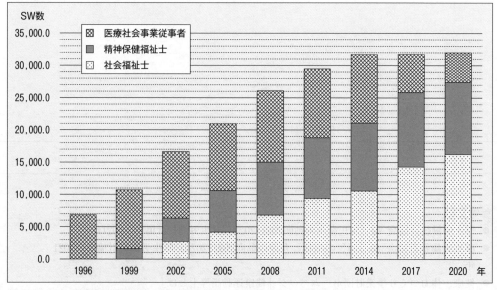

（出典）厚生省・厚生労働省「医療施設（静態・動態）調査・病院報告」をもとに筆者作成

に、このことによって経済的に困難を来す。また、生活上の困難は、健康状態の悪化をもたらす。例えば、衛生面での生活環境の悪さや長時間労働は精神・身体に悪い影響をもたらし、最悪の場合は傷病や死に至る。このように、健康・傷病と生活とはかかわりが深いことから、医療機関にはMSWが配属されている。

　MSWは、特に資格要件は定められていないが、社会福祉士、精神保健福祉士、そして医療社会事業従事者[*14]をさす。厚生労働省の統計[*15]によれば、病院・診療所に所属するMSW数は年々増加しており、令和2（2020）年には、社会福祉士1万6,249.5名、精神保健福祉士1万1,171.2名、医療社会事業従事者4,580.3名、合計3万2,001.0名であり、社会福祉士、精神保健福祉士が全体の85.7％を占めている（**図2−6−1**）。

2 医療ソーシャルワーカーの役割

　MSWは、保健医療領域において対象者の生活上の課題に関与するが、個別支援においては、福祉サービス等をはじめとする対象者をめぐる社会資源の調整や、対象者とかかわる人々との関係の調整などを行う。また、地域の人々のニーズ充足が困難な場合には社会資源を開発し、さらには政策提言を行う。

　MSWの役割については、医療ソーシャルワーカー業務指針の「業務の範囲」において、①療養中の心理的・社会的問題の解決、調整援助、②退院援助、③社会復帰援助、④受診・受療援助、⑤経済的問題の解決、調整援助、⑥地域活動があげられている。以下、患者が罹患・受傷した際に経験する流れにそって、この6項目について概観する。

（1）受診・受療援助

　症状があるにもかかわらず、傷病に対する社会的な偏見があるなど、何らかの理由のために受診を躊躇（ちゅうちょ）している場合、本人から話を聞き、その背景にある要因を明らかにして行う支援である。また、必要であるにもかかわらず本人が治療を拒否している場合や、療養において自己管理が必要であるが困難な場合、その背景を理解し支援することも含まれる。

*14
医療社会事業従事者とは、「患者やその家族に対し、疾病の治療等の妨げとなる経済的、精神的な諸問題等について相談、指導を担当する者」とされる（厚生労働省「用語の説明」）。

*15
いずれも常勤換算。「令和2（2020）年医療施設（静態・動態）調査・病院報告の概況」（厚生労働省）。

第2部

第6章

（2）経済的問題の解決、調整援助

　医療費の支払いが困難なため医療を受けることができない場合や、傷病により就労が困難となり、その結果、生活費を賄うことができない場合等に、福祉制度の活用をはじめとしたさまざまな方策によって、問題の解決を図る支援である。医療と生活を保障することにつながる支援であるといえる。

（3）療養中の心理的・社会的問題の解決、調整援助

　受診や入院、在宅での療養に伴い生じる生活上の困難や不安等の問題の解消に向けた支援である。例えば、罹患や受傷に伴い、それまで行っていた役割を担えなくなった場合、社会資源等を活用することによって、その問題を解消し、安心して療養を行える環境をつくることがあげられる。また、傷病にかかわって家族間、患者同士、病院スタッフとの関係に齟齬が生じた場合に調整を行ったり、地域や学校、職場等における関係の調整を行う。

　また、難病や障害を残す疾患、予後不良な疾患の告知の際の心理社会的支援、今後の生活の見通しをつけられるための支援、ターミナル期等における本人が望む生活を実現するための支援を行う。

（4）退院援助

　病院等からの退院、退所に伴い生じる心理的・社会的問題に対して行う支援である。医療においては病院等の機能分化が進んだことにより、患者は病状によって、急性期病院、リハビリテーション病院、維持期の病院等、病院間を移動する必要が生じている。また、難病のように退院後も療養を継続しなくてはならなかったり、傷病によって障害が残った場合、自宅でターミナル期を過ごす場合等では、自宅での生活には支援が不可欠となる。このような場合、本人・家族の要望やニーズを確かめた上で、転院・転所先の紹介を行ったり、ケアマネジャー（介護支援専門員）等との連絡調整、在宅福祉サービス等の紹介、活用のための支援を行い、無理なく自宅での生活を送ることができるように支援を行う。

（5）社会復帰援助

　傷病や障害がありながら、社会生活を送ることになった場合、復学・復職をはじめとした社会参加が可能となるよう、調整を行う支援である。疾病や障害を持つ対象者の復学・復職に向け、学校・職場に必要な情報

を紹介し、主治医等病院スタッフとの橋渡しを行う。

（6）地域活動

　地域にニーズがあるにもかかわらず充足する資源がない場合、それらの資源を創出する活動、地域ケア会議への参加をはじめとする地域の関係機関との間のネットワーク構築及び課題に関する協議のための活動、地域における医療提供の仕組みを構築するための活動などである。地域の患者会やセルフヘルプグループを支援したり、実践の中で浮き彫りにされた課題について政策提言を行う等、傷病のある人々が生活しやすい地域、社会を創造するための活動が含まれる。

③ 医療ソーシャルワーカーの役割における課題

　近年の傾向として、診療報酬において、入退院支援加算に社会福祉士の配置が位置付けられ、業務において退院援助に関する支援の割合が増大し、MSWが地域連携に関する部門に所属する割合が高まっている。地域の関係機関との連携体制の構築がMSWの役割として期待されているといえる。

　その一方、傷病をもったときに人々が抱える心理社会的な課題は多様である。特に、近年、意思決定支援、アドバンス・ケア・プランニング等へのMSWの関与の必要性が高まっている。

　これらのニーズに対する支援を的確に行うとともに保健医療分野のソーシャルワーカーとしての役割を考えたとき、この多様なニーズに応じることを容易にする組織基盤づくりは課題であるといえる。

第3節 医療専門職の連携・協働（チーム医療）の基本的な考え方

1 チーム医療の追求

　チーム医療とは、「医療に従事する多種多様な医療スタッフが、各々の高い専門性を前提に、目的と情報を共有し、業務を分担しつつも互いに連携・補完し合い、患者の状況に的確に対応した医療を提供すること」と一般的に理解されている。

　現行医療法では第1条の2で、「医療は、生命の尊重と個人の尊厳の保持を旨とし、医師、歯科医師、薬剤師、看護師その他の医療の担い手と医療を受ける者との信頼関係に基づき」「単に治療のみならず、疾病の予防のための措置及びリハビリテーションを含む良質かつ適切なものでなければならない」と定め、「医療提供施設の機能に応じ効率的に、かつ、福祉サービスその他の関連するサービスとの有機的な連携を図りつつ提供されなければならない」と規定している。このことは、「チーム医療」「多職種協働」を基本に、限られた専門人材を効果的・効率的に活用し、利用者に対するよりよいサービスの提供を実現するべきであるという考え方が前提となっている。

　一般的に、どのような組織でも「協働意欲・共通の目的・コミュニケーション」の3要素が相互に関連しない限り、維持・存続できない。これらが大切であるとしたのは、経営学の古典である、バーナード（Barnard, C. I.、1886〜1961）の『経営者の役割』である。

　ともに働こうという意志がなければ組織は成り立たないし、目的が設定されなければチームになり得ない。もちろん、コミュニケーションが成立しなければ仕事は進まない。一見当たり前のことであるが、協働意欲が歪んだり、「言った」「言わない」「聞いてない」といったことでコミュニケーションがスムーズでなくなったり、目的自体が不明確になるということがチームの問題になることが多い。チームがチームとして成果を上げるためには、メンバーの協力とともに、何らかのリーダーシップが必要である。

　病院における病気やけがの治療には、多くの医療専門職が1人の患者

に対しチームで対応することが基本である。病院をはじめとする各種の医療組織は専門職組織で、一般の会社などにみられる階層型の組織とは別のマネジメントが必要になり、ともに働く人々のチーム医療に対する共通認識が必要になる。チーム医療については、各種の定義や主張が世界中で繰り返し議論されたり実験されたりしている現状にある。それはチーム医療が理想であるが、実践としてそれを実現し継続することがむずかしいことの例証であるとも考えられる。

2 チーム医療の理解と協力

　それぞれのメンバーが国家資格を有し、それぞれの専門領域と知識を活用することによって成立する医療は、各個人が最善の努力をするだけで成果が得られる場合もあるが、多くの場合、チームの力を結集することが求められる。そのためには、情報の収集、チームでの情報の共有化、問題点や治療方針の立案、治療計画の作成と実践、計画どおり実践できたかのチェック、治療法や治療計画自体が適切かどうかの分析、何らかの是正が必要な場合には、再度新たな情報の収集とチームでの情報の共有化、問題点や治療方針の立案、治療計画の作成、が必要である。この繰り返しがチーム医療の基本である。実際のチーム医療では、目的が不明確であるとか、情報が共有化されていない、治療計画が周知されていない、あるいは計画と実践のチェックがされず評価が十分なされていない、などというトラブルが起きることが多い。

　より理想的なチーム医療とは、相互支援、相互補い合いの考え方のもと、サポートし合い、その上で、各々の専門職が、その専門性を存分に発揮し、新しい視点に立ち、新しい発想を生みながら、患者とその家族に向き合うことである。

　入院後、患者と最初に触れるのは看護師や介護福祉士であるが、日常的なケアで気付いた内容をソーシャルワーカーや、セラピスト、医師に伝えることができるかが、チーム医療の基本となる。また、このようなチーム医療に必要とされる職場「環境」を、関係する専門職をはじめ、協力機関とともに作り上げることが必要である。

3 これからの医療専門職の連携・協働

　これまでの医療サービスの提供はもっぱら、医療機関内だけで実施さ

れてきたが、国策として推進されている状況にある地域包括ケアシステムのもとでは、入院治療の長期化ではなく、むしろ退院後の自立支援をめざした各種サービスの適切な調整が求められる。

　自宅がある住み慣れた地域で自分らしい暮らしを続けられるように、住まい・医療・介護・予防・生活支援に関わるサービスが、当該患者のニーズにそって統合されることが前提となるが、病院から退院したのち在宅でも療養生活ができる体制を確立し、医療サービス単独の提供だけでなく、状況に応じて介護サービス等も一体的に提供できるような連携を図ることがめざされているのである。

　地域包括ケアシステムの背景となった理論や実態、実践等の分析を行った筒井孝子氏によると、地域包括ケア体制を構築する上でめざすべき「連携」とは、単に複数の主体がつながるということではなく、①linkage（つながり）、②coordination（調整）、③full integration（完全統合）という３つのレベルがあり、民間主体による医療・介護サービスの提供が主となっている日本では、多様な医療・介護関係者をコーディネート（調整）する機能の強化を推進していくことが重要であると述べている。一般的に多くの専門職が一緒に働くことを「連携・協働」と認識しているようであるが、「連携・協働」は専門職が単につながるという意味だけではない。共通の統合目的の設置、コミュニケーションの際に生じるギャップを解明・対応し、現地でのイベントを通した臨床的関係と信頼の構築、またはサービス利用者やより広いコミュニティと関係をもつなど、組織、専門家集団、個人の間で価値観、文化、視点を共有するといった「規範的統合」と、学際的なチームの中で明確に定められた役割をもち、多職種と協力して実践する専門職レベルの「臨床的統合」を実践することが重要である。こうした流れで、地域完結型の医療提供体制が育まれ、安全・安心で自立した地域生活の継続と、地域社会への参加が見えてくるのである。

　医療専門職によるチーム医療は、理想であり実態でもあるが、それを維持・継続するには、多くの努力と協力、そして教育が必要である。今日、チーム医療を理解できなければ、医療分野で働くことはできない状況になっていることは確かであろう。

　病院・診療所に従事する常勤換算の精神保健福祉士は１万1,171.2人、社会福祉士１万6,249.5人、介護福祉士３万8,965.7人、このほか医療社会事業従事者が4,580.3人であった。[16]病院従事者約210万人のうち、比率としては低いものの、日常業務としてチーム医療の重要なメンバーであ

＊16
厚生労働省大臣官房統計情報部「医療施設（静態・動態）調査・病院報告の概況」（令和２〔2020〕年10月１日現在）。

る。障害者福祉や介護分野などでは、医療との連携が不可欠な業務が多
く、医療専門職とのチーム形成能力が福祉専門職として問われざるを得
ない状況が増加していることを理解する必要がある。

参考文献
- 厚生労働省「チーム医療の推進について－チーム医療の推進に関する検討会報告書」2010年
- 大夛賀政昭・筒井孝子「日本における医療介護連携の課題と展望－integrated careの理論をもとに－」『保健医療科学』第65巻第2号（2016年）127〜135頁
- 筒井孝子『地域包括ケアシステム構築のためのマネジメント戦略』中央法規出版、2014年
- 筒井孝子『地域包括ケアシステムの深化 integrated care理論を用いたチェンジマネジメント』中央法規出版、2019年

第4節　保健医療専門職との連携

1 連携の方法と連携の実際

（1）医療機関間の地域連携の促進

　入院から退院後の在宅療養までが効果的でシームレスに流れると、患者は安心できる。平成18（2006）年度から、大腿骨頸部骨折（下肢のつけ根の部分の骨折）の**地域連携クリティカルパス**[*17]（地域連携パス）が初めて診療報酬の対象となった。この連携パスによって入院日数の短縮効果もあったことなどから、対象疾病に脳卒中が新たに加えられた。脳卒中は生命が助かったとしても、重度まひやさまざまな症状（高次脳機能障害など）が残ることが多いので、「病病連携」によってリハビリテーション（以下、リハビリ）病院などとの切れ目のない継続的な連携が必要とされるからである。

　以後はその他の病気についても医療機能の明確化と効率化のために「病病連携」と「病診連携」が推進され、平成26（2014）年10月から病床機能報告制度がスタートした。この制度によって、今後は全国で集中的な治療を行う高度急性期機能、急性期機能、ある程度症状が回復した回復期機能、そして慢性期機能の役割分担が進むことになる。医療機関を機能分化したほうが患者には理解しやすい上に、それぞれの機関が連携すると安心して効率的な治療を受けることができる。

　なお、他の機能をもつ医療機関へ転院する際には、患者一人ひとりの状態や治療内容を共有するための文書を作成（連携パス）する。この連携パスによって、それぞれの機関での治療やリハビリの実施に関する基本的な情報を共有する。このようにして患者にとって最良の医療システムを構築してきている。

　そこでお互いの医療機関の体制や治療実績を知って、スタッフ同士の顔が見える関係をつくるために病病・病診連携を行っている。在宅医療を担う診療所や介護保険施設が、回復期医療機関からの患者の受け皿にならなければ、スムーズな流れが滞ることになり、いわゆる社会的入院が増加して、救急治療が機能不全を起こすことになる。急性期から生活期までの切れ目のない継続的な連携が必要となる。

　一方で、最近は人口減少、地域のきずなの希薄化、ひとり暮らし高齢者、高齢者のみの世帯、認知症高齢者、生活困窮者や8050問題など複雑

*17
地域クリティカルパス（地域連携パス）とは、急性期病院から回復期病院、そしてかかりつけ医への切れ目のない継続したケアの情報提供ツールである。疾患別の標準的な診療計画書にしたがって、転（退）院時に切れ目のない最善の連携医療を提供するシステムである。これにより、患者は入院中の治療の経過や退院後の生活のことまでイメージができるので、安心して治療を受けられるだけでなく、目標達成に意欲を発揮することができる。

多岐にわたって課題のある家族が急増している。したがって、このような現代特有の地域課題を抱える中にあって利用者等の意向・尊厳を尊重して住み慣れた地域で安全・安心に再び暮らせるようになることが極めて困難になってきている。退院時カンファレンスの開催など、高い診療報酬のインセンティブをつけてスムーズな在宅復帰を促進しているが、肝心の地域が崩壊寸前になってきている。

（2）在宅介護における医療・介護・福祉との連携

　従来の医療の対象は主として急性期疾患であったので、医師を頂点としたヒエラルキーのもとでの医療であった。しかし、慢性疾患の多い高齢者では、病気になると容易に生活障害を生じ、患者や家族の生活や人生に大きな影響を与えるので、医師だけではとても解決できない。それぞれの専門家がチームを形成して治療、安全管理、栄養、リハビリ、在宅復帰など、多職種の協力のもとで取り組んだほうが患者の希望を早期かつ効果的に実現できる。

　地域においては、安心かつ安全な医療を継続的に提供するという基本的な考え方のもと、かかりつけ医や訪問看護師などの24時間体制が求められ、それについては診療報酬上で評価された在宅療養支援診療所がある。こうした地域の専門職チームと病院が連携して情報交換することにより、緊急時の対応がスムーズになる。

❶居宅サービス計画作成時の連携

　在宅生活支援に関与している介護支援専門員（ケアマネジャー）、各居宅サービス事業所スタッフ、かかりつけ医、訪問看護職、リハビリ専門職、そして必要なときには本人と家族などで構成するサービス担当者会議を開催する。これは、利用者の尊厳を遵守し、かつ要介護者の自己決定権に従った居宅サービス計画作成のために最も重要な合同会議である。

　利用者は医師には本音を言わないことが多い。しかし、入浴介助をするときなどに、訪問介護スタッフや訪問看護職には本音を伝えていることがあり、会議の席上で医師にとっては予想外の生活目標（短期目標と長期目標）を知らされることがある。会議の参加者の多くは介護福祉士や社会福祉士など福祉系スタッフが多く、利用者の医療やリハビリに対する認識について、福祉職と医療職で大きく異なることは多い。

　リハビリサービスの介入による効果の予後予測は、リハビリ専門医に

第2部
第6章

とってもむずかしい。しかし、リハビリサービスの提供によって改善する可能性が高ければ、利用者には通所リハビリや訪問リハビリなどリハビリを中心とした居宅サービス計画をつくることが必要である。

　リハビリの専門医や専門職は動作分析を得意とするので、不可能とされている動作のどこに問題があるのかを指摘できる。動作分析を専門としないスタッフは、利用者ができない動作があると、必要以上の介護をする傾向にあるが、自分でできることは自分で行えるように支援すること（自立支援・介護予防）が介護保険の理念である。介護の「さじ加減」については、リハビリ専門家にアドバイスを求めると、自立支援と残存能力の有効利用をめざした介護を行うことができるようになる。利用者の自立、家族の介護負担の軽減を念頭に置き、居宅サービス計画作成時におけるリハビリ専門家との連携は不可欠である。

❷入・退院時の連携

　平成30（2018）年4月の介護報酬改定では、在宅要介護者が入院した際に、ケアマネジャーが入院医療機関に早めの情報提供を行うことが入院時情報連携加算として評価されるようになった。一方、退院前の患者に関する情報を医療機関スタッフがケアマネジャーに文書などで情報提供することが診療報酬面から評価されるようになっている（介護支援連携指導料）。また、継続して1か月を超えて入院すると見込まれる入院患者については、入院病棟の看護師などが、退院に先立って患者の家（患家）を訪問し、患者の病状、患家の家屋構造、介護力等を考慮しながら、退院後の患者の介護にあたる者に対して退院後の在宅での療養上必要と考えられる指導を行うと退院前訪問指導料として診療報酬請求が

〈表2−6−1〉在宅の受け皿となる機関が入院医療機関から入手したい情報

①医療の必要度（感染症の有無、特に医療行為も介護報酬に包括されている介護老人保健施設では薬価の高い投薬内容など）
②治療中の病名とその病状の安定度
③認知症の程度と投薬内容（暴言、暴力、夜間徘徊、せん妄など）
④経口的食事摂取可能性の有無
⑤リハビリ進行状況、リハビリプログラム、リハビリに際してのリスク
⑥在宅への家族の受け入れ状況
⑦患者の介護のキーパーソン
⑧自己負担額の家族の支払い能力
⑨退院後に予想される問題点

（筆者作成）

可能になっている。

　なお、患者の退院に際して、退院後の在宅療養を担う主治医または主治医の指示を受けた看護師などが、患者の入院している医療機関に赴いて退院後の在宅での療養上必要な説明及び指導や、入院中の医療機関の医師または看護師などと共同して文書による情報提供を受けた場合には、退院後の在宅療養を担う医療機関に退院時共同指導料が支払われる。

　入院医療機関の医師と在宅療養を担う医師が共同して退院時指導を行うと、さらに加算を請求できる。退院に際して、在宅の受け皿となる機関が入院医療機関から入手したいと考えられる情報は、**表２－６－１**のとおりである。

（3）在宅患者への支援に向けての連携

　「ときどき入院、ほとんど在宅」の生活をめざして、最近では「医療と介護の連携」から「医療と介護の一体化」のサービスが求められてきている。

❶訪問看護ステーションとの連携

　訪問看護師は、病院と患者・家族をつなぐ架け橋である。退院の際に途切れることのない医療サービスを提供できるかどうかは、訪問看護師の活動にかかっている。また在宅でのかかりつけ医と訪問看護師の連携は、24時間対応体制加算、長時間訪問看護加算、緊急時訪問看護加算、ターミナルケア加算などの報酬があるので、制度上、看取りまで行いやすくなってきている。在宅療養患者に主治医が訪問看護の必要性を認めて患者の同意を得て指示書を出した場合には、訪問看護指示料を算定できる。訪問看護指示書には、療養上の指示や注意事項だけでなく、緊急時の連絡先として医療機関名や電話番号などを記載した上で、訪問看護ステーションに交付する。主治医が診療に基づき、急性増悪や終末期などの事由により、週４回以上の頻回の訪問看護を一時的に患者に対して行う必要性を認めた場合には、特別訪問看護指示加算として算定できる。

　在宅療養の推進によって訪問診療と往診だけで開業している医師も増えてきており、今後はかかりつけ医から訪問看護ステーションへの連携依頼はますます増加すると予想される。在宅療養手帳を活用したり、医療・介護・福祉関係職と家族が一冊のノートを活用するといった方法で、情報の共有を図ることが求められる。

❷診療所との連携

　国の施策は、施設療養から在宅療養にシフトしている。高齢になっても障害があっても住み慣れた地域で暮らし続けるためには、「命の保障」すなわち安全・安心が必要である。そこで、在宅での24時間安心体制の受け皿づくりのために、かかりつけ医には在宅療養支援診療所制度があり、訪問看護にも24時間体制の診療報酬上での加算がついている。

　このかかりつけ医と訪問看護との連携によって在宅での看取り数が着実に増えている。畑野は平成4（1992）年の診療所開設後から在宅医として活動しており、**図2−6−2**のとおりA法人において開院以後に死亡診断を行った年代ごとの看取り患者の総数と看取り場所のデータをとった。看取り場所では介護老人保健施設やグループホームが増えてきていることがわかる。

　著者の実践では、人生最終の段階（終末期）を迎えた患者本人そして家族とこれから受ける医療やケアについて話し合って、アドバンス・ケア・プランニング（ACP）で「私の心づもり」として文書に書き留めてもらい、患者の希望や思いが医療とケアに反映できるようにしている。病状が不可逆的かつ進行性で、近い将来の死が不可避となった状態、すなわち人生の最終段階になったときに患者にほどこす医療や介護について、あらかじめ文書にして残してもらう。判断力があり元気なときに、人生の最終段階における医療とケアについての患者の思いを家族などと話して確認する。人生の最終段階をどのように過ごしたいか、最期をど

〈図2−6−2〉A法人開設後の看取りの経過（看取りの場所別の看取り件数）

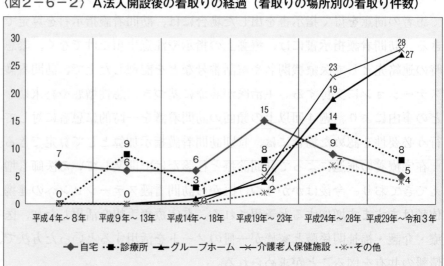

（筆者作成）

こで迎えたいかなどについて書き留めてもらう。

　このようなACPを行うことで家族などに自分のために何をしてほしいのかを伝える機会になる。ACPをしなければ、自分が判断できなくなったときに自分のしたいようにしてもらえない可能性があるからである。ACPを開始して以後は、患者の居室には大きな医療器具は配置しないで、その代わりに本人の大好きな音楽を流し、壁には想いのある写真をかかげる。患者は親しい家族や仲間に囲まれて、慣れ親しんだ環境の中で安心して、眠るように息を引きとるケースが増えてきている。

　最近はACPや看取り契約などに従って、胃ろうや経鼻胃管設置などを行うことはほとんどなくなった。

（4）行政との連携

❶地域包括支援センター

　地域包括支援センターは生活圏域の地域包括ケアの中心的な役割を担うものとして、①医療との連携強化、②介護サービスの充実・強化、③介護予防の推進、④多様な生活支援サービスの確保や権利擁護、⑤高齢者の住まいの整備を内容とする「地域包括ケアシステム」を構築することが期待されている。センターは介護予防ケアマネジメントを一手に引き受けており、地域リハビリ支援事業として医療機関からリハビリ専門職や管理栄養士を地域の通いの場などに派遣している。急増する認知症の課題に対して、国の認知症対策等総合支援事業に基づいて配置された認知症地域支援推進員からの要請によってかかりつけ医が地域に出かけることが増えている。人口減少、高齢化、核家族化、少子化、ひきこもり、生活困窮化、高齢者と同居している障害のある子どもなど、多分野・多世代で複合的な問題を抱えている家庭が増えてきており、これらの困難ケースでは一つの縦割りの制度では解決できない。生活支援面での地域力と家庭の介護力が弱体化している中で、高齢者を含めた障害者や子どもたちが地域において安心して共生できるような取り組みが今後求められてくる。このような状況の中で期待できるのは、広い視野で地域の中にたくさんのアンテナを立てて多くの社会資源の引き出しを持っている社会福祉士である。ぜひとも社会福祉士は地域ケア会議などの開催によって、個別課題解決、ネットワーク構築、地域課題発見、新たな社会資源開発そして政策提案機能を果たしてもらいたい。

❷複雑・多様な課題ケースの増加

　社会的孤立、生活困窮者の増加、ひきこもりの子と同居の高齢になった親、高齢者単独世帯などのために、医療・介護保険制度を駆使してのサービス提供だけでは在宅復帰・在宅生活継続が困難なケースが増加してきている。解決策として小回りのきかない行政サービスだけでは住み慣れた地域に安全・安心に住み続けることは困難である。さらに、地域の絆が希薄化しているために、従来ならば隣近所の小さな親切で支援できていたものがなくなってきている。著者が訪問診療や往診を行っている家の中には、ひきこもりの壮年者や発達障害の子どもを抱えている高齢者宅があり、地域包括支援センターなどとも相談しているが、これらの多分野・多世代にわたる複合的な課題を包括的に解決してくれる機関やスタッフが不足している。そのため国は、相談支援包括化推進員の配置を進めている。この調整こそは社会福祉士の出番であり大いに期待している。

2 チームアプローチ－実際上の課題

　退院患者をスムーズに地域の介護保険施設あるいは在宅などでの生活に移行できるようにするため、また、患者の詳細な病状・障害の程度についての情報を提供するために、多くの病院では地域医療連携室を設け

〈図２－６－３〉退院時の連携

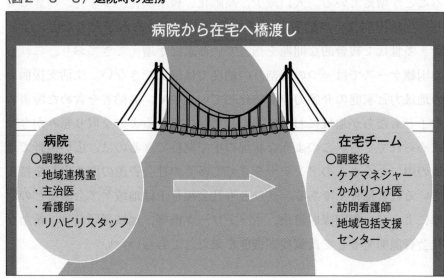

（筆者作成）

て、社会福祉士を配置するようになってきた。退院後の生活に不安なく移行するためには、医療機関から在宅チームへの情報提供が必要である。病院側の調整役は、地域連携室の社会福祉士や看護師、そして在宅チームでは、ケアマネジャーなどである。在宅生活への移行が困難なケースでは、地域包括支援センターに参加してもらうとよい（**図2－6－3**）。

　地域での受け皿となる看護職やケアマネジャーなどは、入院医療機関の連携室を訪問して、病院所属の医師、看護職やリハビリスタッフなどに面会するが、さまざまな事情のため、十分な情報提供がされないこともよくあり、現場の不満は大きい。

　そこで、入院先の医療機関から在宅や介護保険施設への移行にあたっては、①退院前から退院する医療機関と在宅生活支援機関のカンファレンスが必要である、②連携のキーパーソン役は医療機関では医療ソーシャルワーカー、在宅生活支援機関ではかかりつけ医、訪問看護ステーションのスタッフ、ケアマネジャーなどが担う、③患者の家への退院前訪問を両者で行う、④退院後の生活状態を本人や家族にイメージしてもらう、などが必要である。個人的な連携を地域連携に発展させるためには、入院医療機関と在宅スタッフの日頃からの顔合わせが必要であり、そのために両者が一緒になる研修会や懇親会などを設けるとよい。お互いの顔の見える関係が大切となる。

　次に、在宅生活を支援する事業所間でスムーズな連携をするためには、①機能をお互いに補完する、②競合しない、③各々の機関の専門性を認識する、④各々の機関の専門性の情報が開示されている、⑤共通の目標・用語がある、⑥相互に信頼関係がある、といったことが必要となる。

　課題としては、かかりつけ医とケアマネジャーの連携がうまくいっていない、介護や相談援助業務に従事していたケアマネジャーが多いので、医療やリハビリが必要なケースに対して適切なサービスが提供されていない、といったことがあげられる。

　医療機関同士、あるいは医療と介護、そして障害福祉分野での連携役として、社会福祉士やケアマネジャーの役割が今後さらに求められ期待されるだけに、両者には最低限の医療知識をもってほしいものである。

第2部
第6章

第7章

保健医療領域における支援の実際（多職種連携を含む）

学習のねらい

　地域包括ケアが推進されている現在、外来・入院から在宅生活、あるいは施設ケアまでシームレスな援助が求められている。そこでは医療職だけではなく、行政、介護・福祉職などさまざまな職種の連携が行われている。急性期疾患による入院から退院までの退院支援、在宅医療や福祉における支援が取り組まれ、その中でも認知症ケア、終末期ケアの援助体制の組み立ては重要度が増している。

　本章では、このような場面における利用者等への支援の実際を理解する。

第1節 疾病及びそのリスクがある人の理解

平成17（2005）年に地域包括ケアセンターが設置され、社会福祉士のソーシャルワーカーとしての活動とその役割はそれまでよりも拡大された。社会福祉士が行う「相談援助」は、地域社会の人々の多様な状況とニーズをふまえた対応が求められることになったのである。それには、従来の福祉サービスの提供だけでなく、医師やその他の保健医療サービスの提供者との連携も含まれる。また、エイジング・イン・プレイス[*1]の概念のもとで地域における終末期ケアへの対応も増え続けている。これにより、社会福祉士が疾病及びそのリスクがある人を理解することの重要性はますます高くなった。

1 疾病とは

疾病という言葉は、「疾患」や「病気」とほぼ同じような意味合いで使用される。「疾患」が個々の具体的な病名を示す意味で使われるのに対し、「疾病」はこれらを総称した意味で使われることが多い。

疾病には、身体の疾病と心あるいは精神の疾病がある。身体の疾病には身体組織の構造や機能が変性して引き起こされるものとウイルス・菌・虫など、ほかからの病原体の侵入による感染が原因の疾病もある。人が疾病にもつ印象は多様であり、疾病によっては社会的スティグマをもたれるものもある。そのスティグマ[*2]は地域や年齢によって異なる場合もあり、時代により移り変わってきたものもある。個々の疾病をよく知った上でその疾病を持つ人に対応する必要がある。

2 疾病がある人の心理

疾病には、原因が判明しており治療薬や治療方法が明確なものと、疾病の原因が解明されておらず治療薬がないものや治療方法が確立されていないものがある。治療法が不確実な疾患の場合、罹患の事実を知ったときの心理的ショックは大きく、今後の治療や人生・生命への不安あるいは恐怖感を抱きやすい。たとえ、疾病に対してしっかりと対応してい

*1
「住み慣れた地域で、その人らしく最期まで暮らすこと」を意味する概念である。1980年代に欧米諸国で登場した概念であり、日本の施策では、この概念をもとに住む場所とケアを受けることを分けない工夫をめざしている。

*2
「烙印」や「しるし」という意味で使われ、否定的な側面で使用される用語である。差別や偏見を含んだ烙印を押されることをあらわしている。

るように見えても、心の支援を必要としている場合があり、寄り添う支援は必要である。また、治療方法が確立している疾病であっても、長期間の治療が必要な疾病では、途中で心が折れそうになるときがある。再発を繰り返す可能性が高い疾病では、日々の生活においてその不安に心が押しつぶされそうなときを抱えながら闘病していることを理解する必要がある。

このほか、遺伝的な要因がからむ疾病の場合では、疾病をもつ人だけでなく、その家族も自分が同じ病気にかかる不安にかられる。あるいは、親の場合は、自分の子に同じ病気が起こったことに罪悪感を抱く場合がある。また、疾病の治療にかかる費用が健康保険の適用範囲内で行える場合と保険適用外の場合があり、後者では、治療をすれば経済的な負担感が増し、治療を選択しない諦念に至る場合もある。

このように、その時代や国の医学や文化の状況によって、疾病がある人の心理は多様になることをふまえて支援する必要がある。

③ 疾病の経過を理解する

疾病をもつ人への支援は、その疾病の経過にそったものが望まれる。例えば、罹患した直後の症状が急激に出現している段階（急性期）では、症状の緩和が優先される。その疾患がそのとき限りの一過性であれば、既往症の一つとして把握する程度でよいが、再発リスクが高い疾病の場合は、今後の再発を予防する支援が必要になる。一方、根治しない疾病であり症状のコントロールを継続する必要がある段階（慢性期）では、療養に対する支援と緊急時に備える支援が必要となる。

このほかに、疾病による後遺症が残った場合（障害）や、疾病により日常生活において他者の支援が必要な状態（要介護）になった場合、在宅における看取りを希望している場合においては、本人の自立した生活へのニーズに応じた支援を行う必要がある。この場合の支援では、医療が必要な場合は医師や看護師と連携する必要があり、社会資源の活用を増やす場合はケアマネジャーや保健師、行政職員などと連携する必要がある。社会福祉士が連携・協働する専門職種には、ほかに理学療法士、作業療法士、言語聴覚士、栄養士、介護福祉士などがある。

第2部

第7章

4 地域で行われる健康支援

　保健医療領域で行われる支援には、集団を対象に行われる**ポピュレーションアプローチ**と、リスクが高い人に焦点を絞る**ハイリスクアプローチ**がある。ポピュレーションアプローチの一般的なものに市町村保健センター等で行われる住民対象の健康診断がある。その地域の罹患率などから強化する点をアセスメントし、費用や広報の工夫あるいは検査項目の選定など工夫を凝らした取り組みが実践される。働き方改革（平成31〔2019〕年4月以降の労働基準法改正）による長時間労働の見直しは、国が行うポピュレーションアプローチによる健康支援である。

　ハイリスクアプローチの例では、介護予防事業の調査や肺炎球菌感染症をはじめとする各種ワクチンの予防接種費用軽減など、疾病へのリスクが高い年齢層への支援がある。このほか健診結果において課題があった人を集めて健康教室を開催するなど、疾病リスクの高い人に焦点を当てた健康支援がある。

　しかし、地域にはこのような社会資源を有効に活用していない人々が多く存在している。保健師だけでそれらを把握するのは現実的に困難である。社会福祉士は、活動の場が拡大されたことにより、このようなケースを把握する機会が増えた。地域で行われる健康支援にも関連し、保健医療サービスを担う専門職と連携を行い、支援を必要とする人のニーズに応える幅広い視野からのアプローチが求められている。

　そして社会福祉士には、支援を必要とする人々が疾病やそのリスクを抱えていても自立した生活が継続できるように、福祉の視点から支えることが求められている。支援を必要とする人々が社会活動や社会参加を継続できるように、多職種連携の輪のメンバーとして活躍することが期待されている。

参考文献
- 近藤克則『医療・福祉マネジメント』ミネルヴァ書房、2012年
- 東京大学高齢者社会総合研究機構 編『地域包括ケアのすすめ』東京大学出版会、2014年
- 河野あゆみ『在宅看護論』メヂカルフレンド社、2019年

第2節　入院中・退院時の支援

1 病院での医療ソーシャルワーカーの役割

　病院は機能ごとに3つに分類される。第1に利用者が発症・受傷した際に搬送される急性期病院、第2に障害等が残存した場合などにリハビリテーションを目的とした回復期病院、第3に長期的療養を目的とした慢性期病院である。

　第1の急性期における医療ソーシャルワーカー（MSW）は、急性期治療後の患者の回復期病院等への転院支援が主となる。第2の回復期病院では、社会資源を活用し社会復帰支援を行うことが主となる。第3の慢性期病院では、長期入院・終末期における患者の心理的・社会的支援を行うことが主となる。

2 リハビリテーション病院における医療ソーシャルワーカーの支援

（1）初回（インテーク）から支援終了までの面談

　MSWは、本人・家族と面談を行い、希望や不安、社会的背景等の聴き取りを行う。その際、制度的な確認・説明のみでなく、患者個人の障害を理解した上で心理的な配慮を行いながら、専門用語ではなく患者・家族が理解しやすい言葉・聴き取りやすい話し方で患者・家族との信頼関係を築くことが重要である。

（2）院内連携

　医師、訓練士（作業療法士・理学療法士・言語聴覚士・心理療法士・義肢装具士・視能訓練士・リハビリテーション体育専門職員等）、看護師、MSWが参加する院内カンファレンスで訓練目標・計画等が決定される。MSWは本人・家族から聴き取った内容をまとめ、訓練期間内で退院支援が行えるよう、退院までの具体的な支援計画を立案する。

　入院期間を決定するのは医師だが、リハビリテーションを行うのは訓練士、病棟での生活全般を看ているのは看護師である。リハビリの経過や病棟での日常生活動作（ADL）の自立度により支援内容が異なってくるため、院内の連携は欠かせない。定期的なカンファレンス及び主治

医面談等への出席、院内の連絡・調整をしながら退院に向けた支援を行う。

（3）制度活用

MSWは、介護保険が利用できる者には「介護保険」を優先し、介護保険の利用がむずかしい、介護保険だけではサービス不足となる者には、「身体障害者手帳」や「精神障害者保健福祉手帳」での障害福祉サービス申請を支援していく。

受傷原因が仕事中の事故の場合、「労災保険」を優先して活用しなければならない。しかし、労災保険の利用のみですべての在宅準備を行うことはむずかしいため、車いす等補装具は労災保険を利用し、労災保険では利用できないもの、具体的には住宅改修は身体障害者手帳を利用して申請するなど、社会資源を複数活用し、在宅生活に向けた準備を院内職員と共同で行う。

（4）心理的・社会的支援

入院直後の患者は、急性期病院で予後説明を受けていても治るという希望をもっていることが多い。希望を持ち続けている本人に「障害者手帳」や「障害福祉サービス」等の説明を行っても受容することがむずかしい場合、初期段階では家族を中心に制度活用の説明・申請手続き等の支援を行う。本来なら本人主体で行うべきだが、病院の入院期間・方向性にそっていくことも病院職員としては必要となるため、本人・家族の気持ちに寄り添いながら、退院時に必要な社会資源の調整を並行して行う。院内及び地域ネットワークを活用し、医療・福祉をつなげる懸け橋となっていく。

近年、家族関係が希薄で入院中に生活保護受給となる者も増加傾向にある。単身・生活保護受給中、受傷に伴いこれまでの住居に戻れない場合は、住居選定から本人とともに行い、関係機関と連携しながら環境調整等を進めていくとよい。

（5）退院前カンファレンス

退院前に患者・家族、関係機関等（訪問診療・訪問看護・訪問リハビリ・居宅介護支援事業所・相談支援事業所・訪問介護事業所・通所施設等）、院内職員でカンファレンスを行う。ケアの方法や留意事項、退院後に必要な支援などの情報提供をし、患者・家族、関係機関の退院後へ

の不安を軽減しながら行う。

（6）家族支援

　高次脳機能障害の場合、本人に障害認識がない場合がある。その場合は家族支援が重要となり、入院中から「家族会」などに参加を促すほうがよい。病院内で家族学習会を行っている病院や地域の当事者家族が主催している集まりがあり、「高次脳機能障害を理解するための講習会」や「家族同士の交流を目的とした会」が行われている。

3 社会復帰に向けた支援

（1）復学・就学支援

　入院中に授業を受ける場合には、病院近郊の特別支援学校に訪問教育の調整を行う。

　また復学時、学校に本人の障害及び留意事項等を医師から説明する際、連絡・調整を行う。さらに学校の利用教室、エレベーターや段差解消機設置、排泄場所・保健室の確保などの環境調整に向けた相談・調整を院内職員と共同で行う。

　復学が難しい場合、地域の特別支援学校への転校、通信教育等につなげていく。

（2）復職・新規就労支援

　復職を目標としている場合には、勤務先に本人の障害及び留意事項などを医師から説明する際、連絡・調整を行う。さらに通勤方法の確立、職場の環境調整に向けた相談・調整を院内職員と共同で行う。

　新規就労や復職時の長期的な就労継続をめざし、都道府県の障害者職業センターや市区町村の障害者職業・生活支援センター、障害者就労支援センターなどにつなげていく。

（3）訓練施設利用支援

　65歳未満でADLが自立していない者には、障害福祉サービスの自立（機能・生活）訓練の、ADLが自立した者で職業訓練を希望する場合は、居住する地域の就労移行支援や職業能力開発校などの、本人のニーズに合わせた訓練機関の情報提供・見学・利用申請等の支援を行う。

第3節　在宅医療における支援

1　在宅医療における本人と家族への支援

　在宅医療の対象となる患者は、複数の疾病や障害、身体機能の低下などを有し、療養環境や家庭背景もさまざまである。在宅医療では疾病や障害のみならず、食事、排泄、睡眠、移動、清潔、喜びなどの生活の質（QOL）にかかわる要素に目を向けた適切な治療やケアが求められる。したがって、在宅医療とは本人と家族の生活を支える医療といえる。

　在宅医療における患者への支援を考える上では、生活者としての本人の視点が欠かせない。医療的ケアはQOLの維持や向上を目的に、本人の病状や生活機能、療養環境を複合的に考え提供される。また疾病の状態や障害の程度を説明する際には、それらが心身や生活に及ぼす影響を伝えるだけでなく、維持されている機能をどのように活用したら生活しやすいかなど、本人と家族のできる工夫などを含めた説明が重要である。ケアの方針や目標の設定に関しても、本人がこれまでの生活で何を大切にしてきたか、今後どのような生活を送りたいかなど、本人の意向を尊重することで在宅療養に対する意欲が高まる。

　安定した療養生活の継続を図る一方で、本人の心身の状態やそれに伴う医療と介護のニーズは、疾病や障害の進行に応じて変化する。特に疾病の悪化や急激な生活機能の低下がみられる場合には、在宅で療養を続けることへの不安が高まる。病状に合わせて治療やケアの内容を変更するとともに、普段と違う様子がみられた場合の連絡、今後予想される症状とその対応等を本人や家族と事前に話し合うことが大切となる。

　在宅医療は病院医療と切り離されて存在するものではない。入院対応や外来受診等の病院医療の後方支援機能が保証されてはじめて、患者は地域の中で安心した療養生活を送ることができる。また、在宅医療の対象は介護が必要な場合も多く、医療と介護が一つのチームとして協働してサービスを調整し続けることで、本人の尊厳ある自立した療養生活が維持される。

　本人の療養生活は家族の生活と影響し合うことから、在宅医療では家族を支える視点も欠かせない。場合によっては主介護者とケアの意思決定に関与するキーパーソンが異なったり、本人と家族で在宅療養に対する意向が異なったりすることがある。家族への支援にあたっては、本人

と家族の関係性や家族機能を把握し、個々の家族に合ったはたらきかけを行う必要がある。家族の誰にどのタイミングでどのようにはたらきかけることが本人の望む生活につながり得るのかを見極めながら、本人と家族の思いをまとまりある方向に調整することが求められる。

　本人の療養生活を支える介護力は、「家族介護力」と介護保険サービスやインフォーマルな資源等の「地域介護力」の和である。そのため、家族の健康状態や介護に伴う身体的・精神的疲労等に目を向けて家族へのケアを図るとともに、本人のニーズに基づく介護サービスを提供することが、家族の介護負担の軽減にもつながる。訪問介護サービスに加えて、デイサービスやデイケアなどの通所サービス、ショートステイなどをバランスよく利用することは本人の生活範囲や人間関係を広げるだけでなく、家族にとってもレスパイト機能を果たす。

　さらに療養生活を送る中で、本人の「住まい」が自宅から入所・居住系施設に移ることがある。施設職員と良好な関係を構築するとともに、可能な限り施設での訪問診療に家族に同席してもらったり、定期的に家族面談をしたりするなど、入所後も家族が安心して本人への関心と関与をもち続けられるようなはたらきかけも重要といえる。

2 地域の関係機関との連携

（1）情報共有のツール

　地域連携を図る上では、まずは患者一人ひとりについて連携先とていねいな協働を積み重ねることが重要である。連携にあたっては適切な情報共有が求められる。伝える内容やその緊急性に応じて電話、FAX、メール等が活用され、必要に応じて担当者会議やケースカンファレンスを開催する。他職種と情報を共有する際には、他職種の専門性を理解するだけでなく、相手の状況を配慮し、相手が欲しい情報や相手に伝えるべき内容を簡潔明瞭に伝えるコミュニケーションが求められる。

　患者宅を訪問する関係者が情報を共有する手段として連絡帳（ノート）がある。患者宅に連絡帳を用意して訪問した関係者が本人の様子や連絡事項等を書き込むものである。一方で、連絡帳は患者や家族に伝えられない情報は共有できない、患者宅から離れた場所では情報を参照できない等の限界がある。連絡帳の限界を補う手段として、近年、情報通信技術（ICT）を用いた情報共有が注目されている。サービスを提供する関係者が1つのグループをつくり、クラウド上に情報を書き込み情報

を伝達、閲覧するものである。写真を添付する機能を活用し、傷口や皮膚の状態などを一目で他の専門職に伝えることも可能である。また訪問スケジュールを共有することで、各事業者が訪問前に患者情報を把握することができる。

（2）サービス担当者会議

　医療と介護に関わる多職種が適切なケアやサービスを提供できているのかを検討する上で重要となるのが、サービス担当者会議である。サービス担当者会議は、新規の居宅サービス計画作成時、変更時、要介護度の更新時・変更時などにケアマネジャーが開催する会議である。会議の目的は、サービス提供者が本人と家族の思いや意思を確認すること、各専門職の視点から情報共有を行い多面的に本人のニーズを把握し目標を共有すること、そして本人の望む生活が実現できるようにサービス内容を調整・決定することにある。会議を通じて本人と家族の全体像が見えることにより、関係者間での共通理解が深まる。また、本人と家族にとっては、療養生活に対する不安や疑問を解決したり、多職種に自分の思いを話すことで多くの人に支えられているという安心感にもつながる。

　多職種連携の姿が伝わることは本人と家族の在宅療養に対する意欲や充実感につながるのに対して、多職種連携が適切になされていない場合は、結果として本人が不利益を被ることになる。互いの専門性を尊重した多職種連携がなされてこそ、質の高いサービスが提供されるといえる。

（3）地域ケア会議

　一例一例の連携の積み重ねが地域連携の核となるとともに、関係者間の顔の見える関係が地域全体として広がることが望まれる。地域の中で活動する多職種をつなぐ役割を担っているものに地域ケア会議がある。地域ケア会議とは、地域の幅広い多職種が参加し、個別ケースの検討や地域で抱える課題に対して解決を図るプロセスを通じて、地域のネットワークを築くとともに、地域づくりや新たな社会資源の開発、政策形成に結び付けることを目的した会議である。それ以外にも、地域ごとに多職種を対象とした研修プログラムや事例検討会等が開催され、多職種連携教育の場としての広がりがみられている。

参考文献
● 川越正平 編著『在宅医療バイブル』日本医事新報社、2014年

第4節　認知症ケア

1 ケア提供者として必要な認知症理解の視点

　認知症の症状には、脳の疾患に直接関連する認知機能の低下による中核症状（記憶障害、見当識障害、実行機能障害など）と、それらの症状が起因となり環境や人間関係との相互作用によって生じる行動・心理症状（BPSD）がある。脳の疾患は進行性であり、中核症状を軽減することは困難であるが、BPSDはケアの仕方や環境整備によって緩和することが可能である。

　原因疾患は、障害の現れ方に影響し、アルツハイマー型認知症、血管性認知症、レビー小体型認知症、前頭側頭型認知症が代表的である。

2 行動・心理症状（BPSD）へのケア

　BPSDを軽減させるため、かつては薬物が処方され、認知症の人の症状自体をコントロールしようとする考え方が中心であった。現在のガイドラインでは、ケアをする人のかかわり方や物理的環境など周囲の状況を、認知症の人の世界に合わせることを重要視する非薬物的アプローチを優先させることが第一選択として、薬物療法を限定的に組み合わせて提供することが推奨されている[1]。

　非薬物的アプローチには、音楽療法、回想法、芸術療法、園芸療法などのBPSDを緩和するためのプログラムを提供するものと、日常のケアを見直し、認知症の人にとって快適な環境を提供できるようにするものとがある。BPSDに対応している入所・居住系施設や通所施設では、これらを組み合わせて提供している。

事例 1

　老人ホームに入所したばかりのAさん（88歳・女性）は、食後しばらくすると席を立ち上がって歩きはじめ、しばらく歩き、職員から声をかけられると、「こんにちは」と挨拶してまた歩き続けるという日々を送っていた。入所した理由は、帰る道がわからなくなって帰宅できなくなるという出来事があったためであった。

　職員は、Aさんが安心して歩ける環境を整備したいと考えた。歩行状態は安定しており、すぐに転倒の危険性は低いと評価されたが、立ち止まったり休んだりすることができるよう、廊下のつきあたりと途中にソファやベンチを置いて、休憩を促す環境にした。また、職員はAさんがいる場所をお互いに報告し合い、どこにいるかを確認し、姿が見えない時間が長くなった場合には、居場所を確認することをルーティン化した。

　BPSDは、認知症の人の異常な行動としてとらえるのではなく、脳の病変を起因として、不安や体調不良が原因である可能性を考え、探索することが必要である。不安や不眠、痛み、かゆみ、疲労感などを直接人に伝えることができず、BPSDで表現している場合がある。原因を探索してケアを工夫することによって、BPSDが軽減されることがある。

3 認知症の人と家族への支援

　家族にとって、認知症の人との生活はストレスが大きい。以前の本人をよく知るだけに、それができなくなっている状態に直面することは、精神的な負担となる。風呂に入らない、同じことを繰り返す、外出して帰宅できない、家族を識別できないなどは、家族の日常生活に影響する。

　また、認知症の人自身が抱えている不安感や焦燥感は、最も親しい人に向けられやすく、家族に対して攻撃的な行動がとられることもある。認知症を介護する家族の責任感が大き過ぎると、家族で抱え込み、閉塞的な環境下での介護になりやすい。その結果、家族が認知症の人の行動を否定したり、非難したりすることにつながる場合もある。

　認知症ケアを支える専門職は、認知症の人の介護は地域全体で担うという視点で、在宅にこだわらないことも重要である。介護保険制度には、様々なタイプの施設があり、認知症の人の生活ニーズに合わせて選択することができる。家族と認知症の人の居住場所を離すことで、家族の負担感軽減と、認知症の人自身の生活が安定する場合がある。

　一方、家族を識別できなくなるなどの記憶障害が生じたとしても、家族との関係性の継続が、認知症の人にとっての安心材料になることもある。家族が疲弊しない距離を保ったかかわりをサポートすることが重要である。

4　地域の関係機関との連携

　認知症の人の生活を支えるためには、地域の関係機関との連携は不可欠である。認知症ケアは、家族内や介護保険サービスだけでは完結しない。地域の人とともに認知症の人を支えるという発想で、認知症の人にとって暮らしやすい社会をつくることは重要である。例えば、認知症の人がお店の商品を勝手に持って出てしまうという出来事が起きたとき、地域の人に認知症の知識があれば、その人を傷つけない方法で商品をお店に返す方法を考えることができる。店の経営者、店員、客、近隣に住む人、警察官、家族などが協力することによって、認知症の人のQOLを下げることなく地域生活を継続することができる。

　また、地域資源を活用するという視点だけでなく、サービス提供者の側も、地域の人たちにとってメリットのある社会資源として活用してもらうという視点も有効である。介護する家族と同様、地域の人たちが認知症の人のために「がまんする」という関係は持続しない。日常の人間関係の中に、自然に認知症の人がいる関係性が展開する場をつくる役割が必要である。

　たとえば、デイサービスで行う祭りを町会の人に手伝ってもらい、共催して一緒に楽しむ機会を提供すると、地域の人たちは、認知症の人を「○○さん」「▽▽さん」と、一人ひとりが名前をもつ個性ある人として受け止められるようになる。そうなれば地域で認知症の人に対する対応が問題化したときに、○○さんのために解決策を考えることができる。また、自分たちが認知症になったときの安心感を提供することにもつながる。

　地域での認知症ケアは、人々の認知症に対する意識づくりから始まる。つまり認知症を、問題を引き起こす恐ろしい病気としてでなく、その症状は、脳の病気からくる認知機能の障害がさまざまな不調をもたらした結果の行動であり、その行動は脳の病気がない人にとっては理解困難な行動に見えると理解することである。認知症の人にはどのように見えているのか、どのように感じているのかを理解しようと努力することによって、認知症ケアの道筋が見えてくる。

引用文献
1）日本神経学会　監修『認知症疾患診療ガイドライン』医学書院、2017年、56頁

参考文献
- 鈴木みずえ　監修『認知症の看護・介護に役立つよくわかるパーソン・センタード・ケア』池田書店、2018年
- 井藤英喜　監修、伊東美緒　編著『認知症の人の「想い」からつくるケア：在宅ケア・介護施設・療養型病院編』インターメディカ出版、2017年
- 井藤英喜　監修、東京都健康長寿医療センター看護部・伊東美緒・木村陽子　編『認知症の人の「想い」からつくるケア：急性期病院編』インターメディカ出版、2017年

第5節 終末期ケアにおける支援

1 終末期ケアの定義

　死は、すべての人に訪れる。終末期とは、死を迎えてから振り返れば、終末期特有の変化のプロセスが出現していたことを理解することができるが、死に向かっている過程において、その判断はむずかしい。

　老年医学では、終末期を「病状が不可逆的かつ進行性で、その時代に可能な限りの治療によっても病状の好転や進行の阻止が期待できなくなり、近い将来の死が不可避となった状態」と定義している。ケア実践者の視点からいえば、「いつ死が訪れても驚かない状態」である。複数の疾患をもち、生活状態も多様な高齢者の終末期の予測は特に困難である。

　高齢者ケアの実践者にとって、いつから終末期なのかを考えることではなく、明日死ぬ可能性があると考え、後悔しないよう、今日できるケアを提供するという視点が重要である。

*3
「人生の最終段階（エンド・オブ・ライフ）」のことを、「終生期」ともよぶ。本書第2部第2章第2節2（15）参照。

2 終末期ケアにおける本人と家族への支援

　終末期ケアの目標は、可能な限り苦痛緩和することをめざして、その人にとって意味のある時間の使い方ができるよう支えることである。その人が、それまで生きてきた人生の延長線上にいるとしたらどのような時間の使い方をしたいのか、本人の過ごし方の希望を、かかわる人たちが事前に得た情報から推測する必要がある。

事例2

　寝たきりが長く、ほとんど食事を受け付けなくなって1週間が経つ95歳女性。医師が家族に、もう長くはないと伝えたところ、家族は、最近何も食べていないので、好きだった刺身を食べさせてあげたいと言う。嚥下機能が低下していたため、医師は躊躇したが、看護師が同席し、誤嚥の可能性があるようなら吸引できる体制をとって刺身を提供することとした。このような状態であるにもかかわらず、刺身はよく飲み込むことができ、4切れを食べ終えた。その後、表情がよくなった。その後も毎日刺身を数切れ提供し、数日と思われた余命が、3週間となった。最後の3日間はその刺身も飲み込まなくなり、口の周りを湿らす程度の水分のみで過ごした。

3 家族等による代理意思決定

　終末期においては、本人自身が意思を表明できなくなることが少なくない。どのようなケアを提供するか、本人にとって意味ある時間とは何かを、代理の者が本人の代わりに決めることが必要な場合もある。厚生労働省「人生の最終段階における医療・ケアの決定プロセスに関するガイドライン」では、本人の意思を中心として、かかわる人たちの合意で決めることが推奨されている。医師の医学的診断と、看護師、介護職、その他の職種の人たちがケアの中で得た情報とともに、家族が本人の性格や生活歴をふまえて、本人にとってよい過ごし方を推定し、医療やケアを合意で選択する。

　そのためには、本人にとってよい過ごし方を推定するための情報を、元気なうちから収集する必要がある。安心できる環境は何か、どのような生き方を望むのかなど本人の選好や価値観を表す情報を事前に収集することを、**アドバンス・ケア・プランニング**という。本人の選好や価値観を最もよく知る人が、常に家族とは限らない。家族も含めて、それまでかかわっていた人たちが事前に収集した情報を使って、合意で本人の意思を推定することが必要となる。

4 終末期ケアにおける苦痛の緩和

　終末期ケアにおける最も重要な課題は、苦痛を和らげることであり、介護職には観察による苦痛の気付きが必要とされる。薬剤だけでなく、体位変換やマッサージなどケアの中で苦痛を和らげる方法を考えることも重要である。

　見逃されがちなことは、治療を目的としていたはずの医療が、終末期ではむしろ苦痛の原因になる可能性である。点滴や人工栄養によって水分過多となり、肺に水がたまり、そのために呼吸苦が生じる場合もある。痰の増加による苦痛に加えて、吸引による苦痛をさらに与えることもある。点滴や人工栄養を中止することで、こうした症状が緩和することがある。

　家族やケアを提供する側が、何もしてあげられない無力感から、本人にとっての必要性ではなく、ケアをする側の必要性で提供される医療がある。場合によってはこれが、本人の苦痛を増すこともあるという自覚が必要である。何かをしてあげたいという思いは、医療の提供という形

で表すのではなく、手を握る、声をかける、快適な環境をつくる、本人が好む香りを選ぶなど、本人にとっての快適な環境を提供する形で表すことが望ましい。

5 死亡診断

　人が死亡すると、医師が死亡診断書を作成する。[4]自宅や施設で死を迎える場合には、その場に医療者が居合わせることはまれである。したがって、死亡時点に医師がいなくても、死亡後に、生前に診療していた傷病に関連する死亡であると判定できる場合、その時点で診断書が発行される。自宅や施設で終末期ケアを行う場合には、医師とその体制を事前に決めておくこともまた、重要である。

　自宅や施設で死亡したとき、医師が死亡診断を書くことができない場合には、異状死として扱われ、警察に捜査されることもある。死亡診断の体制整備は、よりよい最期を見送るための終末期ケアの提供体制の一環として、必要である。

*4
厚生労働省『令和5年度版死亡診断書（死体検案書）記入マニュアル』2023年参照。

6 関連機関との連携

　医療と介護は終末期ケアを進める上での両輪である。福祉・介護職の中には、終末期ケアは医療の仕事と誤解する人もいるが、生活の延長線上にある人生の最期においては、生活支援が中心である。医療は不可欠であるが、その人がどのような生活を望むかの価値観を知り、本人が希望すると推定できる生活の実現を支援することもまた終末期ケアにおいて重要である。

引用文献
1）日本老年医学会ホームページ『立場表明2012』2012年

参考文献
● 島田千穂・伊東美緒『認知症・超高齢者の看取りケア実践』日総研出版、2016年
● 福井小紀子 編著『病院からはじまる在宅看取りケア』メヂカルフレンド社、2018年

第**6**節　救急・災害現場における支援

　平成30（2018）年度から各都道府県において第7次医療計画が策定され、救急医療提供体制と災害医療提供体制についての見直しの議論が検討会において再開された。以下には、検討会の取りまとめと災害支援について概説する。

1 救急現場における支援

（1）救急医療体制

　救急とは「急病・けが・事故などの急場の難儀を救うこと」（『大辞林』）であり、通常は、救急医療につなぐ。救急患者を迅速に病院に搬送するための救急医療体制体系図を**図2−7−1**に示した。救急搬送のうち重症や死亡の割合が高いのは脳卒中や心疾患であるが、救急搬送数が少なくても小児救急、産科救急、精神科救急に対する地域医療確保は重要である。

〈図2−7−1〉救急医療体制体系図

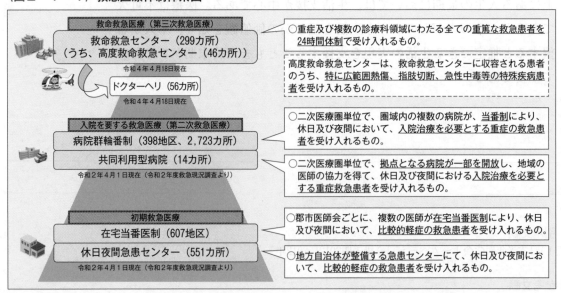

（出典）厚生労働省 第4回救急・災害医療提供体制等に関するワーキンググループ「第8次医療計画策定に向けた救急医療について」資料1（令和4年4月28日）

〈図２－７－２〉救急救命士による救急救命処置

（「救急救命処置の範囲等について」平成４年指第17号 改正：平成26年１月31日 医政指発0131第１号をベースとして、「救急隊員の行う応急処置等の基準」昭和53年消告２号 改正平成16年消告１・21を合わせて作成）

<table>
<tr><th>医師の包括的な指示</th><th>医師の具体的指示
（特定行為）</th></tr>
<tr><td>・精神科領域の処置
・小児科領域の処置
・産婦人科領域の処置
・自己注射が可能なエピネフリン製剤によるエピネフリン投与
・<u>血糖測定器を用いた血糖測定</u>
・気管内チューブを通じた気管吸引
・聴診器の使用による心音・呼吸音の聴取
・血圧計の使用による血圧の測定
・心電計の使用による心拍動の観察及び心電図伝送
・鉗子・吸引器による咽頭・声門上部の異物の除去
・経鼻エアウェイによる気道確保
・パルスオキシメーターによる血中酸素飽和度の測定
・ショックパンツの使用による血圧の保持及び下肢の固定
・自動式心マッサージ器の使用による体外式胸骨圧迫
・心マッサージの施行
・特定在宅療法継続中の傷病者の処置の維持
・口腔内の吸引
・経口エアウェイによる気道確保
・バッグマスクによる人工呼吸
・酸素吸入器による酸素投与
・自動体外式除細動器による除細動（※）
・用手法による気道確保
・胸骨圧迫
・呼気吹き込み法による人工呼吸
・圧迫止血
・骨折の固定
・ハイムリック法及び背部叩打法による異物の除去
・体温・脈拍・呼吸数・意識状態・顔色の観察
・必要な体位の維持、安静の維持、保温</td><td>・乳酸リンゲル液を用いた静脈路確保のための輸液（※）
・食道閉鎖式エアウェイ、ラリンゲアルマスク及び気管内チューブ（※）による気道確保
・エピネフリンを用いた薬剤の投与（※）
・<u>乳酸リンゲル液を用いた静脈路確保及び輸液</u>
・<u>低血糖発作症例へのブドウ糖溶液の投与</u></td></tr>
</table>

（注）<u>平成26年に追加された項目</u>　（※）心肺機能停止状態の患者に対してのみ行うもの

（出典）厚生労働省 第１回救急・災害医療提供体制等に関するワーキンググループ「救急・災害医療に係る現状について」参考資料１（令和３年10月13日）

（2）救急救命士

平成３（1991）年に救急救命士法により成立した救急救命士の業務内容は拡張している（**図２－７－２**）。救急救命士法の改正（令和３〔2021〕年）では、医療機関への搬送前だけでなく救急外来における重症傷病者への救急救命処置の実施が認められた。また、医療機関に所属する救急救命士が就業前に追加で習得すべき知識として、チーム医療、医療に係る安全管理、院内感染対策が提示された。

2 災害現場における支援

災害対策基本法（第２条第１号）は、災害を「暴風、竜巻、豪雨、豪雪、洪水、崖崩れ、土石流、高潮、地震、津波、噴火、地滑りその他の異常な自然現象又は大規模な火事若しくは爆発その他その及ぼす被害の程度においてこれらに類する政令で定める原因により生ずる被害をいう」と定めている。

災害医療については、今後発生が予想される南海トラフ地震、首都直

下地震にも対応が可能な体制構築をするにあたり、災害拠点病院の整備が平成8（1996）年から開始され、基幹災害拠点病院64か所、地域災害拠点病院706か所が指定されている（令和5〔2023〕年4月1日現在）。

（1）広域派遣支援チーム

阪神・淡路大震災後に、災害派遣医療チーム（Disaster Medical Assistance Team：**DMAT**）が組織された。現在、事務局の組織・運用のあり方や、広域災害・救急医療情報システム（Emergency Medical Information System：EMIS）のあり方が課題になっている。

DMATは、災害急性期（発災後48時間以内）に活動できる機動力のあるトレーニングを受けた医療チームである。1チームの構成は、医師1人、看護師2人、業務調整員1人の4人を基本とし、1,773チーム（令和5〔2023〕年4月1日現在）が養成されている。

DMATが急性期対応なのに対して、その後を引き継ぐ、専門職団体が組織するJMAT（日本医師会災害医療チーム）、JRAT（日本災害リハビリテーション支援チーム）もある。また、DMATに続き、東日本大震災後に、災害派遣精神医療チーム（Disaster Psychiatric Assistance Team：DPAT）、公衆衛生学的支援を行う災害時健康危機管理支援チーム（Disaster Health Emergency Assistance Team：DHEAT）が編成された。

災害福祉支援に関しては、一次避難所で災害時要配慮者に対する福祉支援（環境整備を含む）等を行う災害派遣福祉チーム（Disaster Welfare Assistance Team：DWAT、一部ではDisaster Care Assistance Team：DCAT）が組織された。都道府県では、DWATのチーム編成・派遣・研修だけでなく社会福祉協議会、社会福祉施設など関係団体などとの官民共同による「災害福祉支援ネットワーク」の構築を平時から行うことが進められている。

新型コロナウイルス感染症の流行により、DMAT・DPATは新興感染症のまん延時における感染症患者の入院・搬送調整やクラスターが発生した施設等における感染制御等の活動を、感染症専門家と協力して支援することとなった。

（2）コーディネーター

被災地では、上記の支援チームが複数の都道府県から派遣されるのに加えて、病院・施設・専門職者団体・ボランティア団体及び個人ボラン

ティアが被災地の内外から参加する。そのため、チーム内の連携だけでなくチーム間の連携は重要である。原則として前後の引き継ぎを含めた1週間単位での派遣が効率的といわれている。

　都道府県は、全国から支援に参集したDMAT等の救護班（医療チーム）の派遣調整を行う人材を都道府県災害医療コーディネーター及び地域災害医療コーディネーターとして養成している。また、このコーディネートに漏れがちな小児科領域については、災害時周産期リエゾンに39都道府県で587名が任命されている（主に、周産期母子医療センターに所属する小児科医と産婦人科医で構成されている）。

　被災都道府県は、大規模災害発生時に、都道府県の保健所職員、災害医療コーディネーター、災害薬事コーディネーター等で構成される保健医療福祉調整本部を設置し、多様な支援チームとの連絡・情報連携と災害時の保健医療福祉活動の総合調整を行う。

（3）災害時要配慮者、避難行動要支援者

　災害時要配慮者は災害対策基本法の改正（平成25〔2013〕年）で追加された用語である。それまで、災害弱者、災害時要支援者といわれていた対象とほぼ同義で、高齢者、障害者、乳幼児、妊産婦、外国人、傷病者等を指す。これに対して、災害時避難行動要支援者は、具体的な避難行動に支援を要する者に限定される。東日本大震災で、避難支援を行った民生委員・児童委員等の被害も多かったことから、支援の必要性の高い者を分別した。市区町村は独自の定義に従い災害時避難行動要支援者名簿を作成し、定められた手続きを経て地域支援者（町内会長、民生委員、自主防災組織等）に提供してきた。令和3（2021）年の災害対策基本法の改正では、優先度の高い者に関する個別避難計画の作成は自治体の努力義務になり、モデル事業が開始された。また、個別避難計画作成に相談支援専門員やケアマネジャー等の福祉専門職の参画を得ることの重要性が指摘され、地方交付税等の利用も提案された。

（4）福祉避難所、福祉避難室

　福祉避難所は、災害救助法に基づく避難所の形態の一つである。対象者は「高齢者、障害者等、避難所での生活において特別な配慮を必要とする者で、医療機関や介護保険施設等に入院・入所するに至らない程度の在宅の要配慮者」とされている。福祉避難所だけでなく、一次避難所に福祉避難室（コーナー）を設置・運営することも推奨されている。令

和3（2021）年には、自治体は指定福祉避難所を公示することが定められ、「福祉避難所の確保・運営ガイドライン」が改定された。また、特別支援学校を福祉避難所にすること、個別避難計画で福祉避難所と避難行動要支援者の事前マッチングを行い、直接避難を受け入れることなども提案された。

（5）福祉専門職としての支援

　福祉専門職としての災害に関する支援には、災害発生前と後の2つがある。災害発生前は要配慮者の個人避難計画作成、事業所の非常災害対策計画、避難確保計画及び災害時事業継続計画の作成、地域の自主防災組織への災害時要配慮者に関する啓発、関係者間のネットワークの構築、地域の避難所の環境整備がある。これまでの経験を生かして、職能団体及び社会福祉協議会は、平時には、専門職者への災害支援活動に関する研修を実施している。

　災害発生後の支援活動については、職能団体及び社会福祉協議会は災害時対応マニュアル、災害時対応ガイドライン等を整備し、情報収集、相談支援員の派遣、避難所での環境整備等を行っている。災害は、「その人がいろいろな役割を調整して社会生活を営んでいくことを援助する」というソーシャルワークの大前提に従い、役割を限定しない対応の必要性が強い機会である。

参考文献
- 研究代表者　木脇弘二「DHEAT活動ハンドブック」（平成30年度厚生労働科学研究費補助金〔健康安全・危機管理対策総合研究事業〕「広域大規模災害時における地域保健支援・受援体制構築に関する研究」）2019年3月
- 北村弥生　ほか「特集　インクルーシブ防災」『新ノーマライゼーション』第40巻第1号（2020年1月号）、日本障害者リハビリテーション協会、2〜9頁
- 「WHO提出報告書『障害インクルーシブ防災 日本の経験』（日英）」国立障害者リハビリテーションセンター、2020年
- 北村弥生「災害時の障害者に対する福祉的支援の在り方」『医学界新聞』3410号、（2021年3月1日）、医学書院、3頁
- 北村弥生　ほか「特集　誰も取り残さない災害支援と保健師」『地域保健』第53巻5号（2022年9月号）、東京法規出版、24〜49頁
- 厚生労働省　第4回救急・災害医療提供体制等に関するワーキンググループ「第8次医療計画策定に向けた救急医療について」資料

さくいん

吉田　正貴（桜十字病院上級顧問）
第1部　第4章　第4節11

平本　　力（石岡・平本皮膚科医院理事長）
第1部　第4章　第4節13

石川浩太郎（国立障害者リハビリテーションセンター
病院副院長）
第1部　第4章　第4節14、第5章　第3節4

堀　　寛爾（国立障害者リハビリテーションセンター
病院眼科医長）
第1部　第4章　第4節15

熊澤　海道（国立障害者リハビリテーションセンター
病院歯科医長）
第1部　第4章　第4節16

古谷　健一（防衛医科大学校名誉教授）
第1部　第4章　第4節17

深津　玲子（国立障害者リハビリテーションセンター
顧問）
第1部　第4章　第4節18、第5章　第3節10

飛松　好子（元 国立障害者リハビリテーションセン
ター総長）
第1部　第5章　第3節1、第6章

清水　朋美（国立障害者リハビリテーションセンター
病院第二診療部長）
第1部　第5章　第3節2

森　　浩一（国立障害者リハビリテーションセンター
顧問）
第1部　第5章　第3節3

阿久根　徹（国立障害者リハビリテーションセンター
自立支援局長）
第1部　第5章　第3節5

緒方　　徹（東京大学医学部教授）
第1部　第5章　第3節6

加我　牧子（東京都立東部療育センター名誉院長）
第1部　第5章　第3節7

金　　樹英（国立障害者リハビリテーションセンター
病院児童精神科医長）
第1部　第5章　第3節9

川内　基裕（大阪大学国際医工情報センター招聘教授）
第1部　第5章　第3節11

堀　　紀子（国立長寿医療研究センター研究所特任研究
員）
第1部　第7章

稲葉　　裕（順天堂大学名誉教授）
第2部　第1章　第1節、第5章　第1節

木戸　宜子（日本社会事業大学専門職大学院教授）
第2部　第1章　第2～4節

和田　　勝（国際医療福祉大学大学院客員教授・順天堂
大学客員教授／健康保険組合連合会参与）
第2部　第2章

今橋久美子（国立障害者リハビリテーションセンター
研究所室長）
第2部　第3章

麻那古直大（前 厚生労働省保険局医療介護連携政策課
課長補佐）
第2部　第4章

樫本　直樹（産業医科大学医学部准教授）
第2部　第5章　第2節

東野　定律（静岡県立大学経営情報イノベーション研究科
教授）
第2部　第6章　第1節・第3節

高山恵理子（上智大学教授）
第2部　第6章　第2節

畑野　栄治（はたのリハビリ整形外科名誉院長）
第2部　第6章　第4節

原沢　優子（豊橋創造大学教授）
第2部　第7章　第1節

飯塚　真理（国立障害者リハビリテーションセンター
病院医事管理課管理係長）
第2部　第7章　第2節

中里　和弘（尚絅大学短期大学部准教授）
第2部　第7章　第3節

島田　千穂（佐久大学教授）
第2部　第7章　第4節・第5節

北村　弥生（長野保健医療大学特任教授）
第2部　第7章　第6節

※執筆者の所属・肩書は、令和5年11月30日現在のものです。

社会福祉学習双書2024

第14巻

医学概論
保健医療と福祉

発　行	2021 年 1 月29日　初版第1刷
	2022 年 1 月27日　改訂第1版第1刷
	2023 年 1 月20日　改訂第2版第1刷
	2024 年 2 月15日　改訂第3版第1刷

編　集　　『社会福祉学習双書』編集委員会

発行者　　笹尾　勝

発行所　　社会福祉法人　全国社会福祉協議会

　　　　　〒100-8980 東京都千代田区霞が関3-3-2 新霞が関ビル
　　　　　電話 03-3581-9511　　振替 00160-5-38440

定　価　　3,410円（本体3,100円＋税10%）

印刷所　　共同印刷株式会社　　　　　　　　　　禁複製

ISBN978-4-7935-1455-5 C0336 ¥3100E